ポケット判

食べて効く！飲んで効く！

食べる 薬草・山野草 早わかり

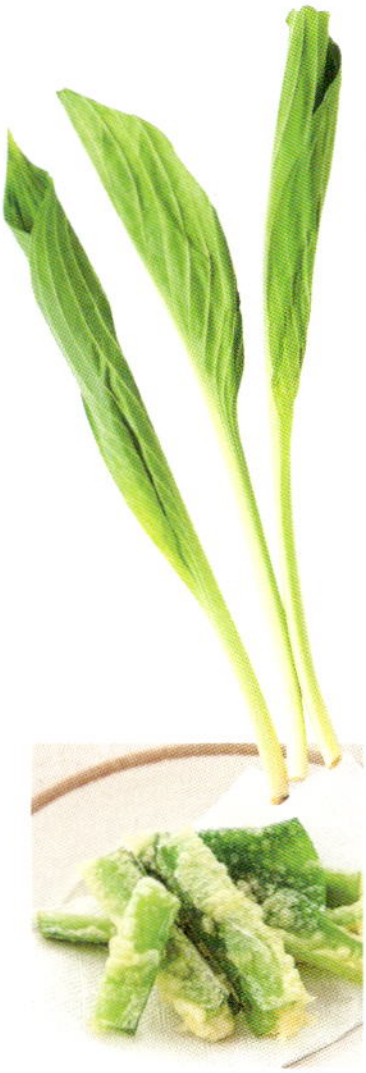

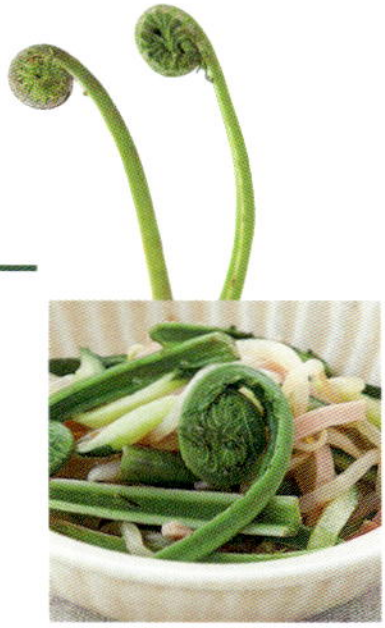

主婦の友社編

身近な
薬草・山野草
106種

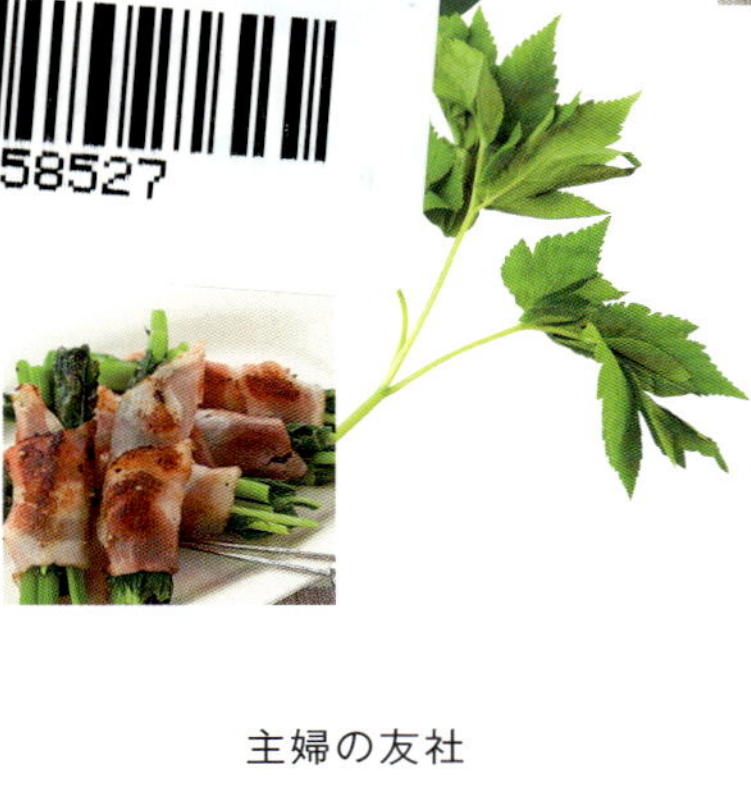

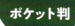

主婦の友社

ポケット判　食べる薬草・山野草早わかり　目次

春の薬草・山野草

（春、夏、秋、冬の薬草の分類は、伊沢一男著ならびに指導の『薬草カラー大図鑑』『山野草カラー百科』〈主婦の友社〉による）

夏の薬草・山野草

秋・冬の薬草・山野草

STAFF
表紙デザイン／今井悦子（ＭＥＴ）
本文デザイン／高橋秀哉、高橋芳枝
編集協力／日下部和恵
校正／鈴木富雄
編集担当／長岡春夫（主婦の友社）

ウメ

バラ科
生薬名　烏梅（うばい）

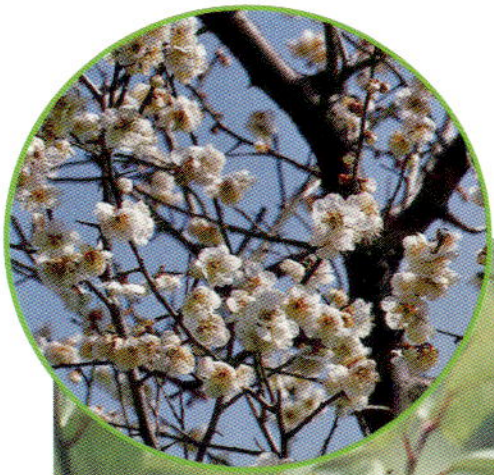

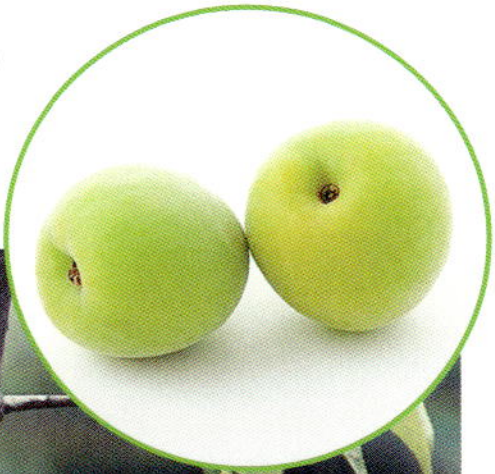

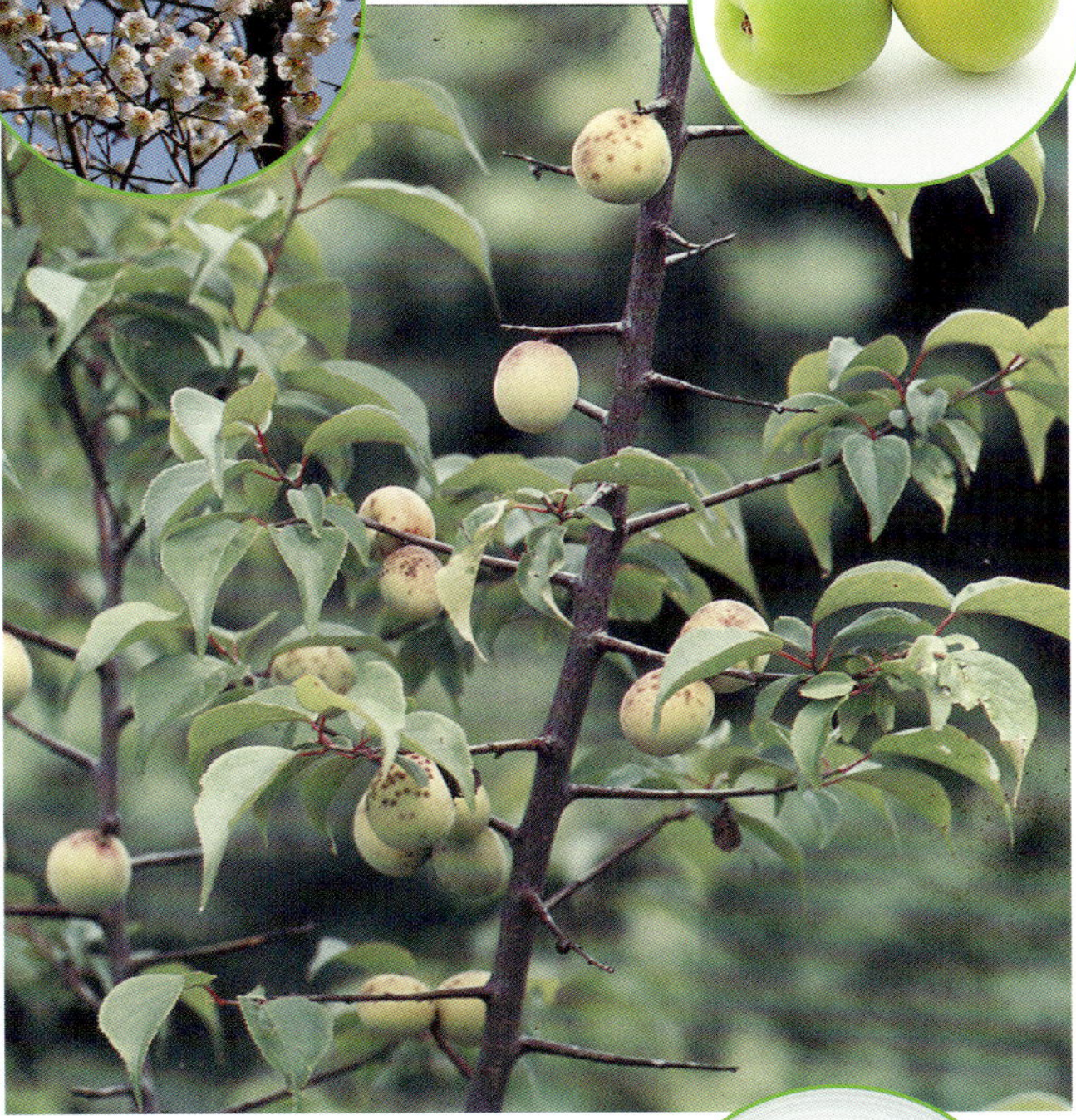

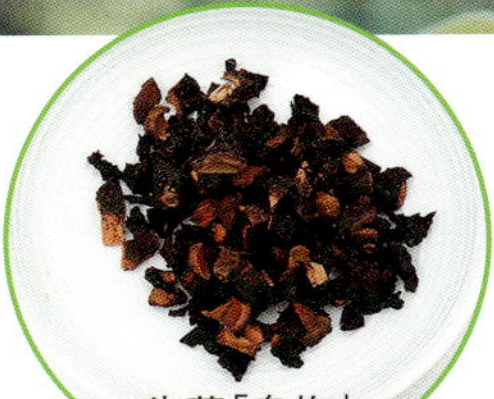

生薬「烏梅」

●薬用／〈部分〉果実
〈採取時期〉梅雨時、6月
●食用／〈部分〉果実
〈採取時期〉梅雨時、6月

特徴　中国原産の落葉樹で、奈良時代に薬用として我が国に入った。早春、葉の出る前に花を開く。がく片5、花弁5、1本の雌しべに多数の雄しべを持った花は、ほとんど花柄がなく、前年の枝につき、芳香がある。

梅干し　完熟一歩手前の青梅を塩で漬け、日干ししてからシソの葉で漬け、また日干しで仕上げる。生薬の烏梅は未成熟な果実をくん製にしたもの。

梅酒　青梅1〜1.2kg、グラニュー糖400g、ホワイトリカー1.8ℓ。きずのない青梅を水洗いし、水きりしてからよく乾いたふきんで1個ずつ水けをふき、容器にグラニュー糖、ホワイトリカーとともに入れ、ふたをして冷暗所におき、半年から1年後にこしてでき上がり。

成分　果肉の酸味は、クエン酸、コハク酸、リンゴ酸、酒石酸によるが、オレアノール酸などのトリテルペンも含まれる。

◆薬効と用い方

かぜに　梅干し1〜2個を金網にのせ、黒くなるまで焼き、熱いうちに茶わんに入れて熱湯を注ぎ、湯ごと飲む。

疲労回復・健康保持に　梅干しに含まれるクエン酸によるので、1日1回食べるとよい。梅酒も疲労や暑気あたりを防ぐので、大人1日1回30mℓを限度として飲むとよい。

鶏のうめ煮

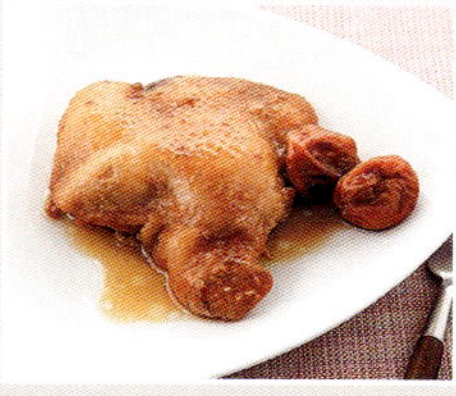

材料（2人分）
鶏もも肉…250g
だし汁…400mℓ
しょうゆ、みりん…各大さじ1
梅干し…3個

作り方
❶鍋に鶏肉とだし汁を入れて火にかけ、鶏肉に火が通ったらしょうゆとみりんを加えて弱火にし、煮込む。
❷だし汁が半量になったら梅干しを加え、汁けがほとんどなくなるまで煮詰める。

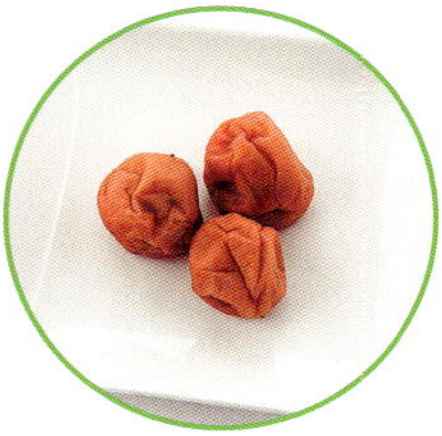
梅干し

アケビ・ミツバアケビ

アケビ科
生薬名　木通(もくつう)

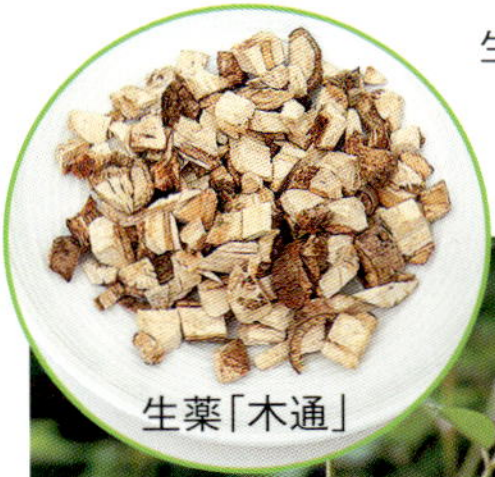

生薬「木通」

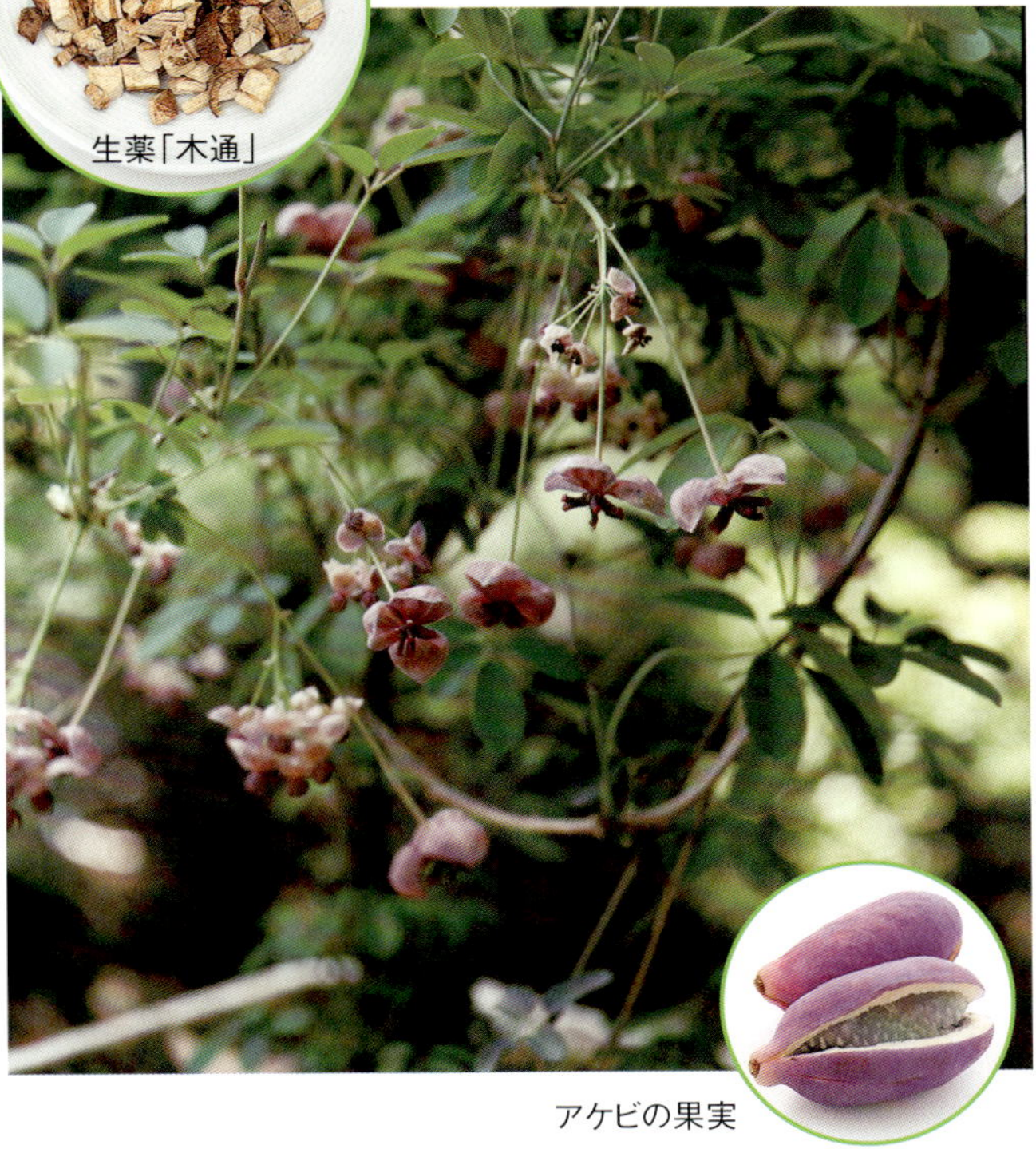

アケビの果実

●別名／アケビはアケビカズラ、アケビヅル。ミツバアケビはキノメ
●生育場所／ともに雑木林、丘陵、山地
●薬用／〈部分〉いずれもつる性の茎
〈採取時期〉花のあるとき
●食用／〈部分〉ミツバアケビの新芽と若葉、アケビ、ミツバアケビの果実
〈採取時期〉新芽は春から夏、果実は秋花のあるとき

アケビの特徴　本州、四国、九州に自生。つる性落葉樹。雌雄異花。葉は小さな長楕円形の5枚の小花からなる掌状複葉、長い柄があり、互生。春、新芽とともに、葉の間から長い花穂がたれ下がり、淡紫色の小花（雄花）を多数房状につける。雌花はやや大きく、房の根元近くに1～2個。花は花弁がなく、がく片が3枚。秋に実る果実の大きさは約10cm、外皮は淡紫色で白粉を帯びる。晩秋、果実が熟すと縦に裂け、白色半透明の果肉があらわれる。

ミツバアケビの特徴　北海道、本州、四国、九州に自生。東北地方に多い。3枚の小葉からなっているのでこの名がついた。春先、穂状花序を下向きに伸ばし、その先に多数の淡紫色の雄花が密につき、その上のほうに、より大型の雌花1～3個がつく。濃暗紫色のがく片3枚からなり、アケビよりその色が濃い。

山菜にはミツバアケビ　春の山菜として賞味されるのは、ミツバアケビの新芽。

成分　ヘデラゲニン、オレアノール酸などのトリテルペンやカリウム塩。

薬用

採取法　秋の終わりごろにつるの太いところを切りとり、外皮をとり除き輪切りにし、日干しに。腎臓炎・尿道炎、膀胱炎などによるむくみに輪切りにした乾燥茎（木通《もくつう》）1日量10～15gを煎じ、3回に分服。

おできに　1日量として木通15gを煎じ、患部を煎汁で洗う。

食用

採取法　春に新芽をつめを立てずに、折れるところから先をつみとる。若葉はつめでちぎり、果実は、はさみで切る。

あけびの皮のみそ炒め

材料（4人分）

あけび…4個

A
- みそ…大さじ2
- 砂糖、みりん…各大さじ1
- しょうゆ…小さじ1

サラダ油…適量

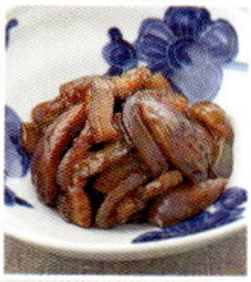

作り方

1. あけびの皮は細切りにする。
2. フライパンに油を熱して①を炒め、Aで調味する。

アマドコロ

ユリ科
生薬名　萎蕤（いずい）

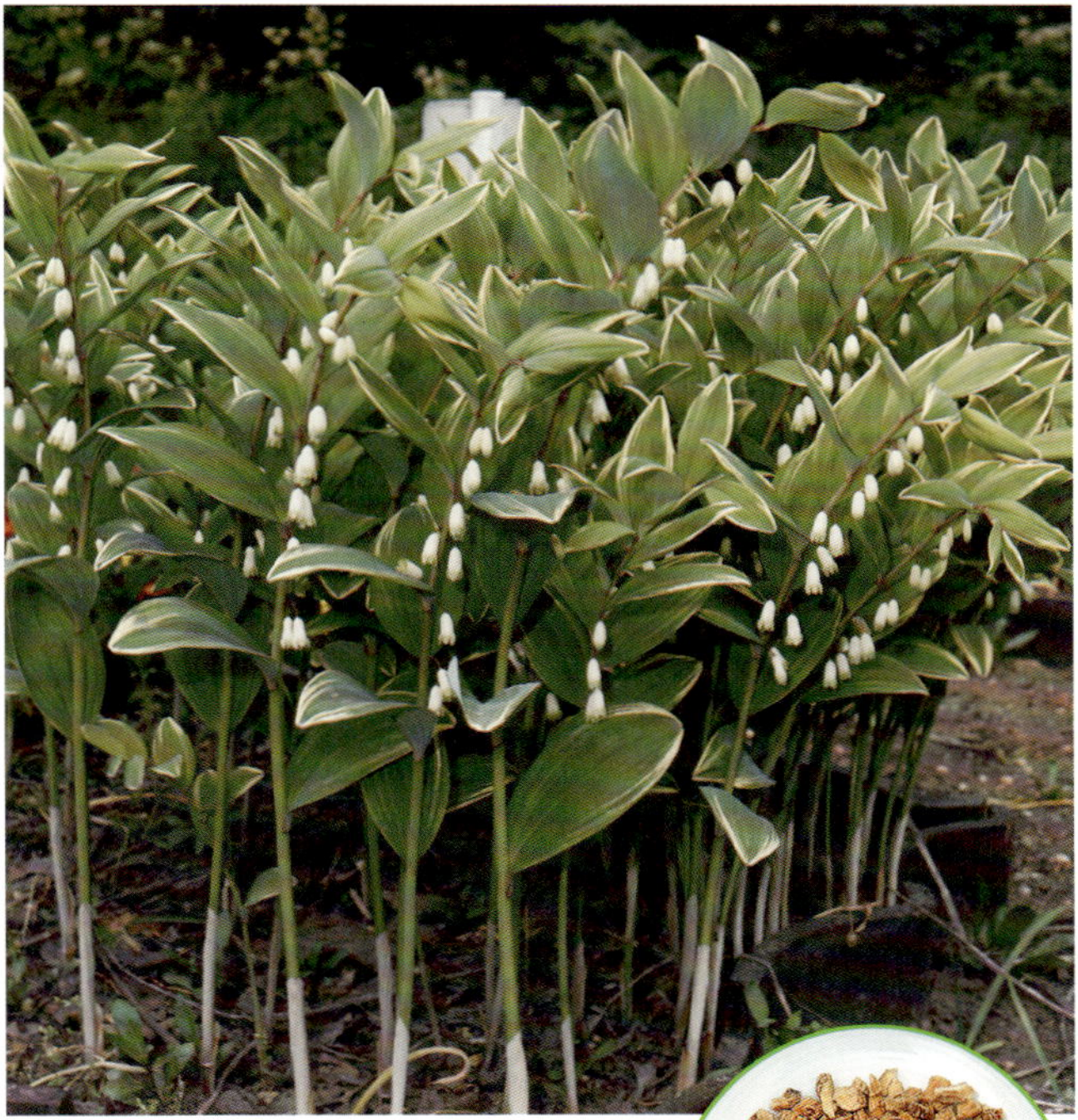

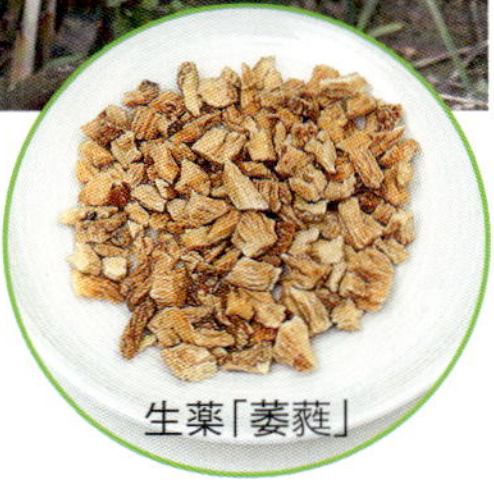

生薬「萎蕤」

●別名／キツノネチョウチン、イズイ、ヤマドロ
●生育場所／山林、山地、原野
●薬用／〈部分〉根茎
〈採取時期〉夏から秋
●食用／〈部分〉若芽、根
〈採取時期〉若芽は4～7月、根は一年じゅう

特徴　全国各地の山林原野や木陰にみられる多年草。根茎は横に伸び、ところどころに節がある。4～5月ごろ草丈40～50㎝になり、互生する葉のつけ根から、長さ1・8㎝くらいの筒状の花を1～2個、鈴を下げたようにつける。花の先端は浅く6片に裂けて緑白色をしている。花後、径1㎝ほどの黒い球形果実がつく。

名前の由来　根茎に甘みのあること、またヤマノイモ科のトコロ（別名オニドコロ）に似ていることから、こう名づけられた。

アマドコロはナルコユリ（59ページ参照）とまちがえやすい。

アマドコロは、茎に盛り上がって角ばった稜線が通り、花は1カ所から2～3個である。

一方、ナルコユリの茎は円柱状で花が1カ所から3～8個ぶら下がっているという違いがある。

成分　粘液質は多種類のオドラタンやフルクタンを含む。

薬用

採取法　根をスコップで掘りとり、水洗いしてこまかい根を除き、縦二つ割りにして干しておく。

老化防止・色白にアマドコロ酒　萎蕤《いずい》1日5～10gを煎じて服用。また、アマドコロ酒として萎蕤１００g、グラニュー糖１００gをホワイトリカー７２０㎖に漬け、半年後に布でこし1日20㎖を飲む。

打撲傷に　萎蕤の粉末を食酢でかためにねり、患部に厚くはる。

食用

採取法　若苗は小刀などで根ぎわから切りとり、花は手でつむ。根は小さいスコップで掘るか、茎を引っぱって抜きとる。

料理　若苗は塩一つまみを入れた熱湯でゆで、水でアク抜きしてからからみあえに。一方、根は煮たり、ゆでて食べるようにする。

アンズ

バラ科
生薬名　杏仁（きょうにん）

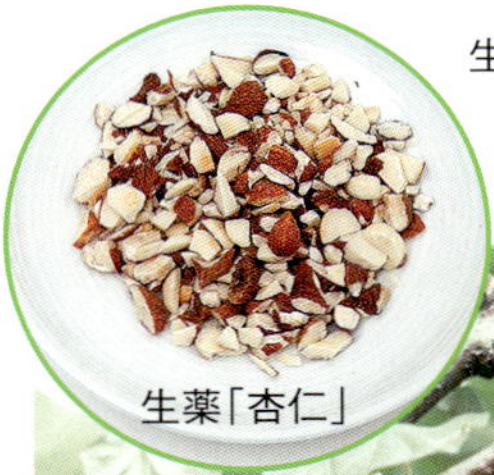
生薬「杏仁」

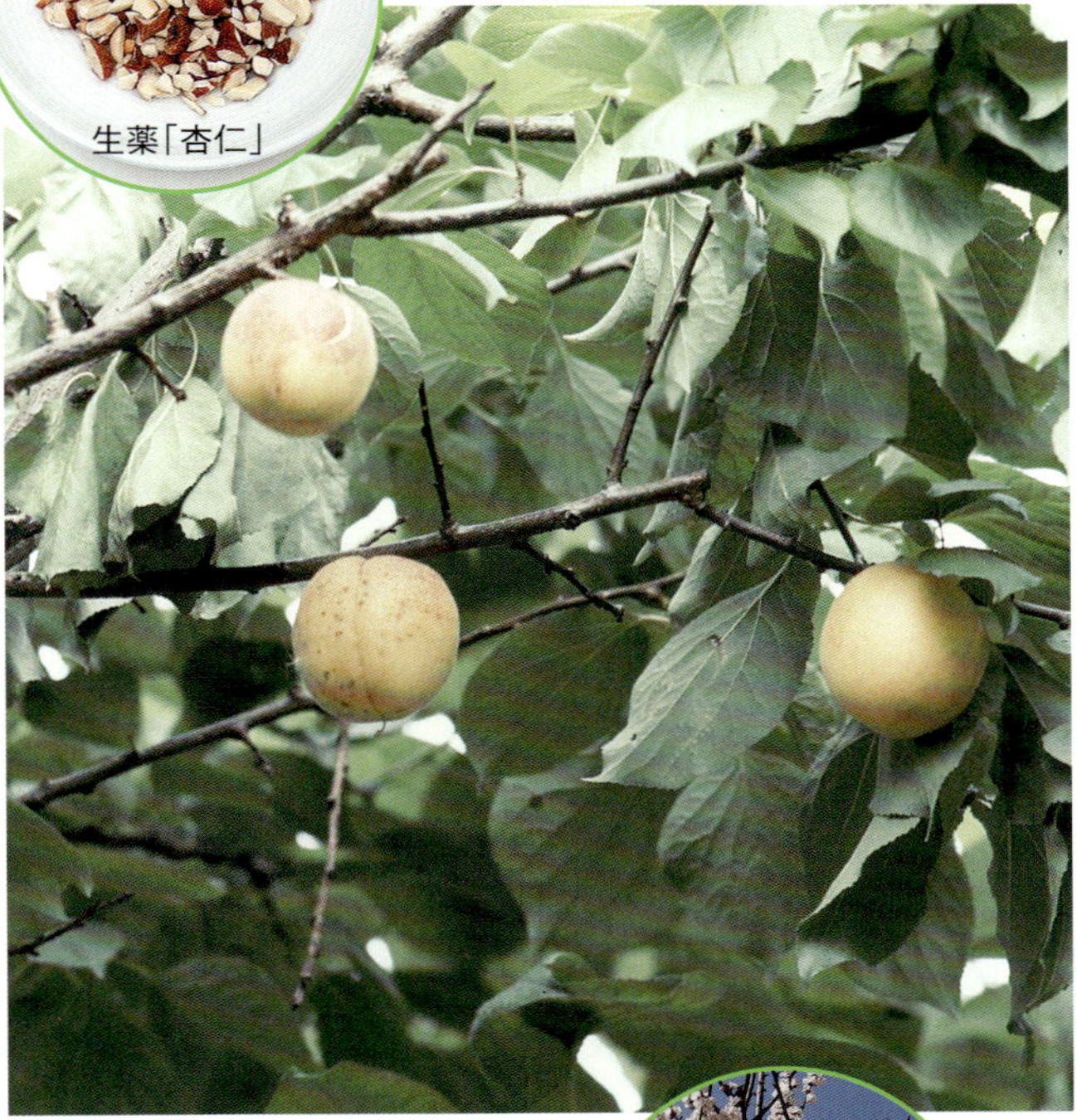

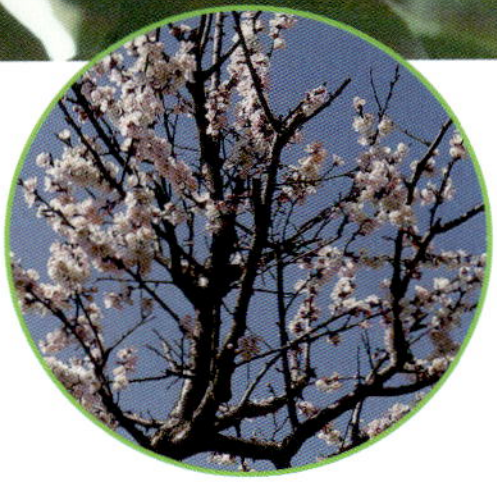

●薬用／〈部分〉種子、果実
〈採取時期〉6月

特徴　古く中国から薬用の目的のために渡来したもの。橙黄色に熟した果実を土の中に埋めて、果肉を腐らせてから、かたい内果皮の殻をたたき割って種子をとり、杏仁《きょうにん》と名づけて漢方薬に用いた。ほんのりと薄紅色に染まった花を開く。

調整法　6月に種子を集めて日干し。果実は落果前にとる。

成分　杏仁をかむと、初め油様の味がするが、苦み、それからわずかながらも芳香を感じてくる。これは、配糖体のアミグダリンが、口内の温度や水分、それにかまれることによって分解され、ベンズアルデヒドの芳香物質ができるから。

◆薬効と用い方

せきに　麻黄湯《まおうとう》（杏仁4・5g、麻黄《まおう》5g、甘草《かんぞう》3g、桂枝《けいし》3・5g）を1日量として煎じ、1日3回に分けて服用する。発汗して熱がとれ、せきも出なくなる。

疲労回復に　熟す一歩手前のアンズ1kg、グラニュー糖100gをホワイトリカー1・8ℓに漬け、6カ月～1年後にこしてアンズ酒を作る。これを1回30mℓずつ、1日2回を限度に飲む。

あんずのクラフティ

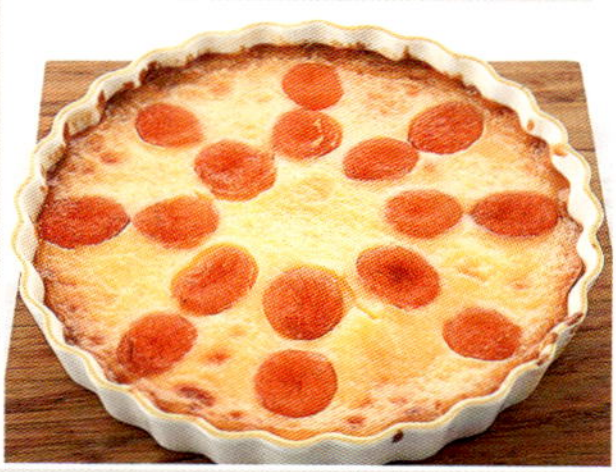

材料（直径22cm型）

卵…3個
グラニュー糖…100g
サワークリーム…250g
生クリーム…150mℓ
あんず（シロップ漬け）
　…8個分
バター…適量

作り方

1. ボウルに卵とグラニュー糖を入れて泡立て器で底をこするようにしてまぜ、グラニュー糖がとけたらサワークリームを加えて少しずつのばすようにまぜ、生クリームを加えてまぜる。
2. ココット皿にバターを塗り、①を8分目くらいまで流し入れる。
3. 180度のオーブンで20～25分、表面が少しふくらんで膜が張ったようになるまで焼く。
4. オーブンから取り出してあんずを上に並べ、残りの①を流し入れる。
5. 再び180度のオーブンに戻して15分ほど、表面がしっかりふくらむまで焼く。

イカリソウ

メギ科
生薬名　淫羊藿（いんようかく）

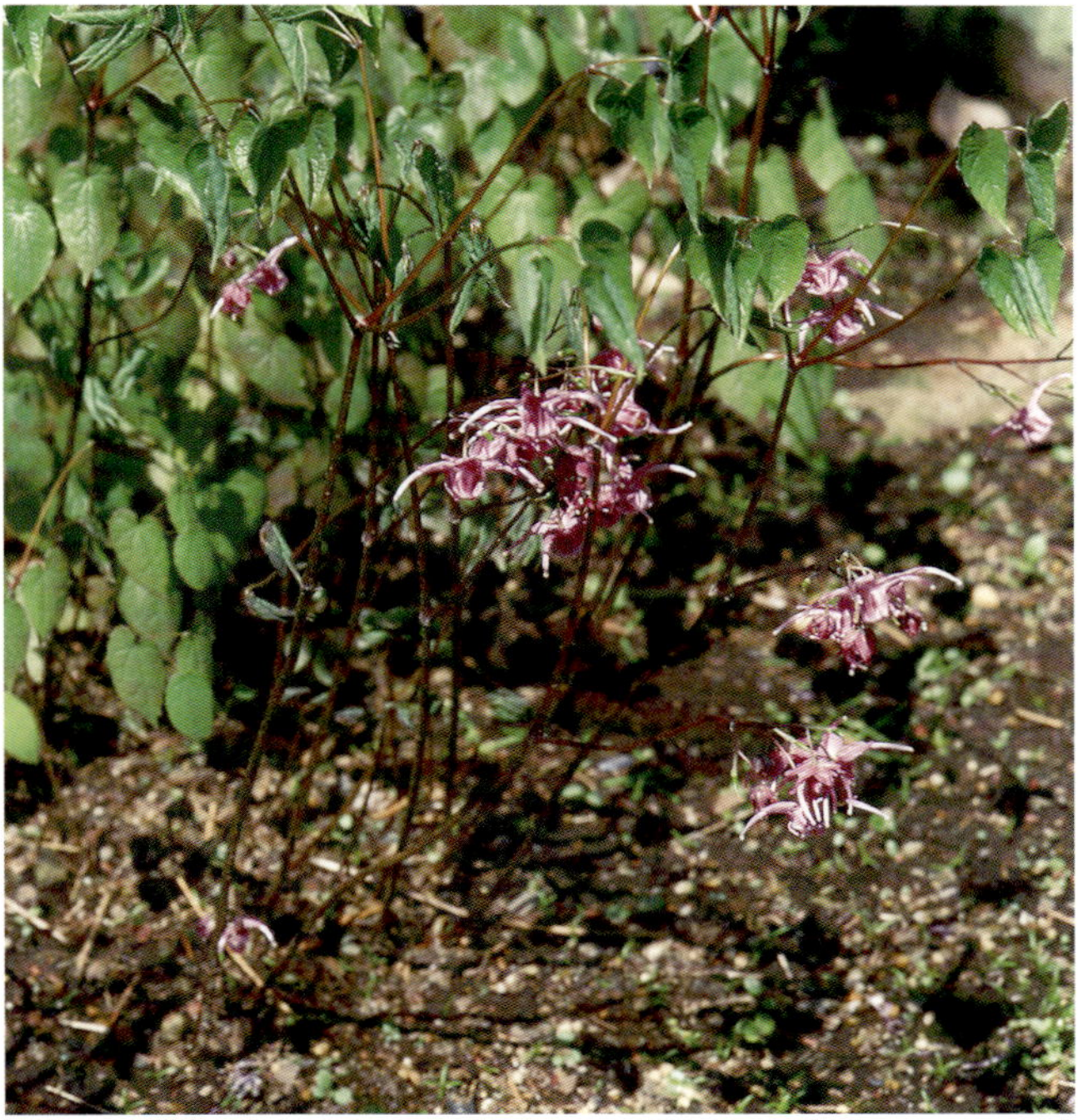

●別名／サンシクヨウソウ、カンザシグサ、オトコトリアシ
●生育場所／丘陵、山林、山地
●薬用／〈部分〉茎と葉
〈採取時期〉5～6月
●食用／〈部分〉若葉、花
〈採取時期〉3～5月

特徴　本州では、東北地方以南の太平洋側から四国に自生する多年草。春先に根茎から出た根葉は、先のほうに2回3出複葉の形で葉をつけ、一つの小葉はゆがんだ卵形で縁に毛がある。4～5月ごろ錨《いかり》に似た紅紫色の花を開く。冬には葉が枯れるが、日本海側に多いトキワイカリソウやウラジロイカリソウなどの種類は冬でも葉が枯れないことが多い。

名前の由来　イカリソウの名前は、花の形が錨に似ているところからつけられた。淫羊藿《いんようかく》は、中国産のホザキノイカリソウなどにつけられた中国名だが、日本産の各種もこの名で呼んでいる。李時珍《りじちん》の『本草綱目《ほんぞうこうもく》』（1590）には「四川《しせん》の北部に淫羊という動物がいて一日に百回も交尾する。それはこの藿という草を食うからだ。そこで淫羊藿と名づけた」とある。

成分　フラボノール配糖体のイカリイン。昭和の初期、わが国の学者がイカリソウの茎葉からイカリインという物質をとり出し、動物実験の結果、これを与えた雄の動物の精液が増量することがわかり、科学的に裏づけされた。

薬用

採取法　地上部の茎葉を5～6月に刈りとり水洗いし、陰干し。

強精・強壮にイカリソウ酒　淫羊藿50～70g（こまかく刻む）、グラニュー糖100g、ホワイトリカー1・8ℓを広口びんに入れて2～4カ月漬け込んでしぼり、1回20mℓを1日2回程度服用。この薬酒を仙霊《せんれい》脾酒《ひしゅ》ともいう。

食用

採取法　まだ葉が開ききらないうちに花はそのまま手でとる。

料理　葉は、塩を少々入れた熱湯でゆで、からしあえ、きゅうりあえ、油いためにする。生のまま衣をつけ、天ぷらにしてもよい。花は熱湯にくぐらせ、二杯酢、三杯酢で食べる。

イチョウ

イチョウ科
漢名　銀杏(ぎんなん)

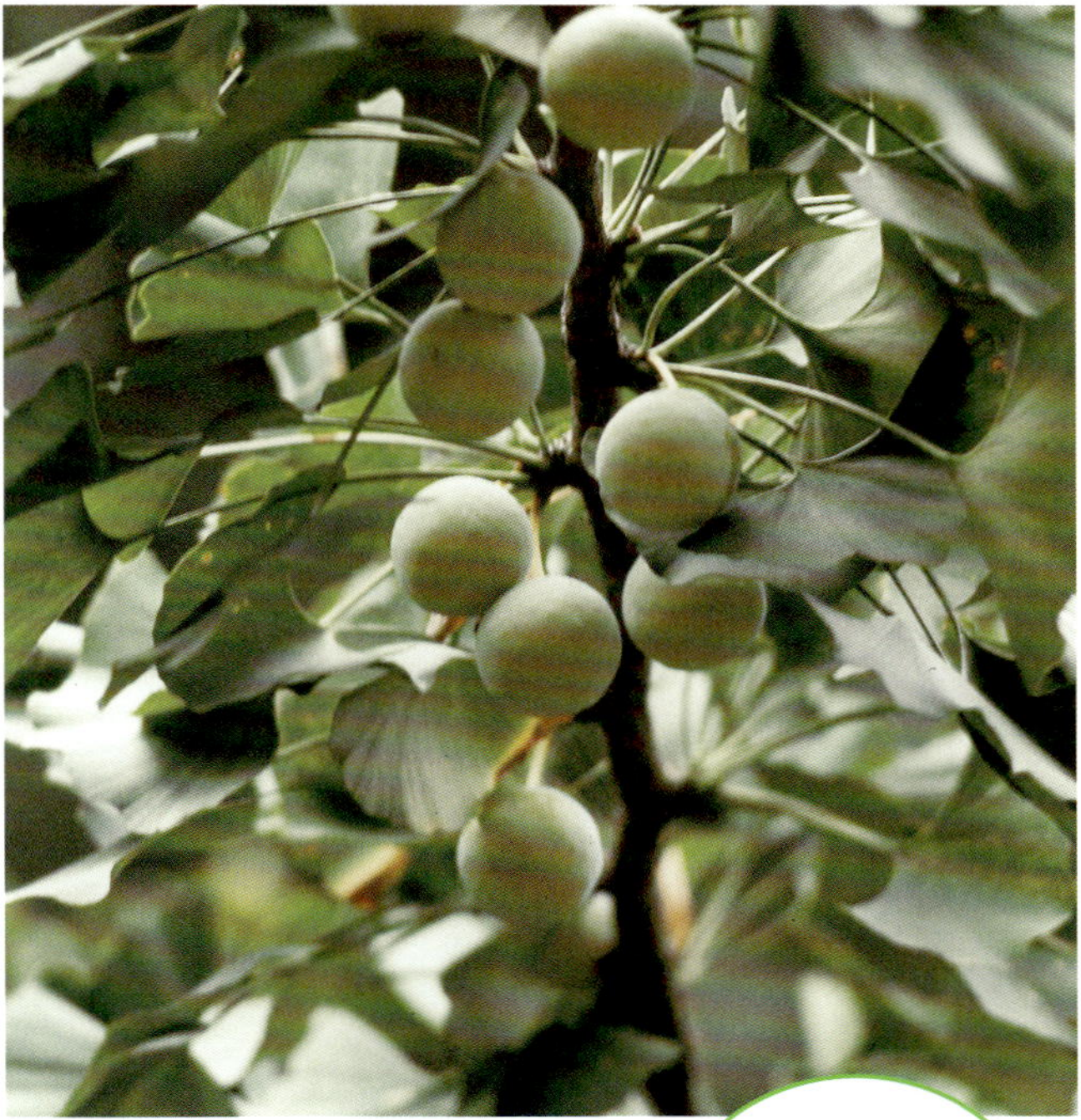

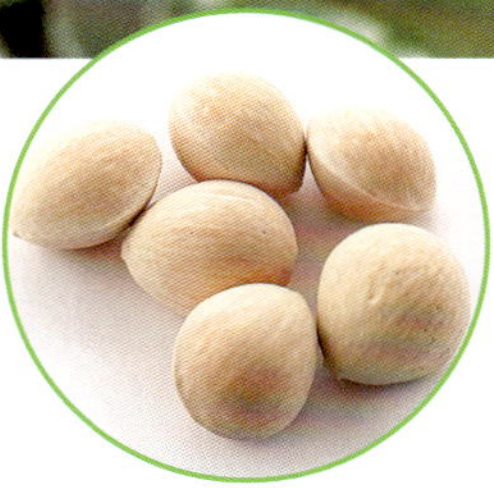

●薬用／〈部分〉種子
〈採取時期〉9～10月
●食用／〈部分〉種子
〈採取時期〉9～10月

特徴　中国原産で、中国、朝鮮半島、わが国で栽培されている。

名前の由来　漢名銀杏から和名ギンナンとなるが、これは中国北方の発音であるギンアンに起因し銀杏の別名鴨脚の北方音ヤーチャオがなまってイチョウになったとの説が一般化している。

血管調整剤に　ドイツの製薬会社が、日本産のイチョウの葉を原料にフラボノイドを抽出し、血管調整剤を製品にしている。フラボノイドのギンクゲチンを含むことは、従来から知られていたが、血管拡張の薬理作用があることは、わかっていなかった。

採取時期と調整法　秋に落ちた実を、土中に埋めるか、水につけておいて、果肉を腐らせて洗い流し、白い内種皮に包まれた種子を日干しに。使用の際、この内種皮を破り、中の種仁を用いる。

成分　デンプン、タンパク質、脂肪のほか、ヒスチジンなど。

◆薬効と用い方

鎮咳《ちんがい》に　内種皮の中の種仁を、1回量に5～10g、煮てから食べるとよい。

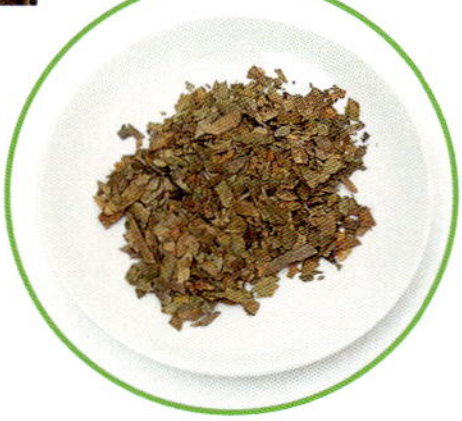

イチョウ茶

銀杏きのこの秋ご飯

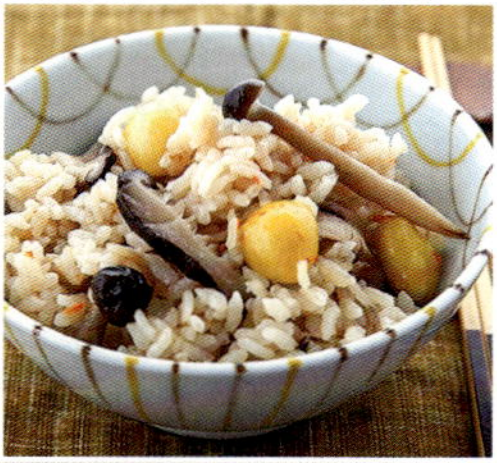

材料（2人分）

銀杏…40g
干ししいたけ…1個
しめじ…30g
にんじん…6g
米…1合
Ⓐ しょうゆ、みりん、酒…各小さじ2
　 和風顆粒だし…小さじ½
　 塩…ひとつまみ

作り方

❶米はといでざるにあげておく。しいたけはもどしてスライスする。もどし汁はとっておく。銀杏は皮をむき、しめじは小房に分け、にんじんはせん切りにする。
❷炊飯器に米を入れ、Ⓐとしいたけのもどし汁を入れる。目盛りに足りないようなら水を足す。米の上に銀杏、しめじ、にんじんをのせて炊く。

ウスバサイシン

ウマノスズクサ科
生薬名　細辛（さいしん）

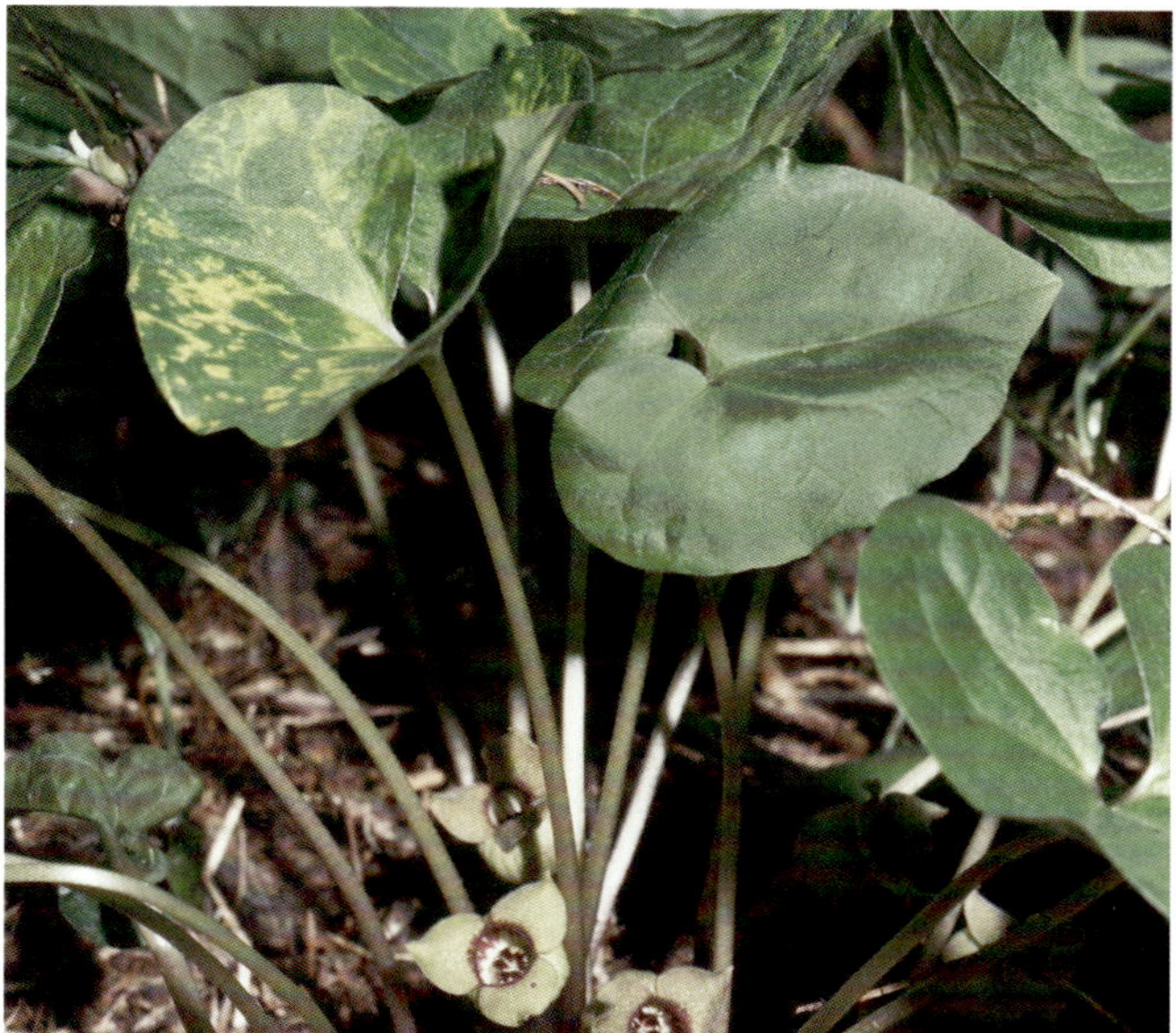

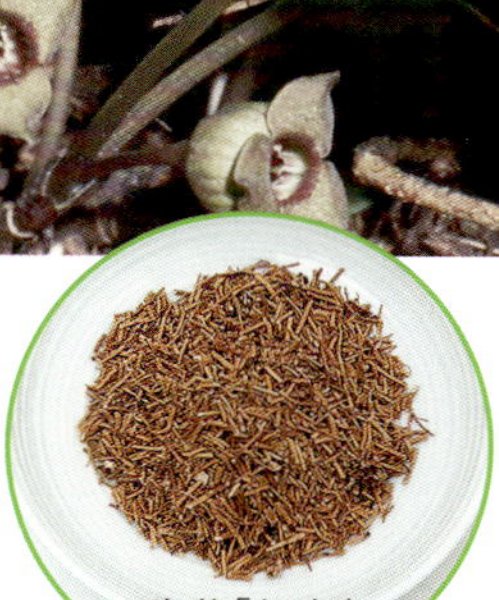

生薬「細辛」

- 別名／サイシン
- 生育場所／山合いの陰地
  果樹として栽培
- 薬用／〈部分〉根茎と根
  〈採取時期〉夏
- 食用／〈部分〉若芽、若葉
  〈採取時期〉春

特徴　本州、九州の山合いの陰地に自生する多年草。葉は冬に枯れるが、春先に茎の先端から長柄の2枚の葉を出す。光沢のない深緑色で葉質は薄くハート形で、両面の葉脈にのみ細毛が生えている。花は暗紫色でその先端は三つに分裂、先がとがり、4～5月ごろ葉の間から1個だけ出て、横向きに咲く。

似たものに、カンアオイ、フタバアオイがある。フタバアオイは、葉は同じように薄いが光沢があり、両面とも、葉脈以外に細毛がある。花は5月ごろ咲き、先端は3裂しているが、ウスバサイシンと違うのは裂片が外側にそり返っているところ。徳川家の葵《あおい》の紋はこのフタバアオイを図案化したものである。

成分　特異な芳香を持つのは、精油分中のメチルオイゲノール、サフロール、アルファ・ピネン、シネオールなどの芳香成分によるもの。

これらの成分は地下の根に含まれている。四国や九州に野生するクロフネサイシンは、根を細辛《さいしん》として利用できるが、関東や中部地方のカンアオイは精油分が少なくて細辛としては適さない。

薬用

採取法　根茎と根を掘り、水洗いして陰干しにする。生薬の細辛の名は根が細く辛いところからつけられた。

せき止め・去痰・鎮静・鎮痛・解熱に　漢方処方に用いられ、「小青竜湯」もその一つ。

口内炎に　口中のただれや荒れに細辛の粉末を酢少量でねってダイズ粒の大きさにし、寝る前にへその穴に詰め絆創膏で押さえる。さらに細辛と黄連《おうれん》の粉末各1gをまぜたものを1回量とし、1日3回服用するとよく効く。

食用

採取法　若芽や若葉を手でつみとる。

揚げ物・サラダに　生のまま衣をつけて揚げたり、ゆでてサラダ、酢の物にして食べる。

ウワバミソウ（ミズ）

イラクサ科

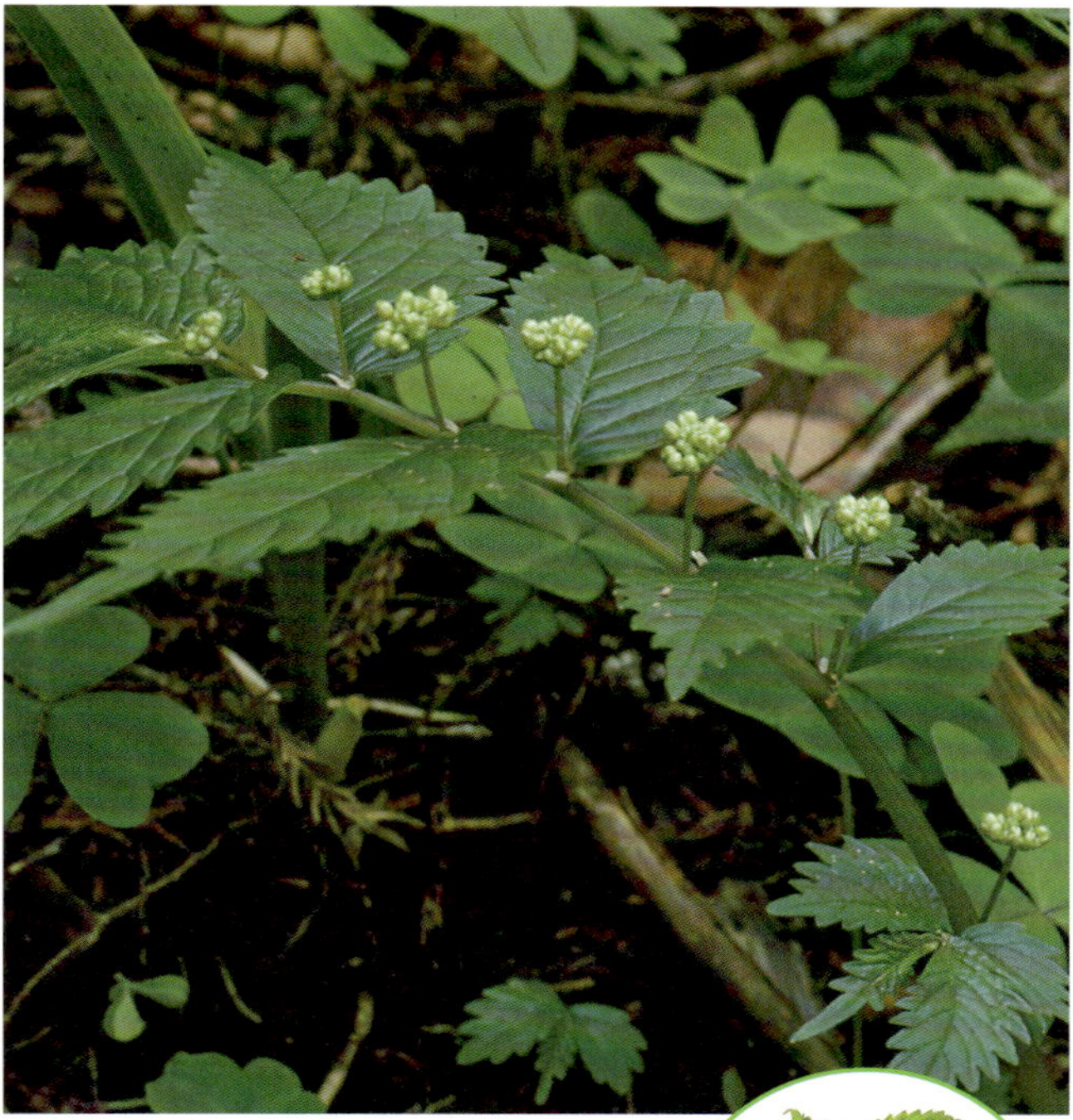

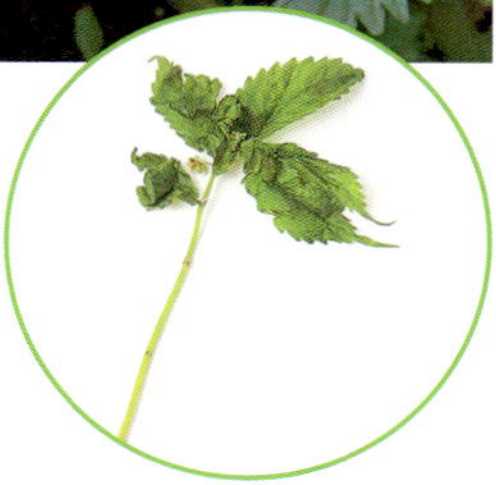

●別名／ミズ、ミズナ、イワソバ、シズクナ、ミンズ
●生育場所／丘陵、山地、渓流の岩壁
●食用／〈部分〉茎、若茎、若葉
〈採取時期〉春から夏

特徴　全国各地の山間渓流などの陰湿地、多くは岩壁などに見られる。雌雄異株の多年草。茎は多肉質でやわらかく、赤みを帯び、高さ30～50㎝になる。茎は斜めに立ち上がり、ゆがんだ長楕円形で縁に鋸歯のある葉が互生する。根茎は短く、横にはう。

初夏に雄花は葉腋《ようえき》から長い柄を出し、その先にかたまり咲き、雌花は葉腋に球状にかたまって咲く。秋になると、茎の節がふくらんで地面に倒れ、そこから発芽して、新しい苗となる。

食用

採取法　茎や根茎はなるべく太いものを選んでとる。葉はきれいなものを選んでつみとる。

料理　くせのないソフトな味なので、いろいろな料理に向く。太い茎の根元の部分（ひげ根はとる）の皮をむき、熱湯に通して手早く水につけ、冷ますと、きれいな緑色になる。好みで味つけするが、割と酢が合う。茎はゆでて、おひたしや切りあえ、ごまあえ、くるみあえ、汁の実、煮物、卵とじなどにする。

赤みずの玉子焼き

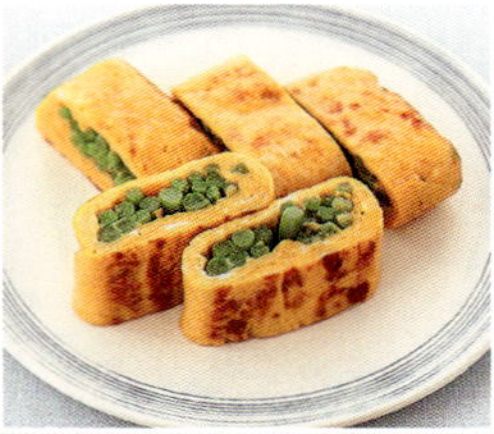

材料（2人分）

赤みず…80g　卵…3個

Ⓐ しょうゆ、みりん…各小さじ1 / 砂糖…小さじ2

サラダ油…小さじ2

作り方

❶赤みずはさっとゆでて15㎝長さに切る。卵は割りほぐしてⒶをまぜる。

❷卵焼き器に油を熱してとき卵を流し入れ、赤みずをまとめてのせ、端から卵焼きを作る要領で巻いていく。

❸熱いうちに巻きすで巻いて形をととのえ、冷めたら食べやすい大きさに切る。

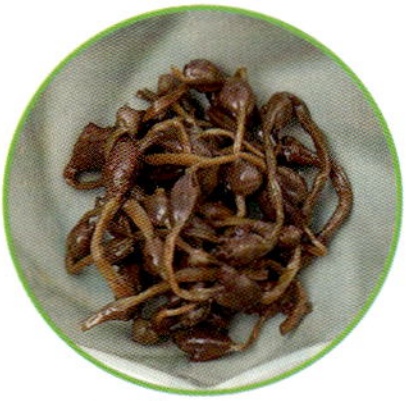

ミズのふっこ
（秋田県）

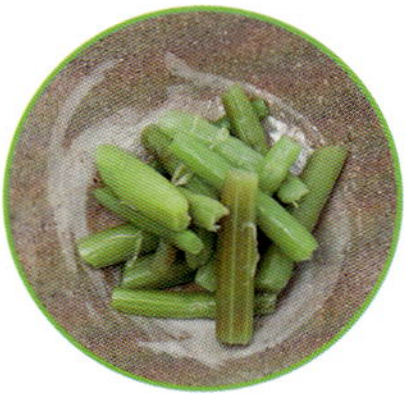

ミズのおしんこ
（青森県）

オオバギボウシ（ウルイ）

ユリ科

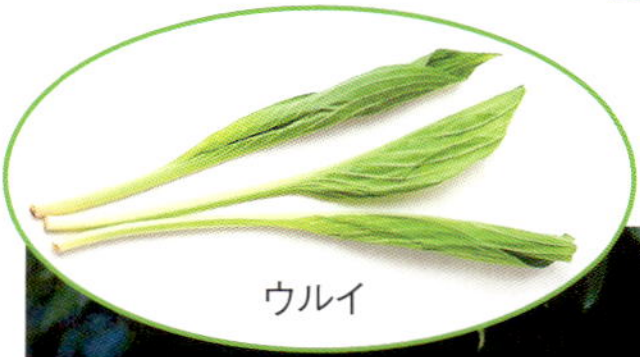

ウルイ

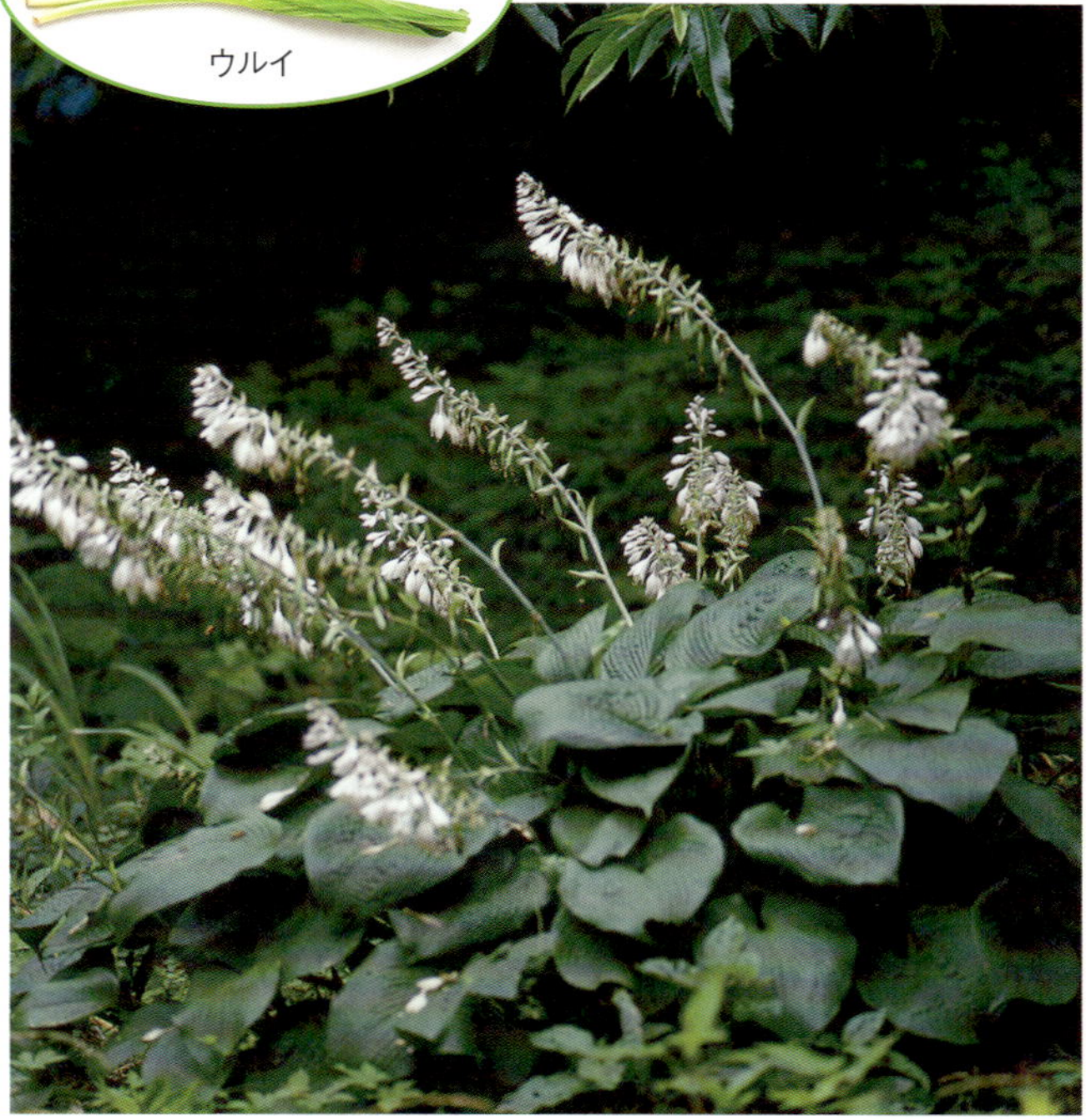

●別名／ウルイ、ユリッパ、ヤマカンピョウ
●生育場所／山林、山地の日陰や湿地
●薬用／〈部分〉全草
〈採取時期〉春から夏
●食用／〈部分〉若い葉柄
〈採取時期〉春から夏

特徴　北海道と本州の山地に生える。葉が卵状楕円形で大きいのでこの名があり、太い根茎より群がって出る。葉柄より長い花茎の上のほうに、多数の白か薄紫色の花をつけ、下から次々に上の花へと開く。

名前の由来　ギボウシは擬宝珠《ぎぼし》からで、花のつぼみが花茎の上に集まってついているのが橋の欄干の擬宝珠に似ていることから。

方言の由来　ウルイは方言であるが、むしろこの方言が一般名のようになって全国各地に広まって使われている。ウルイの語源は、春先の若葉が丸まって立つように出るが、そのころの葉の色がうり類の皮に似ているので瓜菜《うりな》が転訛《てんか》したのではないかという説がある。また、信州では、百合葉《ユリッパ》と呼ぶので、ユリッパが短く詰まってウルイになったという考え方もある。葉柄を山菜にすると、その味がカンピョウに似ているためヤマカンピョウの名もある。

薬用

採取法　全草を刈りとる。

はれものに　オオバギボウシの乾燥した全草を1回5g煎じて患部を洗う。

食用

採取法　葉柄を、葉のつけ根からナイフでとる。

料理　一度ゆで、水けをきって酢みそやごまあえに。煮びたし、汁の実、天ぷらもよい。

保存　ゆでたものを天日乾燥し、よく乾いたら湿りけのこないよう保存。もどして使う。

うるいの天ぷら

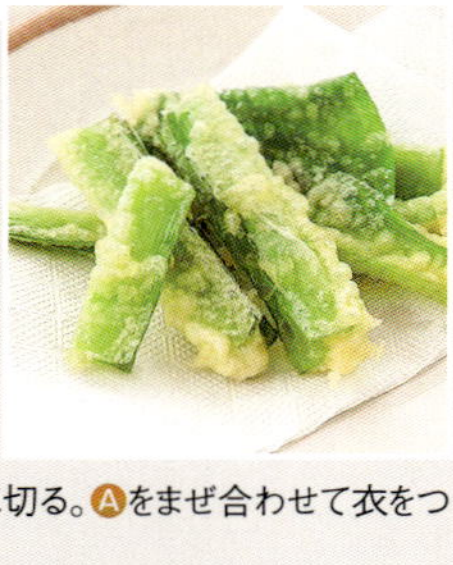

材料（2人分）

うるい…40g

Ⓐ
- 薄力粉…大さじ3
- かたくり粉…小さじ1
- 水…大さじ2

揚げ油…適量

作り方

1. うるいは好みの長さに切る。Ⓐをまぜ合わせて衣をつくる。
2. うるいに衣をつけ、180度の油で1分ほど揚げる。

オランダガラシ（クレソン）

アブラナ科

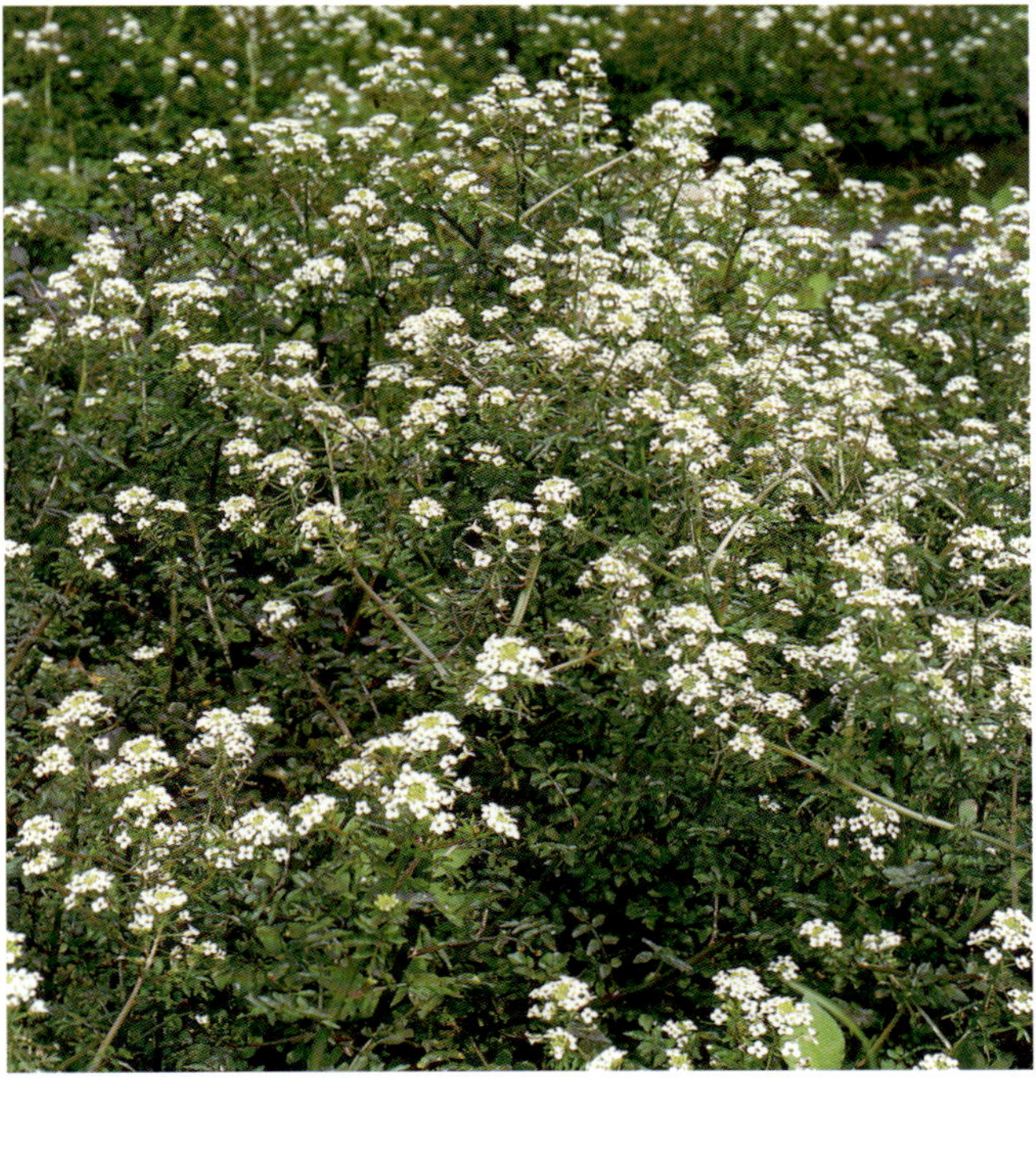

●別名／ミズナズナ、ワカナ、クレソン（仏名）、ウォータークレス（英名）
●生育場所／流水中、湿原、池沼
●薬用／〈部分〉根を除いた全草
〈採取時期〉必要なときに
●食用／〈部分〉新芽、若苗、茎葉、つぼみ
〈採取時期〉必要なときに

特徴　ヨーロッパ原産で、全国各地の清流に野生化している多年草。明治のころ、西洋料理、特にビフテキのつまのため、高級洋菜として輸入され、調理室のごみといっしょに捨てられたのが、旺盛な繁殖力によって、細流などに流れて繁殖し、あちこちに広まったのである。茎は水中を横に広がり、茎の下部から白いひげ根を出し、草丈50㎝ぐらいにまで伸びる。葉は互生し、奇数羽状に分裂。春、茎の先に十字状の白い花を密生する。植物体には毛がなく、なめらか。

名前の由来　わが国ではフランス名のクレソンで呼ばれることが多い。学名はナスターチューム・オフェチナーリス。オフェチナーリスは薬効があるという意。ヨーロッパでは、全草を消化、解熱、利尿の民間薬に用いている。

成分　辛みは、グルコナストルチインの配糖体が加水分解により、フェニール・エチル・イソチアナートを生じたため。

薬用

採取法　必要時に青葉を採取。

消化促進に　辛みのある新鮮な葉をこまかく刻み、茶さじ軽く1杯分を朝食時に。煮汁にして飲んでも。

利尿に　乾燥葉を1日量5～10g、水400㎖から半量に煎じ、3回に分服。

食用

採取法　つめでちぎれるかたさのところからつむ。

料理　一種の香りと辛みがあり、よく洗ってサラダ、料理のつけ合わせに。ゆでたものはおひたし、あえ物、油いため、煮びたし、汁物の青みなどに用いる。

クレソンの黒ごまあえ

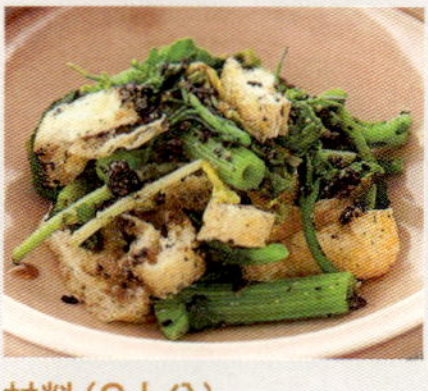

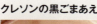

材料（2人分）
クレソン…80g
油揚げ…10g
Ⓐ しょうゆ、砂糖…各6g
　黒すりごま…5g
　だし…3g

作り方
❶クレソンはさっとゆでて食べやすい長さに切る。油揚げは油抜きし、せん切りにする。
❷Ⓐをまぜて①とあえる。

カキドオシ

シソ科
生薬名　連銭草（れんせんそう）

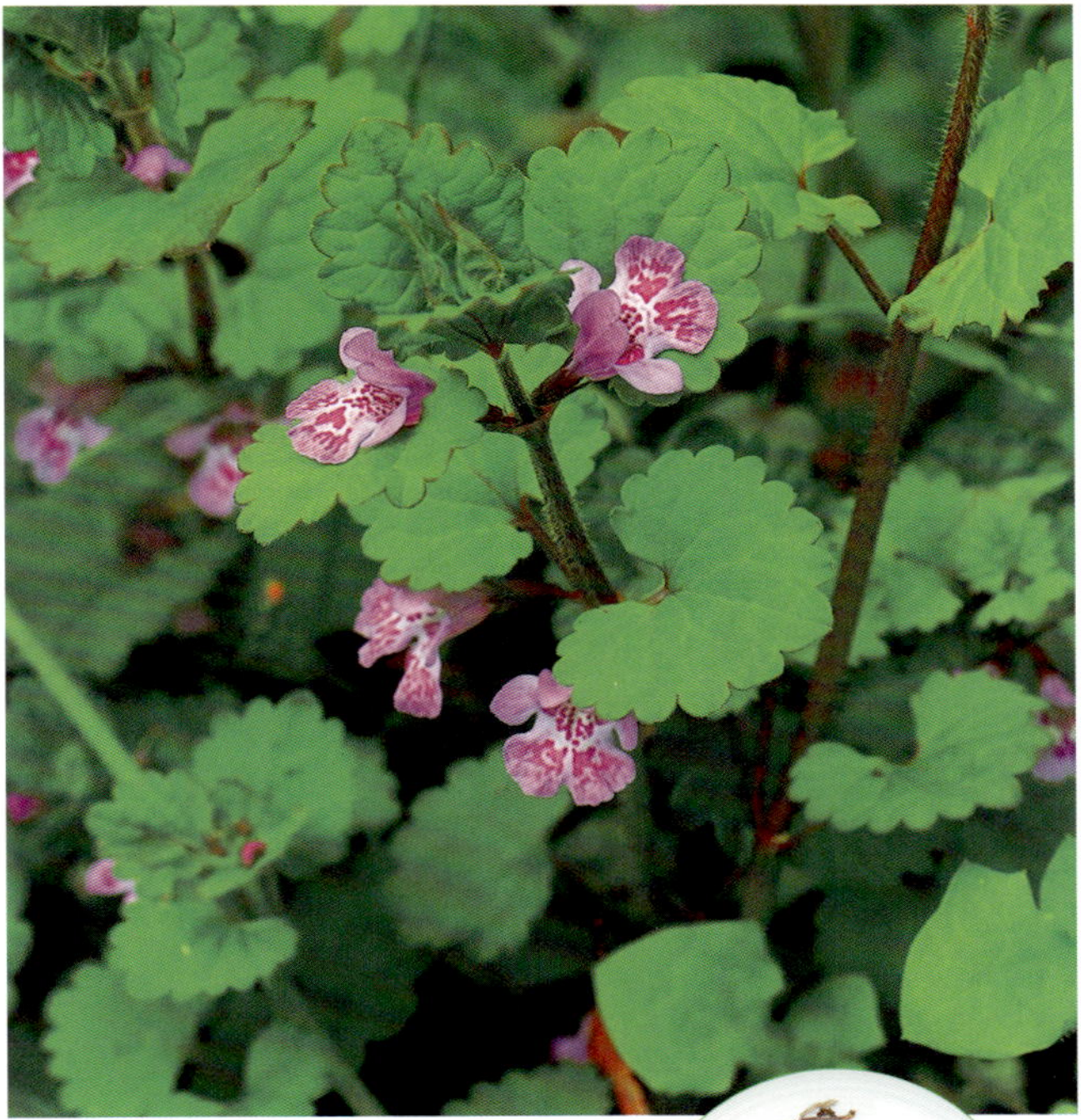

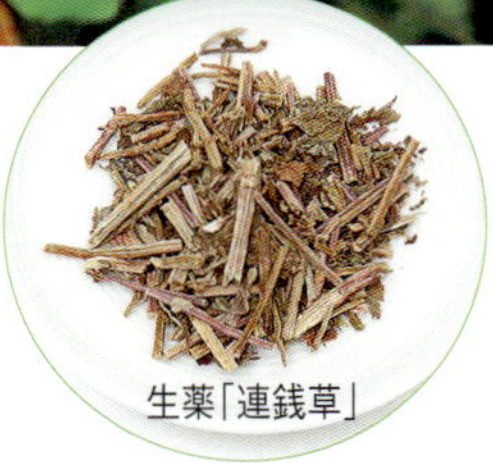

生薬「連銭草」

- 別名／カントリソウ
- 生育場所／路傍、野原、土手
- 薬用／〈部分〉全草
  〈採取時期〉4～5月
- 食用／〈部分〉茎葉、花
  〈採取時期〉4～6月

特徴　わが国全土に見られる、つる性の多年草。葉はほぼ楕円形で茎に対生し、縁に鋸歯《きょし》が。4～5月ごろ薄紫色の唇形花をつける。それまで茎は立っているが、花が終わると地に平伏するように横に伸びる。

名前の由来　丸い形から葉を銭《ぜに》に見立て、葉が茎に連続してついているので、生薬名の連銭草《れんせんそう》の名ができた。カキドオシは、茎が伸びて垣根を通り抜けることから、垣根通《かきねどお》しが詰まったもの。また民間薬で子供のかんをとり除く薬というので、カントリソウの名もある。

血糖値降下作用に効果　富山大学薬学部の吉崎氏らが、日本生薬学会（1968）で糖尿病治療生薬の研究を発表された。その中で、「民間薬のタラノキ皮、フジバカマ、カキドオシなどがあげられるので、この三つの温水エキスを作って、新開発の生物検定法を用いて実験用糖尿病動物で検討すると、いずれも有効性を認めた。そのうちカキドオシのエキスは血糖降下作用が特異的で、他の二つより著しく強いことを認めた」と述べている。

成分　ウルソール酸、硝酸カリ、精油分としてリモーネンなどを含んでいる。

薬用

採取法　全草を刈り陰干し。

糖尿病に　1日量15gを煎じて3回に分服。気長につづけることが必要。

小児のかん・虚弱性の小児に　1日量5gを煎じて服用。

健康酒　乾燥したものをガーゼの袋に入れ、4倍量のホワイトリカーに3カ月漬け、中身を引き上げる。

食用

採取法　つめでちぎり集める。

料理　生のまま天ぷらにする。また、一つまみの塩を入れた熱湯でゆで、あえ物に。

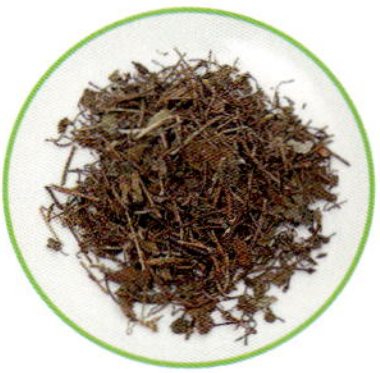

カキドオシ茶

カタクリ

ユリ科

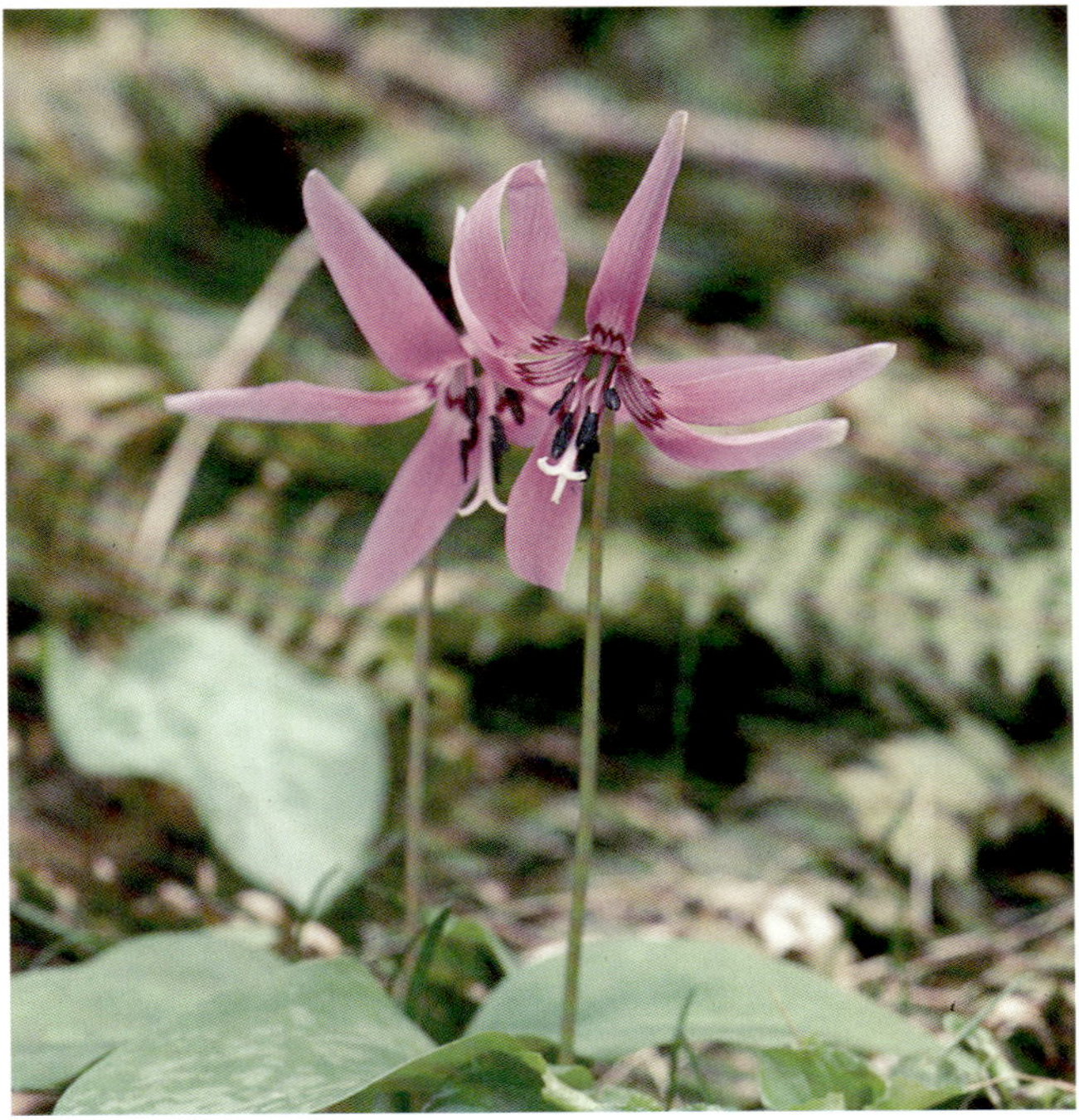

●別名／カタタゴ、ユリイモ、ゲンゴバ、ホウホケキョ
●生育場所／丘陵、谷あいの雑木林
●薬用／〈部分〉鱗茎
〈採取時期〉5〜6月
●食用／〈部分〉葉、花、鱗茎
〈採取時期〉春（葉、花）、一年じゅう（鱗茎）

特徴　全国に見られる多年草だが、東北、北海道と北に行くほど群生する傾向がある。

地下深く長さ3～5㎝の長楕円形の鱗茎があり、春先この先端から地上に20㎝ほどの花茎を伸ばし、紫紅色の6枚の花被片の花を一つ、下向きにつける。花茎の途中に、表面薄緑色でところどころに紫斑がある、特異な2枚の葉がある。

薬用

採取法　5～6月に鱗茎を掘りとり、外皮を除き、鱗茎を砕く。すり鉢でさらに砕いて水を加え、綿布でこして、白く濁った水を乾燥させると良質のカタクリデンプンができる。綿布に残った繊維は捨てる。市販品のカタクリ粉は、主としてジャガイモデンプンで、このカタクリデンプンとは本質的に違ったものである。

すり傷・おでき・湿疹に　カタクリデンプンを患部に振りかける。

かぜ・下痢・腹痛のあとの滋養に　カタクリデンプンに少量の水と砂糖を適量加えてこね、熱湯でくず湯のようにして飲む。

食用

採取法　葉、花は指でつみとる。鱗茎は甘煮などになるが、自然保護のため採取はすすめられない。

料理　葉は生のまま、天ぷらや油いため、煮物、汁の実に。ゆでて各種あえ物に。花はさっとゆでて、二杯酢、甘酢で。

わらびもち

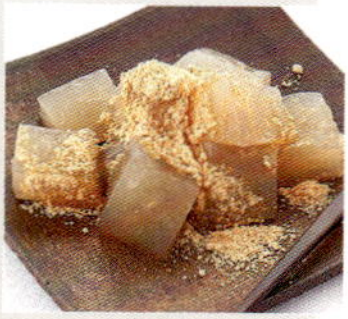

材料（2人分）

かたくり粉…50g
砂糖…大さじ1
紅茶パック…1パック
Ⓐ きな粉…大さじ2
　 砂糖…大さじ1

作り方

1. 水150㎖に紅茶パックを入れ、レンジで温める。
2. 鍋にかたくり粉、砂糖、①を入れてよくまぜたら火をつけ、絶えずかきまぜながら温めて、まわりがほどよく透明になってきたら火を止める。
3. ②を水でぬらした型に入れて冷やし、しっかり冷えたら型から取り出して、ぬれた包丁で適当な大きさに切る。
4. 器に盛り、Ⓐを振りかける。

カタバミ

カタバミ科
生薬名　酢漿草（さくしょうそう）

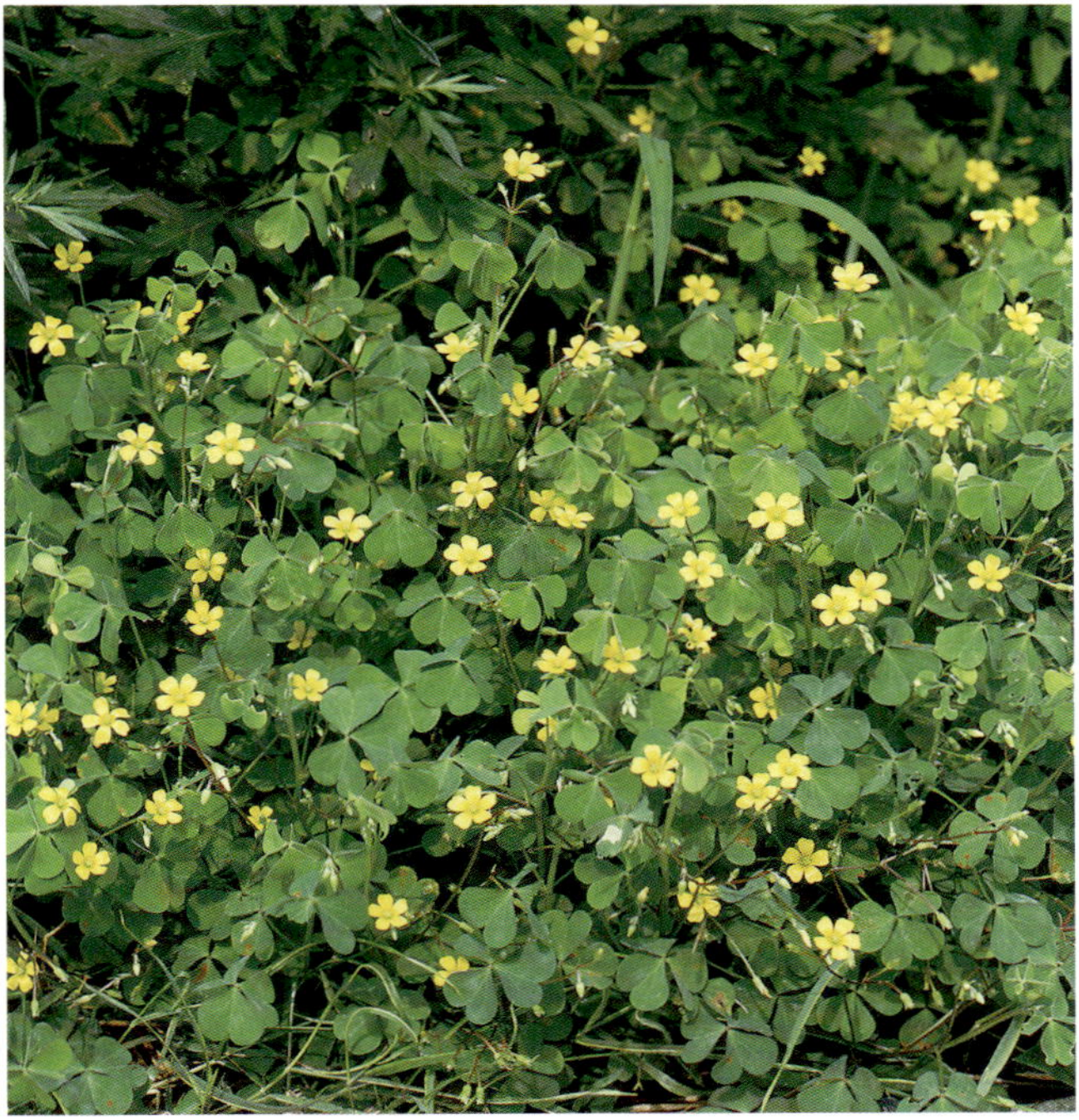

●別名／スイモノグサ、チドメグサ、ゼニミガキ、コガネグサ、カガミグサ
●生育場所／路傍、土手、山野、庭
●薬用／〈部分〉全草
〈採取時期〉5～9月
●食用／〈部分〉葉、花
〈採取時期〉葉は春から秋、花は5～9月

特徴　温帯、熱帯を問わず、世界じゅうに分布する多年草。黄色の5弁花で、雄しべは10本、花柱は5本ある。夕方になると花や葉は閉じる。

果実は円柱形で直立し、この中にたくさんの種子が入っている。種子は淡褐色、長さ約1・5㎜の広卵形で、レンズ状をし、表面に横溝が7本ある。一つ一つの種子は肉質の袋状のものに入っていて、成熟すると5個に裂けると同時に袋が急速にねじれ、その反動で種子は斜め上方に飛んでいく。

途中にさえぎるものがないと、2mぐらい飛ぶ。ぬれたところまで種子が飛べば、粘液を少し出して人や動物などにくっつき、遠くへ運ばれ、乾くと種子は落ちる。種子の繁殖方法はオオバコに似て、こうして世界じゅうに広がった。のみ(2~3㎜ほど)より小さい種子が、2m余も飛ぶのは神秘的でさえある。

名前の由来　葉の一方が欠けているので、カタバミの名になった。またの名スイモノグサは全草に酸味があるから。

ゼニミガキ、ミガキグサなどの方言は、この生の草でしんちゅうや銭をみがくときれいになることから。これはシュウ酸を含んでいるためである。チドメグサは、小さな傷の血止めになるため。

薬用

採取法　5~9月の開花中に全草をとり、水洗いして用いる。

寄生性皮膚病に　生の全草の、茎葉のしぼり汁を作って塗布する。

食用

採取法　葉と花を手でつみとる。

料理　花は生のままサラダ、ゆでて酢の物、椀だねに。葉もサラダ、天ぷら、油いためや酢の物に。

きゅうり、白菜、キャベツ、大根などとまぜて、漬け物にしてもおいしい。ただし、シュウ酸を含むので多食しないこと。

カブ

アブラナ科

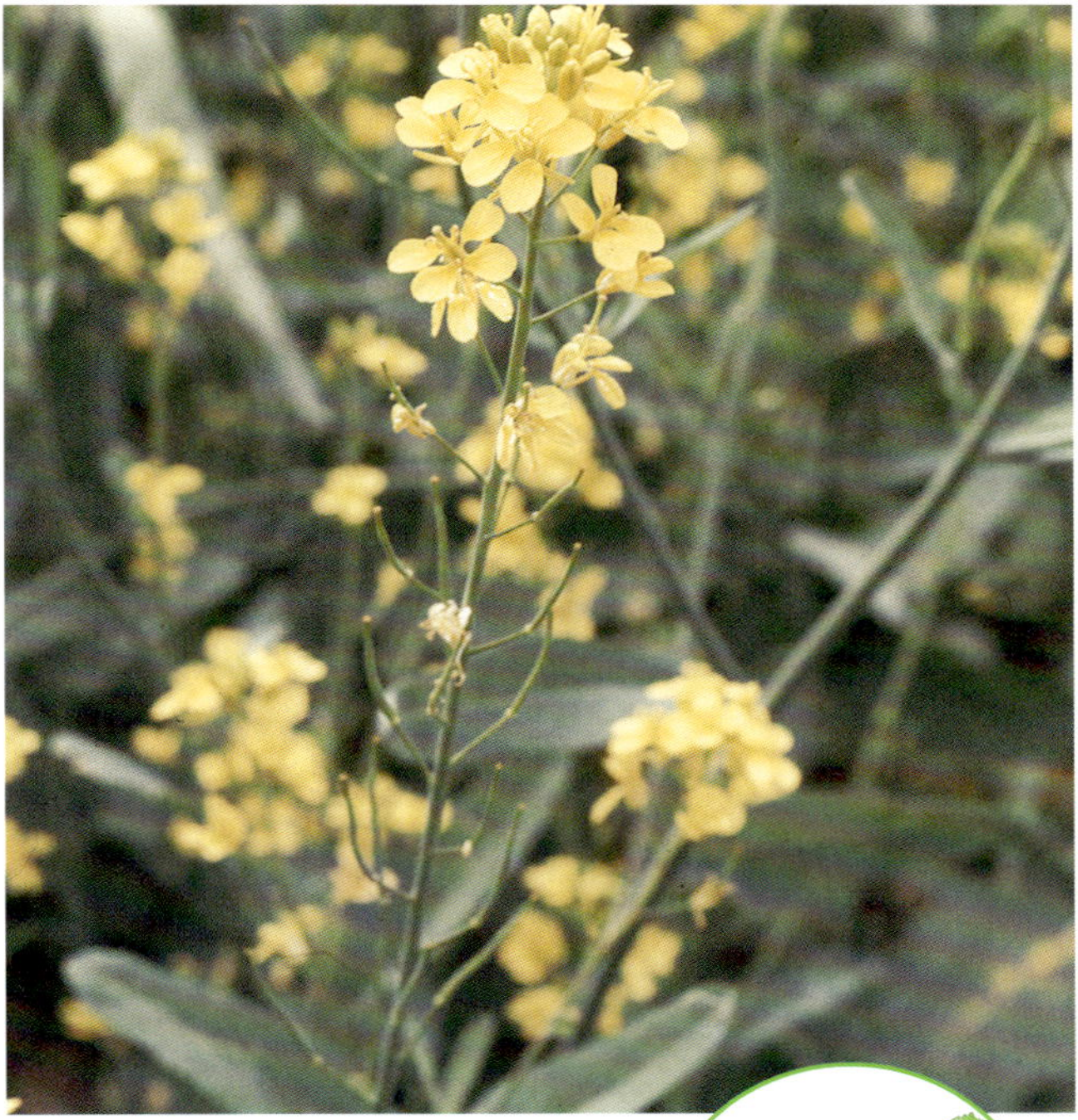

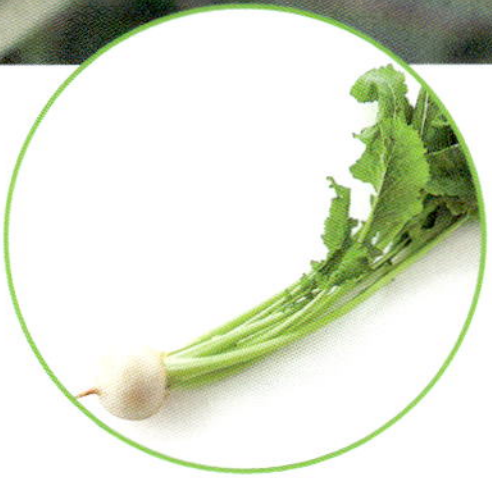

●薬用／〈部分〉根、種子
〈採取時期〉時に応じて

●食用／〈部分〉根、葉
〈採取時期〉時に応じて

特徴　ダイコンの花の咲くころ、カブも花を開くが、アブラナ同様、4弁の黄色い十字形花をつける。

名前の由来　『和名抄《わみょうしょう》』(932)には和名を加布良《かぶら》とし、漢名は蔓菁根《まんせいこん》をあてている。また蕪菁《ぶせい》と書く場合も多い。春の七草のスズナはカブであるという。

成分　アミノ酸、ブドウ糖、ペクチン、ビタミンC、葉にはビタミンCのほかA、B_1、B_2が根よりやや多いという。

薬用

採取時期　薬用部分は根と種子だが、小カブのように年じゅう栽培が可能で、播種してから50〜60日ほどでとれる品種があるので、栽培し採取するとよい。

洗眼薬に　『本朝食鑑』(1697)に「熱眼腫痛および天行赤眼(はやり目のような目の病気)に、臘月《ろうげつ》(旧12月)にカブをこまかく刻み、明礬《みょうばん》水に浸しておき、立春(2月3日ごろ)の後に取り出し、晒乾かす。これを冷水に浸して眼を洗うと、最も妙である」と記し、洗眼薬として紹介している。

しもやけに　根をすりおろしたものを患部に厚く塗って、軽くガーゼを当てて、包帯をするか、根を焼くと出てくる汁を塗ってもよい。

そばかすに　種子をすりつぶし、ふろ上がりの肌につける。

食用

煮物や漬け物などの和食以外、洋食にも使える。

かぶのポタージュ

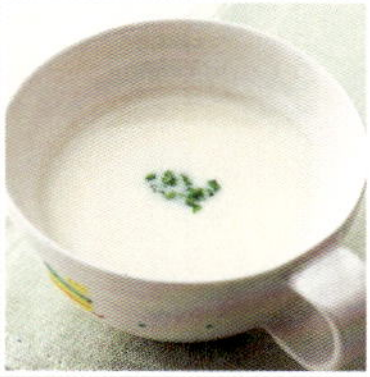

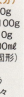

材料(4人分)

かぶ…200g
玉ねぎ…100g
バター…10g
牛乳…200mℓ
コンソメ(固形)…1個
塩、こしょう…各少々

作り方

1. 玉ねぎはスライスする。かぶは1cm角に切る。
2. 鍋にバターを入れて火にかけ、玉ねぎをしんなりするまで炒め、かぶを加えてさらに炒め、水200mℓを加えて蓋をし、弱火で煮る。
3. ②を火からおろし、ミキサーやハンドブレンダーで撹拌する。
4. ③に牛乳とコンソメを加えて再び火にかけ、塩、こしょうで味をととのえる。

ギョウジャニンニク

ユリ科
生薬名　茖葱(かくそう)

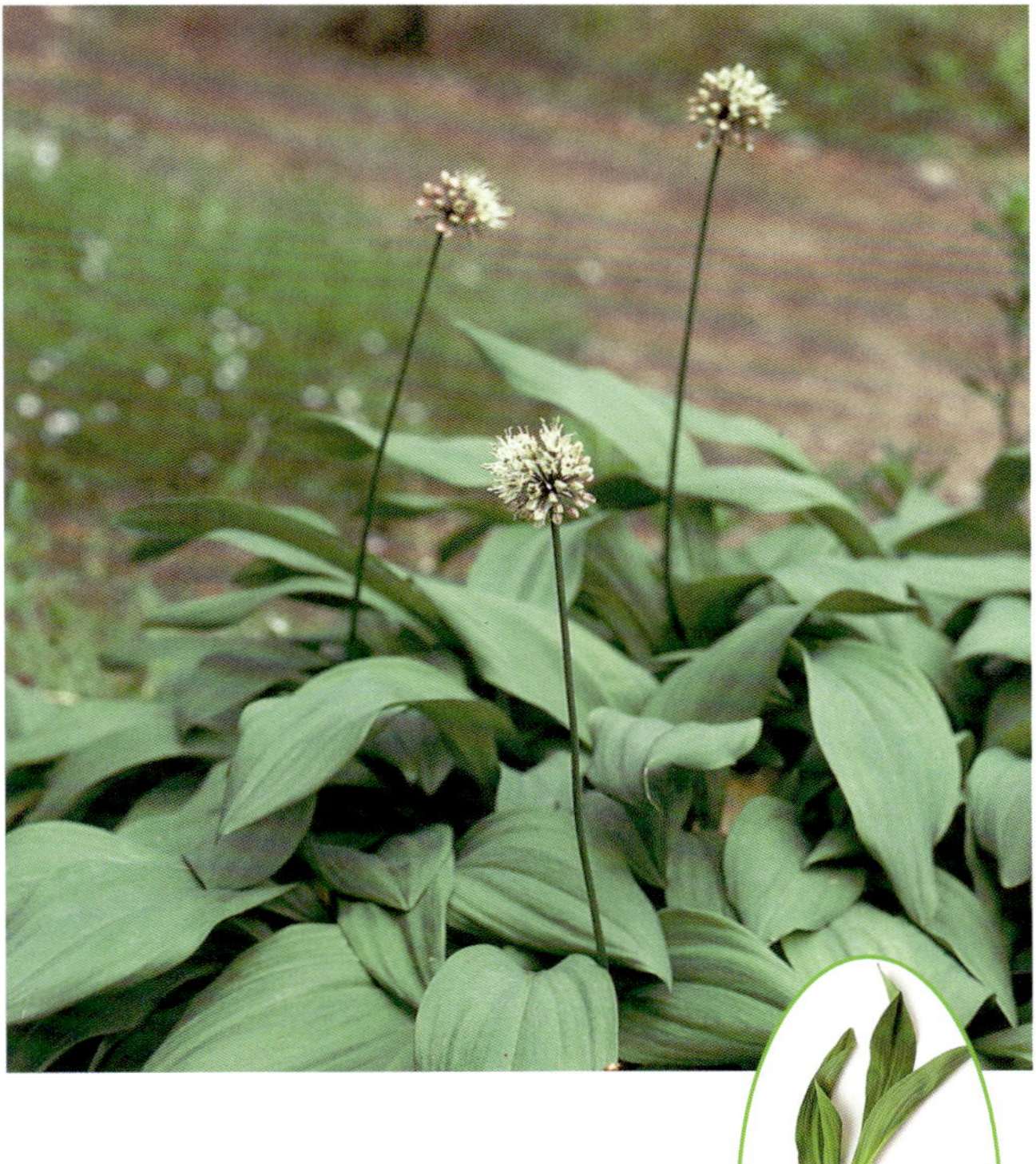

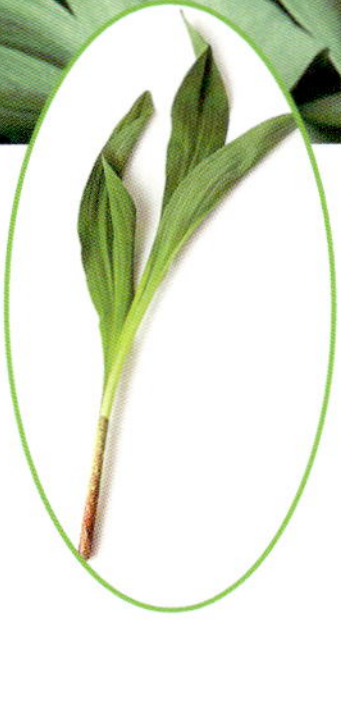

●別名／エゾネギ、ヤマニンニク
●生育場所／高原、深山
●食用／〈部分〉葉、つぼみ、球根
〈採取時期〉葉とつぼみは春から夏、
球根は一年じゅう

特徴　北海道と近畿以北の高原や深山に自生する多年草。早春に長さ20cm、幅5～10cmほどの長楕円形の葉が2枚出る。葉の基部は細くなって花茎を包むようになっている。初夏には葉の中央から50cmほど花茎が伸び、先端に白色の小花が散形花序に集まってつく。地下の鱗茎は長さ4～6cmのラッキョウのような形をし、葉鞘が網目上の繊維で包まれている。

名前の由来　山岳信仰の行者《ぎょうじゃ》たちが、強壮薬として、全草に強いニンニク臭のあるこの草を食べたことから。

成分　ニンニクに含まれるアリイン。

食用

毒草のイヌサフランに似ているので注意　ギョウジャニンニクの茎は赤紫色だが、イヌサフランの茎には赤みがないので注意して。

採取法　春から夏、若葉と若茎は簡単に折れる部分からとる。地中の根は一年じゅういつでも掘れるが、自生のものは数が少ないうえ、繁殖力が弱いので、自然保護のため必要以上にとらない。

料理　普通のニンニクよりにおいが強いので、切り口を空気にふれないように水につけるか、さっとゆでて水にさらすなどして調理する。茎葉、つぼみは生のままおろして香辛料に。ゆでて油いため、おひたし、各種あえ物に。根は刻んでみそあえ、油いため、漬け物に。

行者にんにくのペペロンチーノ

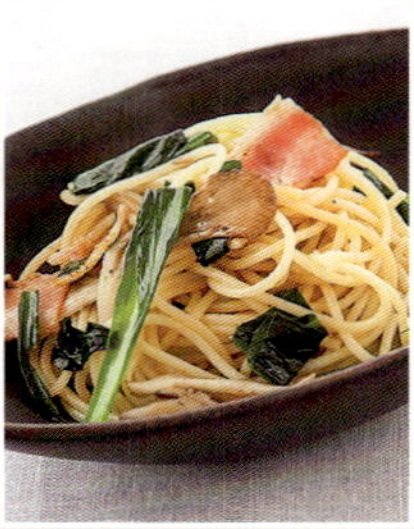

材料（1人分）

行者にんにく…50g
ベーコン…1枚
まいたけ…⅓株
パスタ…80g
オリーブオイル…大さじ2
とうがらし……1本
塩、こしょう…各少々

作り方

1. 塩を加えた沸騰湯でパスタをゆでる。
2. 行者にんにくは食べやすい長さに切る。ベーコンは一口大に切る。まいたけは小さくほぐす。
3. フライパンにオリーブオイルととうがらしを入れて熱し、ベーコンを加え、とうがらしが黒くなったら行者にんにくとまいたけを加える。
4. ゆで上がったパスタをフライパンに入れ、塩、こしょうで味をととのえる。

クサソテツ（コゴミ）

ウラボシ科

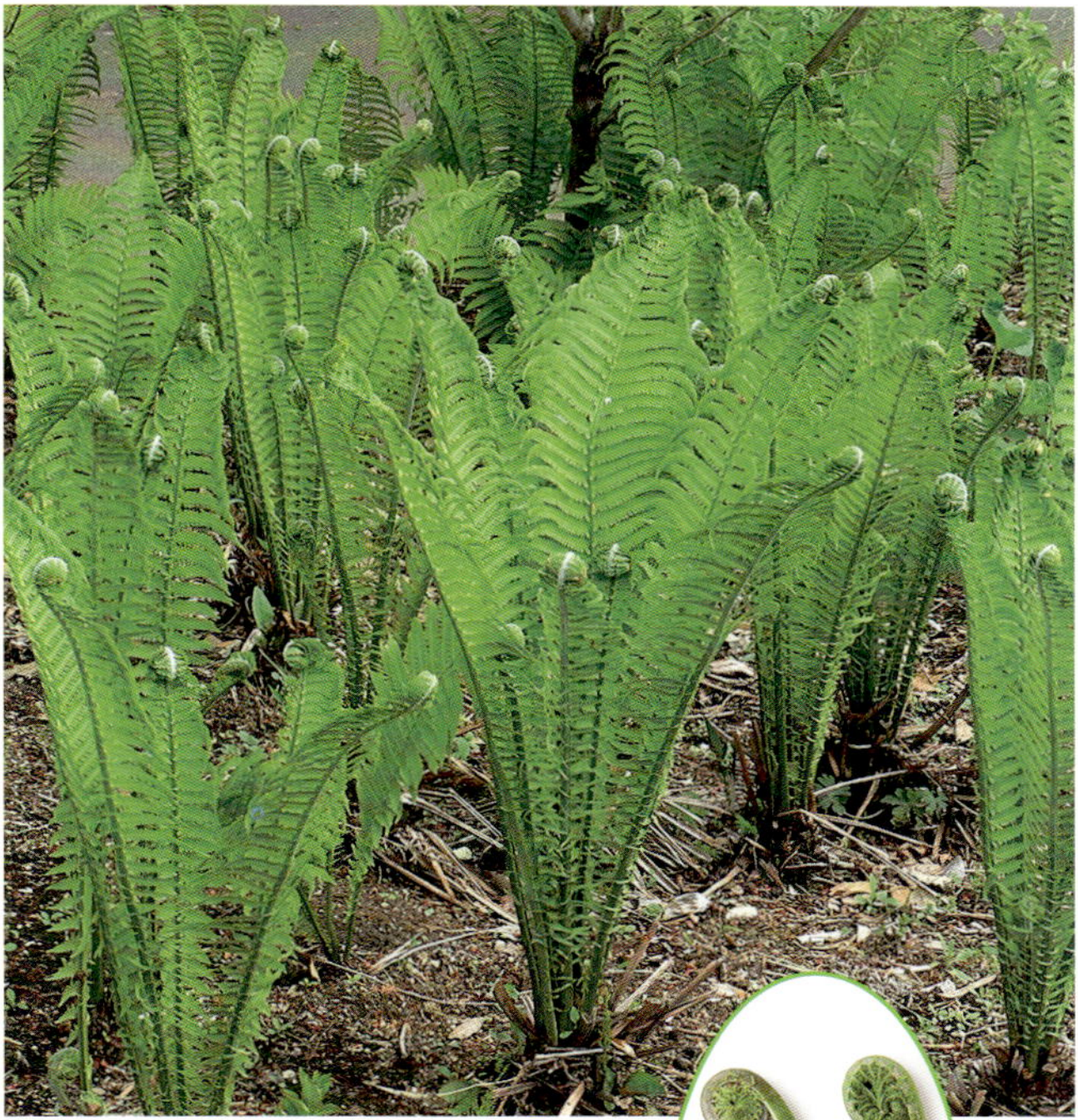

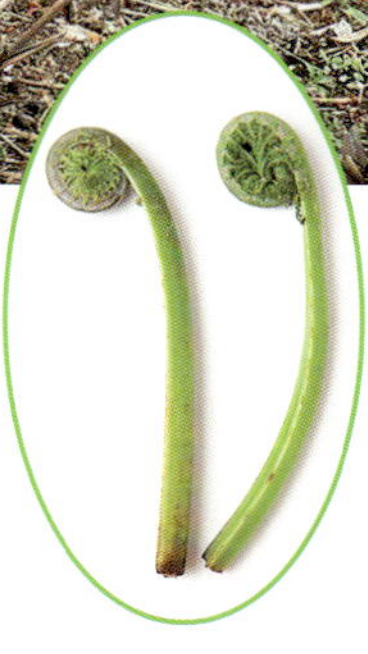

●別名／クグミ、ココゴメ、グサ
●生育場所／山地、草原、日陰地
●食用／〈部分〉巻いている若芽
〈採取時期〉春

特徴　北海道より九州に至るまで、各地の林の中に自生し、ときに群落する多年草。ワラビ、ゼンマイと同じシダの仲間であり、くせがないのでどんな料理にも合う。東北地方では代表的な山菜の一つである。冬は葉が枯れ、春先に新芽が土の中から伸びだすが、その先が丸く曲がって、ワラビ、ゼンマイの新芽のように、だんだんと葉を展開してゆく。このころが山菜としての適期である。

名前の由来　富山地方では「クグミ」と呼ぶ。これは、新芽の先が曲がって、まだ背が低い状態を、「カガム」「コゴム」ということから、「クグミ」と呼ぶようになった。「コゴミ」はそこから転訛したと考えられる。一般には「コゴミ」が広く通用している。「クサソテツ」は、ソテツ科のソテツの葉に似ていることから。

食用

採取法　4～5月ごろ、地上に出てくるかたく巻いた若芽の先の部分を指でつみとる。芽が出るとすぐ葉が開いてしまい、採取期間は短い。鮮やかな緑色と特有の香り、やわらかい味わいが喜ばれる。植物性タンパク質を多く含み、くせもなく、アク抜きの必要もない。最近では、塩漬けや冷凍物が、マーケットでも一年じゅう売られるようになった。

料理　生のまま、衣をつけて揚げ物、汁の実、煮物などに。一つまみの塩を入れた熱湯でゆでて、冷水にとって冷まし、水けをきっておひたし、ごまあえ、酢みそあえ、白あえ、油いため、サラダ、酢の物、漬け物などに。たくさんとれたときは、塩漬けやゆでて冷凍にして保存し、もどして使うとよい。

コゴミの白ごまあえ

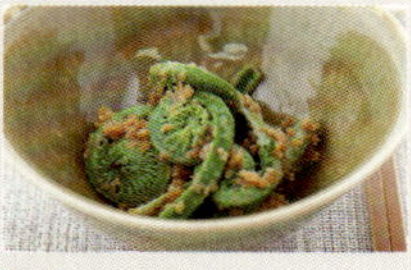

材料（2人分）

コゴミ…12本（85g）

Ⓐ
- 練りごま…30g
- 白ごま…10g
- 砂糖…5g
- しょうゆ…4g

作り方

❶コゴミはゆでて食べやすい長さに切る。

❷Ⓐをまぜて①をあえる。

クサボケ

バラ科

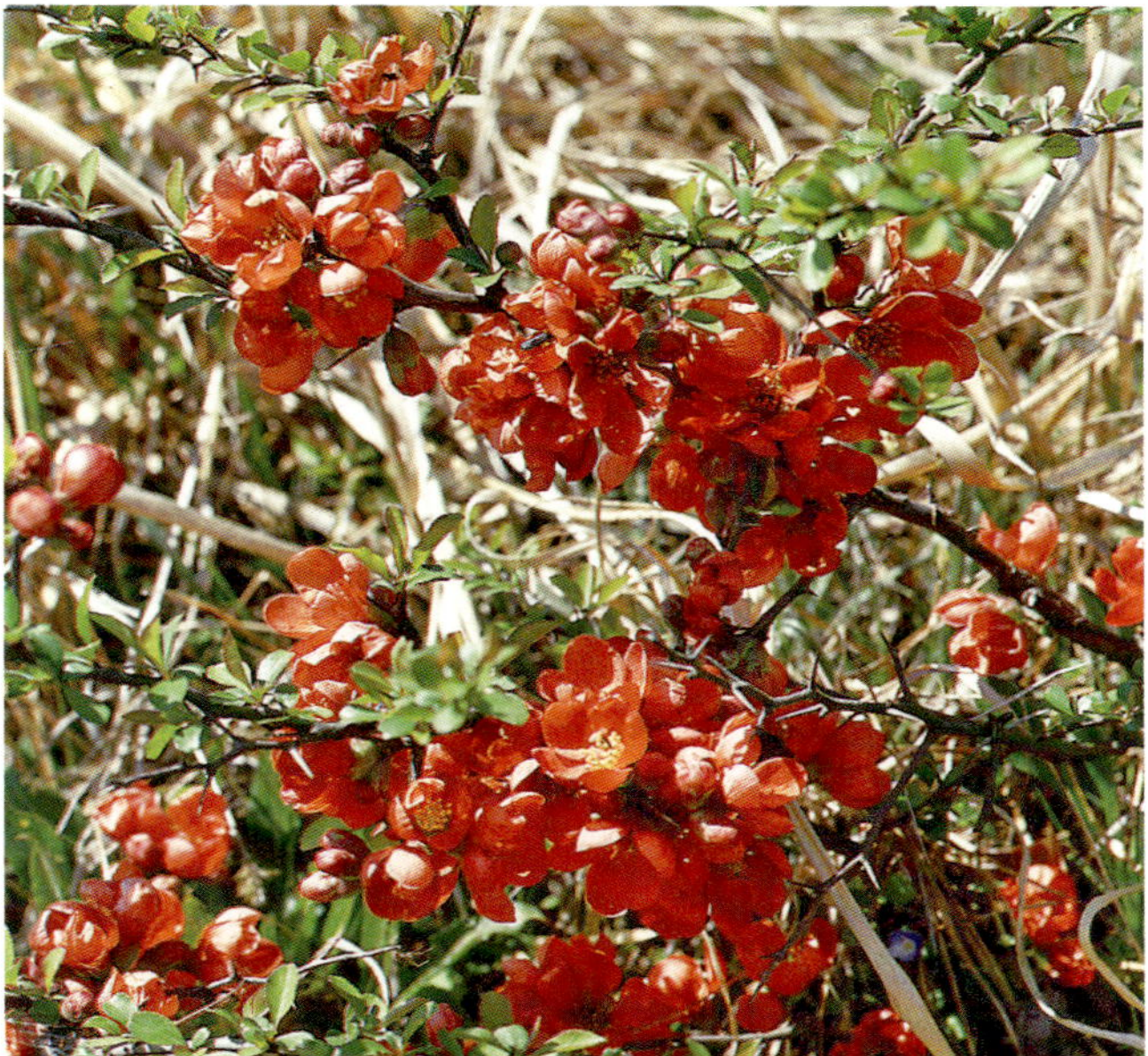

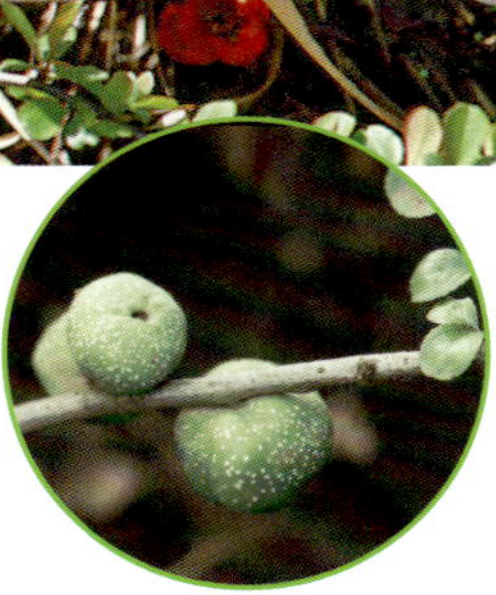

●別名/シドミ、ノボケ、コボケ、ジナシ
●生育場所/山林、山すその茂み
●食用/〈部分〉果実
〈採取時期〉秋ごろ

特徴　本州、四国、九州に分布する、落葉性の小低木。本州では東北地方には少なく、関東・甲信越地方より西に多く、九州では霧島山以北に多い。高さは50～60cm内外で小枝にはとげがある。葉は、3～4cmの倒卵形。4～5月ごろ、ボケに似た赤い花を咲かせるが、実をつけるのは、雄花だけである。花弁は5。果実は球形で直径2～3cm。黄熟すると、リンゴに似た良い香りを放つ。

花のわりに少ない果実　飯沼慾斎《いいぬまよくさい》の『草木《そうもく》図《ず》説《せつ》・木《もく》部《ぶ》』（１８６５）によると、「全花と不全花の二つを具するものの如し。然るや又啓蒙（小野蘭山の『本草綱目啓蒙』のこと）には、雌雄異幹の如く説けり」と出ていて、１００年以上前の学者がすでにこのことに気づいていた。

同じ株に雌花と雄花があるものと、雄花しかついていない場合がある。雄花は子房の発達が悪く、雌花はよく肥厚して、これが果実となるので、花の数ほどには果実にならない。

名前の由来　ボケにくらべて小型で、地をはうようなので草ボケとなった。別名のジナシは、果実が地面に接するようになるので、地梨と呼んでいるようである。日本特産なので漢名はない。

成分　リンゴ酸、クエン酸、酒石酸などの有機酸を多量に含む。有機酸には疲れをとる効果がある。

食用

採取法　秋ごろに、黄熟した果実を採取する。

果実酒に　よく水洗いしふきんでていねいに水けをふいたら、適当な大きさに切り、広口びんに入れ、3倍量のホワイトリカーを用いて、だいたい3カ月は漬け込む。夜眠れないときや食欲のないとき、少量飲むと効果がある。生では渋くてすっぱく食べにくいが、酒はよい香りで飲みやすい。

メモ　疲労回復やせき止め、整腸などの薬効があるといわれる。

クチナシ

アカネ科
生薬名　山梔子（さんしし）

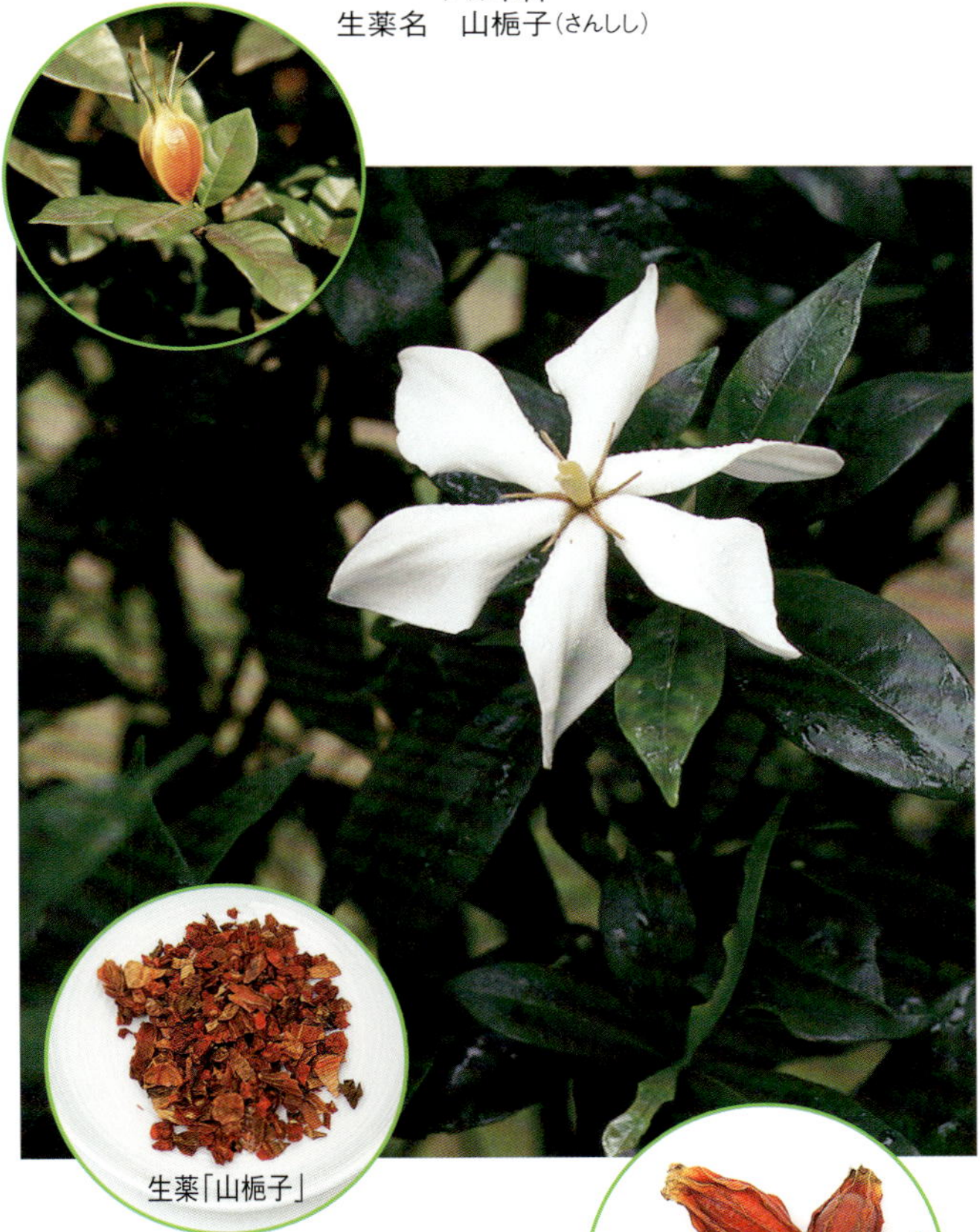

生薬「山梔子」

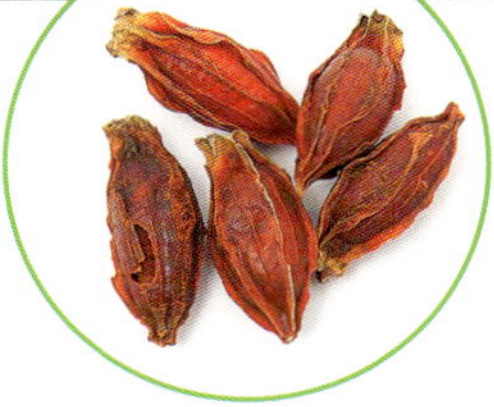

●別名／サンシチ
●生育場所／路傍、野原、海岸、庭
●薬用／〈部分〉果実
〈採取時期〉秋
●食用／〈部分〉花、果実
〈採取時期〉花は初夏、果実は秋

特徴　伊豆半島から西沖縄まで、海岸近くの山野に自生する常緑低木。梅雨ごろ咲く花は、白い花弁と甘い香りが好まれ、庭木として栽培される。秋から初冬につける黄紅色の果実には裂け目がないので、口《くち》無《な》しの名がついた。花弁は芳香が強い。これは花弁の中の精油にラクトン型のオキシ酸が含まれているから。またマンニットを含むので、わずかに甘みがある。

黄色の染料に　乾燥した果実（山梔子《さんしし》）は飛鳥・天平時代から布を染めるのに用いられた。黄色の食品着色料にも用いられ、料理ではさつまいもを色よく煮るときによく使う。

成分　イリドイド配糖体のゲニポサイドやカロチノイド色素のクロシンなど。

薬用

採取法　よく熟した果実をつみとり、日干しか陰干しにする。

はれもの・打撲・腰痛に　山梔子5〜6個を粉末にし、これに卵白を徐々に加えてねったものを患部に厚く塗り、ガーゼを当てておく。山梔子には、熱を吸収して症状をやわらげる消炎作用があるので、患部が乾いたら何度も塗りかえるとよい。黄柏末を山梔子と同量まぜるとさらに効果的。

食用

採取法　指でつみとる。

料理　花は生のままサラダに、ゆでて酢の物や煮物にする。3倍量のホワイトリカーに漬けて花酒、乾燥させて花茶に。

栗きんとん

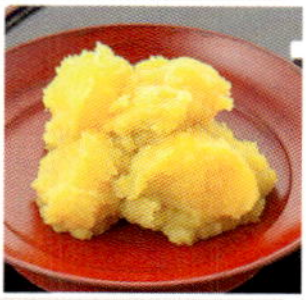

材料（作りやすい分量）

さつまいも…400g
クチナシ…2個
栗の甘露煮…10〜15個
甘露煮のシロップ…適量

作り方

1. さつまいもは皮を厚めにむいて輪切りにし、水にさらす。お茶パックにクチナシを入れて割る。
2. 鍋に①とひたひたの水を入れ、さつまいもがやわらかくなるまでゆでる。
3. さつまいもを熱いうちに裏ごししてなめらかにし、甘露煮のシロップを加えて甘さを調整し、栗の甘露煮を入れてあえる。

クワ（ヤマグワ）

クワ科
生薬名　桑白皮（そうはくひ）　桑椹（そうじん）

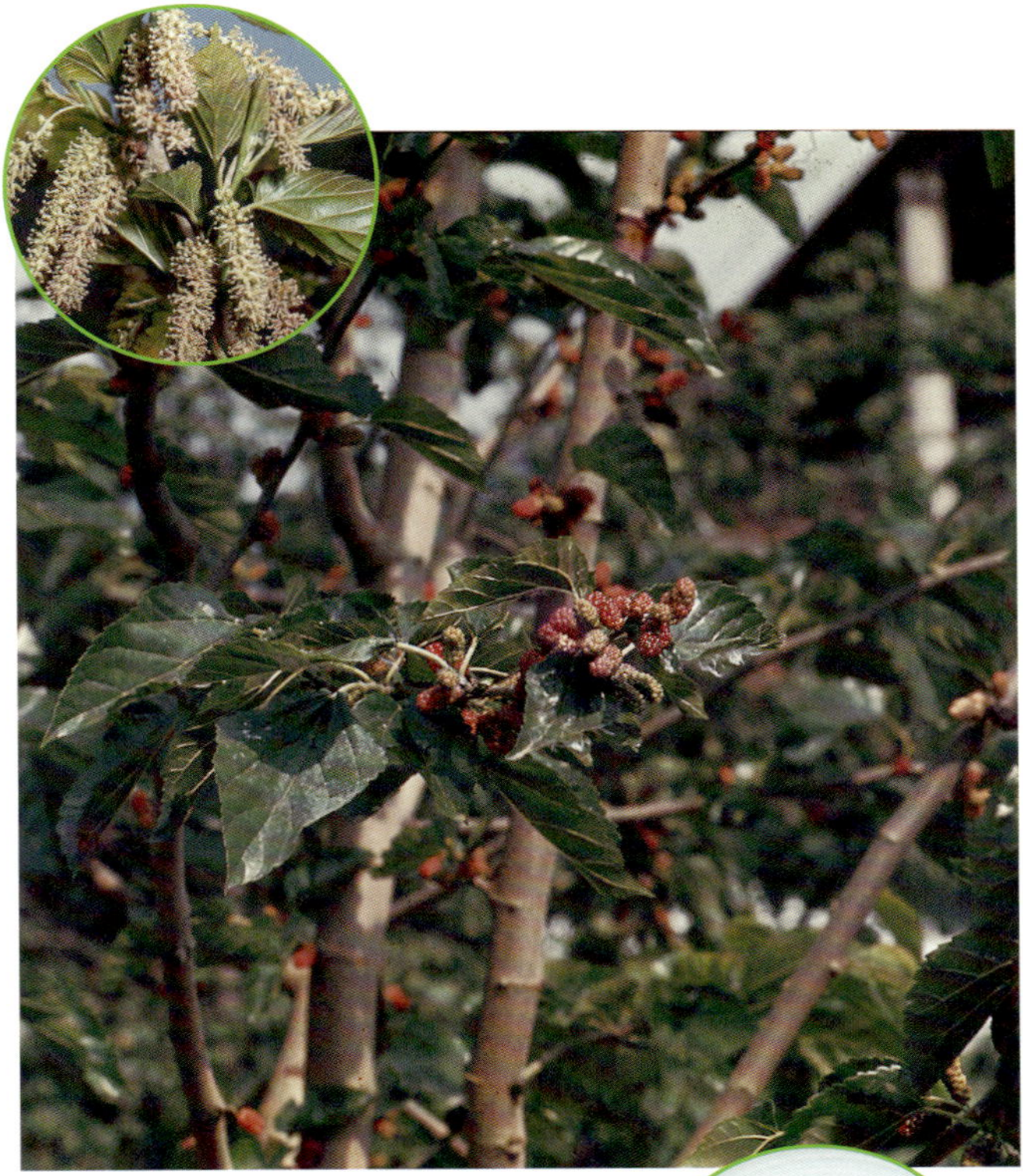

●薬用／〈部分〉根皮、葉、果実
〈採取時期〉根は5月、葉は4月、果実は6〜7月
●食用／〈部分〉果実
〈採取時期〉6〜7月

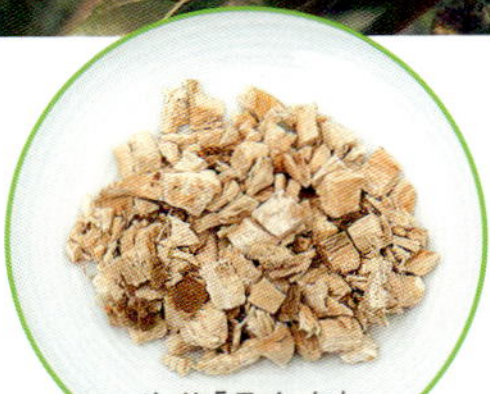

生薬「桑白皮」

特徴　野生のほか、蚕《かいこ》の飼料として栽培され、品種も多い。落葉の高木で、高さ8〜10mになる。葉は縁の切り込みがさまざまで、上面が無毛、下面に多少毛がある。雌雄異株が普通だが、ときに同じ株に雌花、雄花をつけることもある。花は4〜5月ごろ、淡黄色の小花が密集して咲く。果実は6〜7月ごろ紫黒色に熟するが、これを桑椹《そうじん》と言い、昔の子どもたちは喜んで食べたものである。

採取時期と調整法　根は5月ごろ掘り、外皮のみを水洗いして、日干しに。葉（若葉）も4月ごろ日干しにする。

成分　根の皮には、トリテルペンのアルファアミリン、クマリン類のスコポレチンなどが含まれている。

◆薬効と用い方

高血圧の予防に　乾燥した根皮（桑白皮《そうはくひ》）100gをこまかく刻み、グラニュー糖200gを加えて、ホワイトリカー1ℓに半月ほど漬けると「クワ酒」ができる。布でこして、寝しなに15㎖ほど飲むとよい。

便秘・高血圧症予防に　乾燥した若葉をこまかく刻み、きゅうすに入れて熱湯を注ぎ、お茶がわりに飲むとよい。

疲労回復・強壮に　熟した果実（桑椹）500gに、グラニュー糖150gを加え、ホワイトリカー1・8ℓに約1カ月漬けて、こしたものを飲む。

熱湯でやけどしたときに　秋霜がおりたころの葉を日干しにしたあと粉末にし、ごま油でねって、やけどした個所に厚く塗っておく。

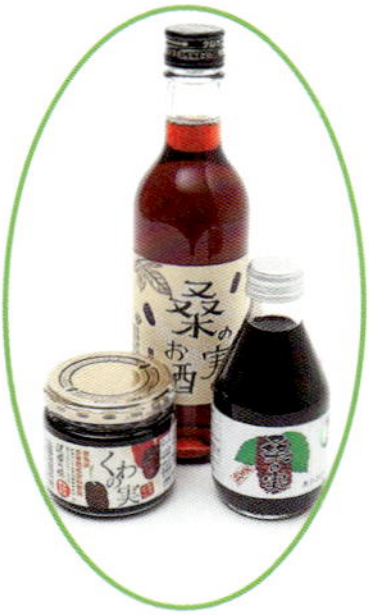

桑の実ジュース・桑の実ジャム（群馬県）、**桑の実のお酒**（長野県）

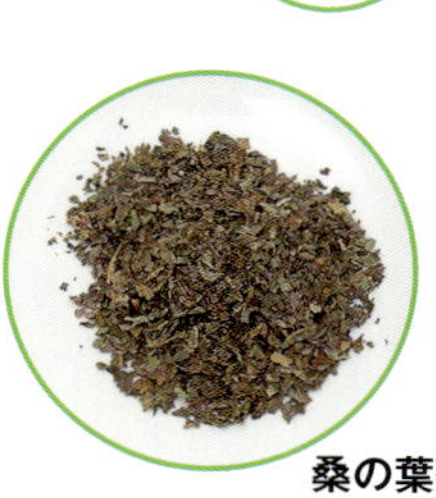
桑の葉茶

コブシ

モクレン科
生薬名　辛夷(しんい)

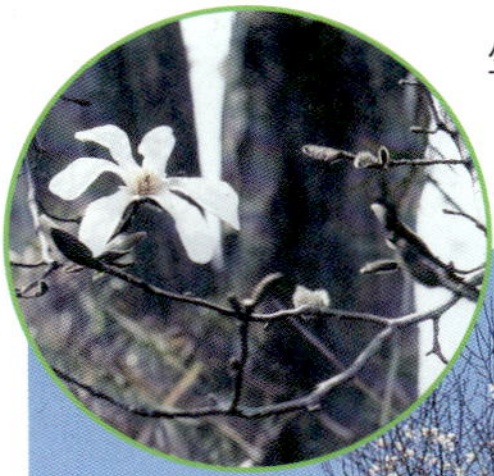

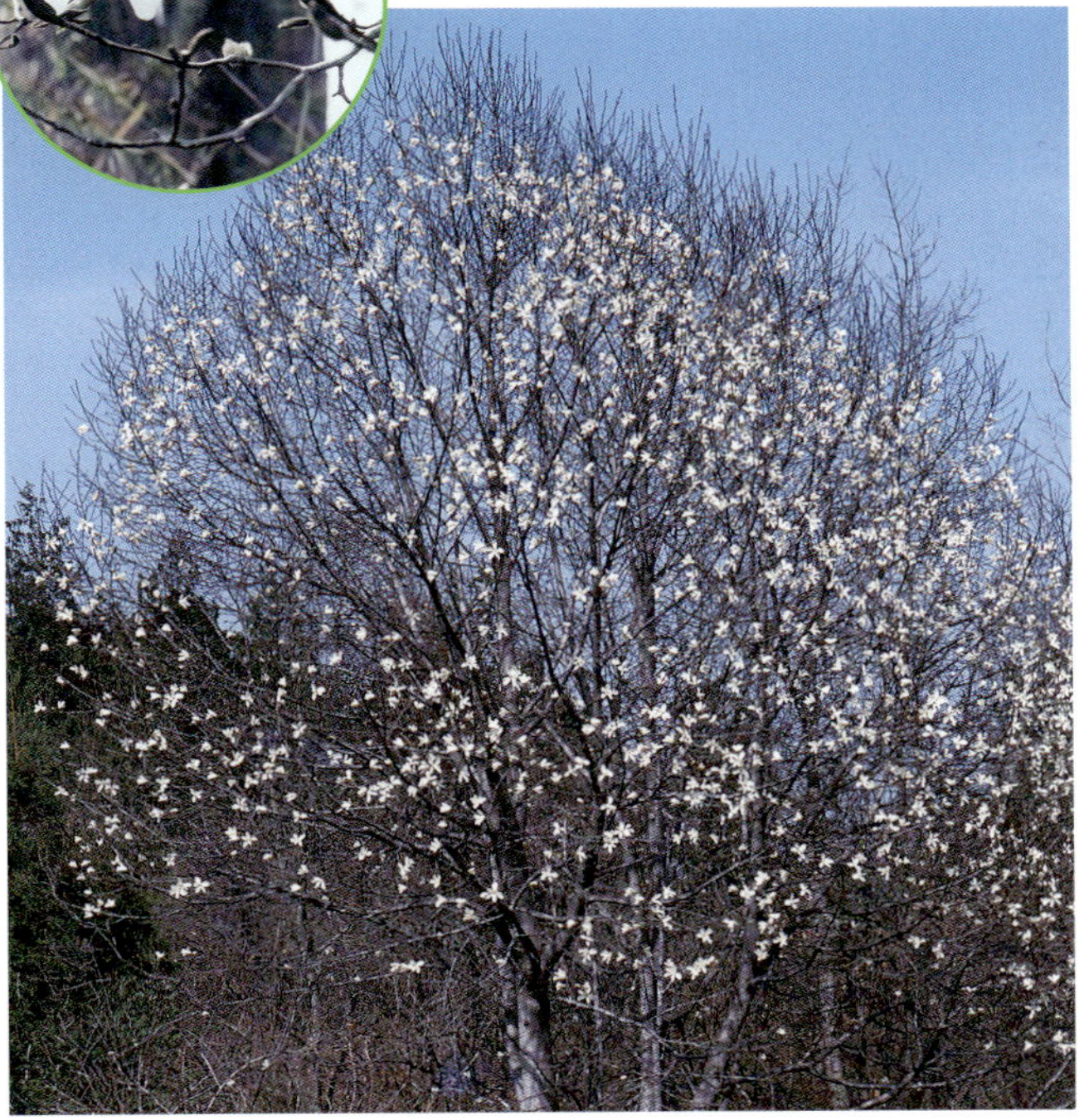

●別名／タネマキザクラ、イモウエバナ、コブシモクレン
●生育場所／山地の雑木林
●薬用／〈部分〉つぼみ
〈採取時期〉開花前
●食用／〈部分〉花、つぼみ、種子
〈採取時期〉花とつぼみは3〜5月、種子9〜11月

特徴　北海道から九州までに自生。わが国特産の落葉高木。新葉に先がけて、枝いっぱいに直径約6～10cmもある清楚な白い花を咲かせ、みごとなながめである。

花が終わると、倒卵形の葉が枝に互生する。9月ごろ、袋果を結ぶが、なめると辛い味がする。コブシはがく片が小さく、緑色で3枚、花弁は6枚で花柄の下に1枚の葉がある。葉は倒卵形で先が凸出し、裏は緑色をしている。

生薬・辛夷《しんい》　辛夷はその昔、日本にモクレンがなかったために、コブシの花のつぼみを乾燥させたものを利用していたが、近年はコブシより香気の強いタムシバを利用することが多くなった。しかし、コブシの辛夷も効果において変わらないので、できるときには利用するとよい。

成分　シトラール、シネオール、オイゲノールなどを含む精油。

薬用

採取法　3月下旬～4月下旬ごろ、開花寸前の花のつぼみをつみとり、風通しのよいところで陰干しする。

蓄膿症・鼻炎に　乾燥した花のつぼみ（辛夷）15g、蒼《そう》耳子《じし》9g、白芷《びゃくし》30g、ハッカ葉15gを細末にし、毎食後に6gずつ服用。

メモ　蒼耳子はオナモミの乾燥果実のこと。白芷はヨロイグサの乾燥根のこと。

食用

採取法　早春、つぼみとなるべく若い花を選び、手でつみとり、種子は秋に採取。

花酒　花とつぼみを、3倍量のホワイトリカーに漬け、冷暗所で2～3カ月熟成させ花酒にする。

花茶　花とつぼみを天日でよく乾燥させ、花茶に。芳香のあるお茶が楽しめる。

果実酒に　種子を4倍量のホワイトリカーに漬け、冷暗所で2～3カ月熟成させ、赤い果実酒を作る。

サンシュユ

ミズキ科
生薬名　山茱萸（さんしゅゆ）

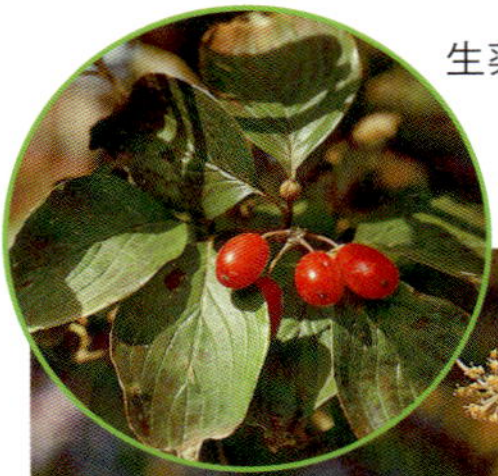

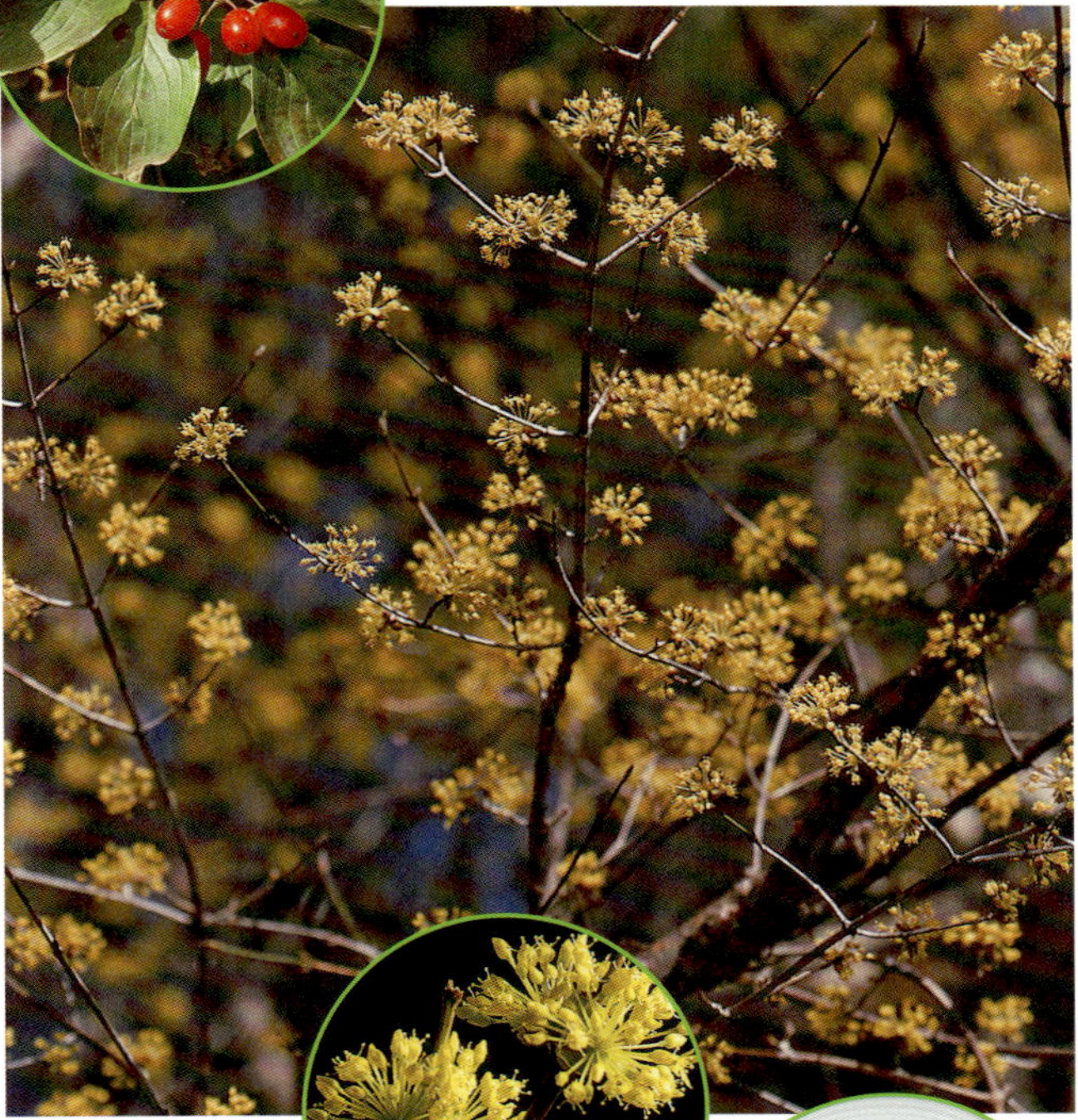

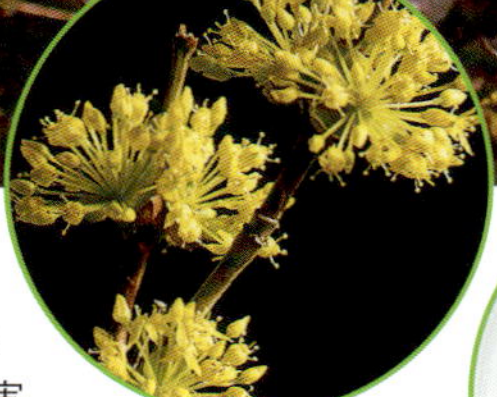

●別名／ハルコガネ
●食用／〈部分〉果実
〈採取時期〉秋

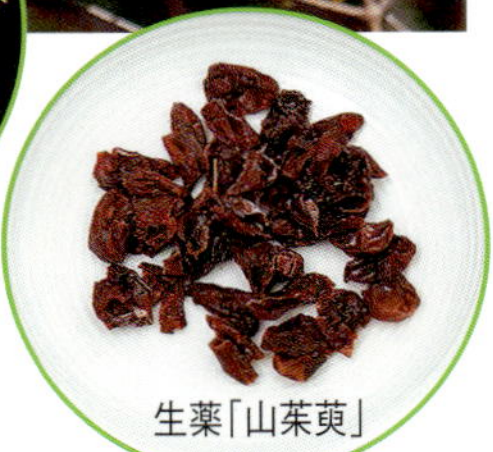

生薬「山茱萸」

特徴　中国や朝鮮半島に分布する落葉樹で、享保7年（1722）朝鮮半島から入ったことが、小石川御薬園の記録に見える。その後、全国的に広がったのは、ハルコガネという別名があるように、早春明るい黄色の花が、冬を吹き飛ばすように咲くのが愛されたからであろう。幹は5mほどに伸び、外側の皮が薄片になってはげる特徴がある。葉は長さ5～12㎝の長卵形で対生し、下面の葉脈の主脈と支脈の合点に黄褐色の毛があるのも特徴。花は葉がまだ出ない3月ごろ、黄色の4枚の花弁、雄しべ4本、雌しべ1本の小花が、小枝の先に対生し、多数集まったものが散形花序につく。秋に果実（石果）を結ぶ。これは長さ1・5㎝ほどの長楕円形で、赤く熟し、かむと渋み、酸味がある。

日本では奈良産が有名　サンシュユは中国名の山茱萸を日本流に発音したもの。中国浙江《せっこう》省の昌化や大隆は有名な産地。現在、生薬としての山茱萸《さんしゅゆ》は、奈良県が栽培と生産で有名である。

採取時期と調整法　秋に赤く熟した果実を採取して、熱湯にしばらく浸したのち、ざるに上げて半乾きになってから種子をとり出して、果肉だけを日干しにする。

成分　リンゴ酸、酒石酸、没食子酸のほか、糖類を含み、さらにイリドイド配糖体のモロニサイド、ロガニンも含んでいる。

◆薬効と用い方

疲労回復・強壮に　山茱萸酒を用いる。これは、乾燥した山茱萸200g、グラニュー糖200gをホワイトリカー1・8ℓに漬け、2～3カ月後に布でこして別のびんに移す。20～30㎖を1日3回服用する。山茱萸は漢方処方の八味丸《はちみがん》にも配合されるが、素人の調合は無理。薬酒利用のほうがよい。

★『古方薬品考《こほうやくひんこう》』（1841）には、「神経のいらだちを鎮め、性欲を回復させ、小便の頻数や腰痛などを治す」と記されている。

ジャノヒゲ

ユリ科
生薬名　麦門冬（ばくもんどう）

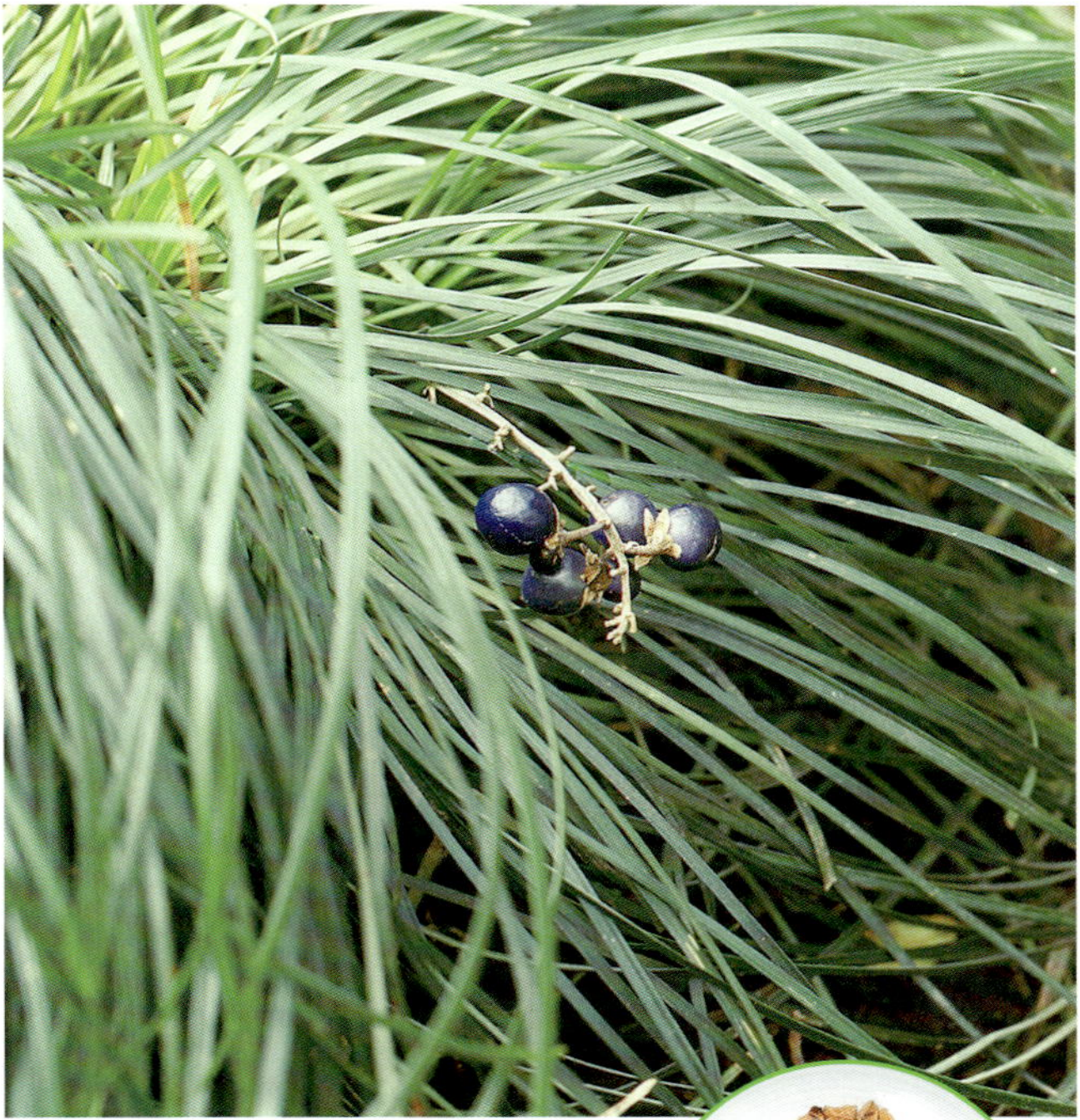

●別名／リュウノヒゲ、ネコノメ、リュウノメ
●生育場所／山林のへり、草原
●薬用／〈部分〉根
〈採取時期〉夏

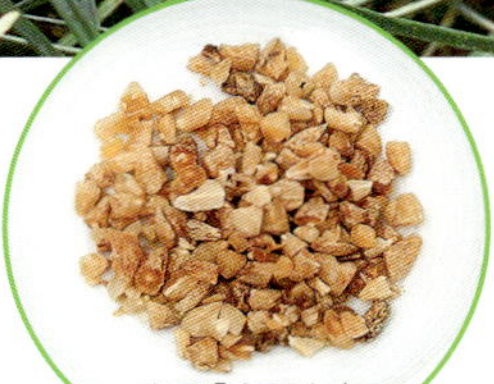

生薬「麦門冬」

特徴　北海道、本州、四国、九州、朝鮮半島、中国からヒマラヤまで分布する多年草。日本はジャノヒゲの分布の東限になっている。

地下の根茎から長い匍匐枝を出して繁殖するが、この匍匐枝をあまり出さずに株立ちとなるカブダチジャノヒゲや、大きくならないチャボジャノヒゲなどの変種もある。葉は細長く、かたく、葉辺がざらつく。7〜8月ごろに小さな薄紫色の花が咲き、秋に青色をした球形の種子をつける。

似たものに　ジャノヒゲ属のものは花が下向きに咲き、種子が青色になるが、よく似たヤブラン属の花は上向きに咲き、種子が黒色や緑黒色になる。

見分け方は下表のようになる。

成分　ステロイド配糖体のオヒオポコニン、粘液質を含む。

薬用

採取法　7〜8月ごろ根を掘り、ふくらんだ部分(貯蔵根)を水洗いして日干しに。

滋養・強壮に　乾燥した根(麦門冬《ばくもんどう》)5〜10gにハチミツ5〜10gを加えて煎じ、服用。

せき止めに　麦門冬10gと、半夏《はんげ》・粳米《こうべい》(うるち米)各5g、人参《にんじん》・甘草《かんぞう》各2g、大棗《たいそう》3gをまぜ合わせ、煎じて服用するとよい。

健康促進に麦門冬酒　麦門冬100gをホワイトリカー1.8ℓに漬けると、2〜3カ月でできあがる。グラニュー糖200gを加え、1日40mℓを限度に、適当なときに飲む。

植物名	ジャノヒゲ	ヒメヤブラン	ヤブラン	オオバジャノヒゲ
葉の縁ざらつき	著しい	ほとんどない	多少はある	多少はある
葉の幅	2.4㎜	1.5〜2㎜	1㎝	4〜6㎜
種子の色	青色	黒色	緑黒色	汚藍色

シュンラン

ラン科

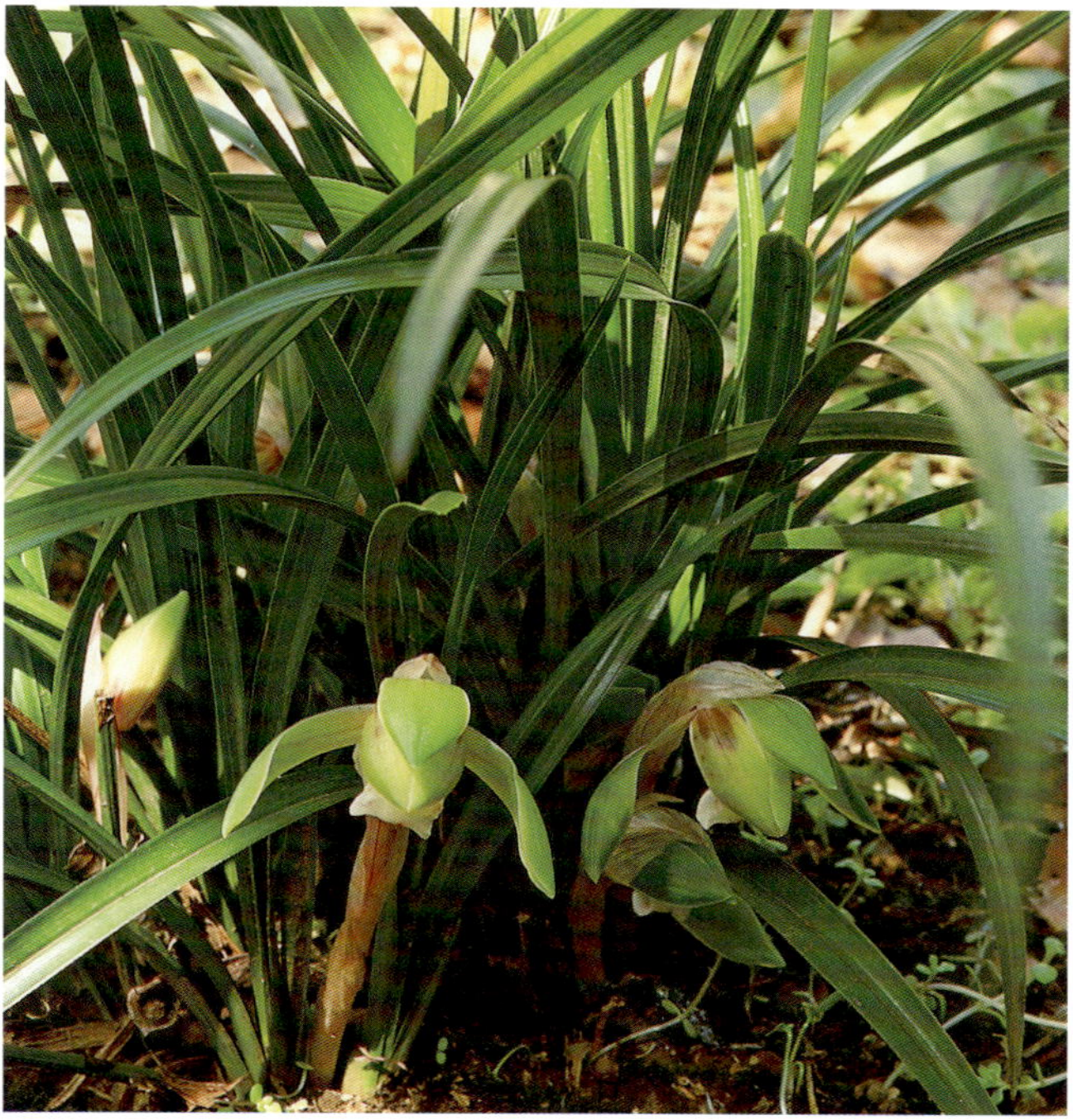

●別名／ホクロ、ジジーババー、ホクリ、ホッコリ、ヤマデラボーサン
●生育場所／日の当たる、よく乾いた林の中、野原
●薬用／〈部分〉根
〈採取時期〉一年じゅう
●食用／〈部分〉花、つぼみ
〈採取時期〉春

特徴　北海道（奥尻島）、本州、九州（種子島まで）に自生する多年草。根は白く、ほぼ同じ太さのものが多数出る。かたくて常緑の細長い葉を四方に多数出し、葉の先はとがり、へりには微細な鋸歯があってざらつく。中央部はゆるいV字形にへこみ、上半部は湾曲してたれ下がる。3～4月、根ぎわより直立して出る花茎は緑色のない肉質で、数個の膜質鱗片でおおわれていて、その先端に1個の淡い黄緑色の花をつける。がく片は倒披針形でその質はやや厚い。花弁はがく片と同形だがやや短く、白色で濃い紅紫色の斑点がある。花後結ぶ果実は蒴果《さくか》で、大きく直立し、長さ5㎝にもなる。

名前の由来　中国特産でラン科の春蘭によく似ているというので、この漢名を日本読みにしてシュンランの和名となったが、この中国春蘭は、わが国には自生しない。

別名・方言のいろいろ　別名のホクロは、花弁（唇弁《しんべん》）の斑点を顔にできるほくろに見立てたものという。

方言にジジーババー、ジイサンバアサンがあるが、この花の雄しべ、雌しべから由来したと考えられる。ホクリ、ホックリ、ホッコリなどの別名は、地方名の「ホクロ」からできているのではないかと考えられ、ヤマデラボーサンも、同じ発想からではないかと見られる。

薬用

採取法　根を掘りとり、日干しにする。

ひび・あかぎれに　乾燥した根の粉末を、ハンドクリームにねり合わせ、薬として用いる。

食用

採取法　つぼみ、花を花茎ごとつみとるようにする。

料理　サラダの彩りとして生食するほか、薄い衣をつけて天ぷらにしたり、少量の酢を入れた熱湯でさっとゆでて、椀だねや酢の物、あえ物にする。

花酒　3倍量のホワイトリカーに漬けて花酒にする。

スギナ・ツクシ

トクサ科
生薬名　問荊（もんけい）

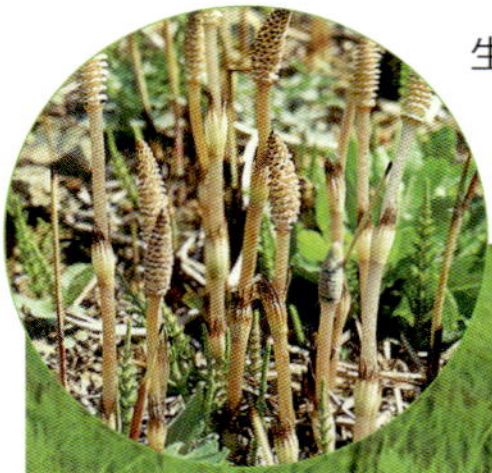

◀ツクシ

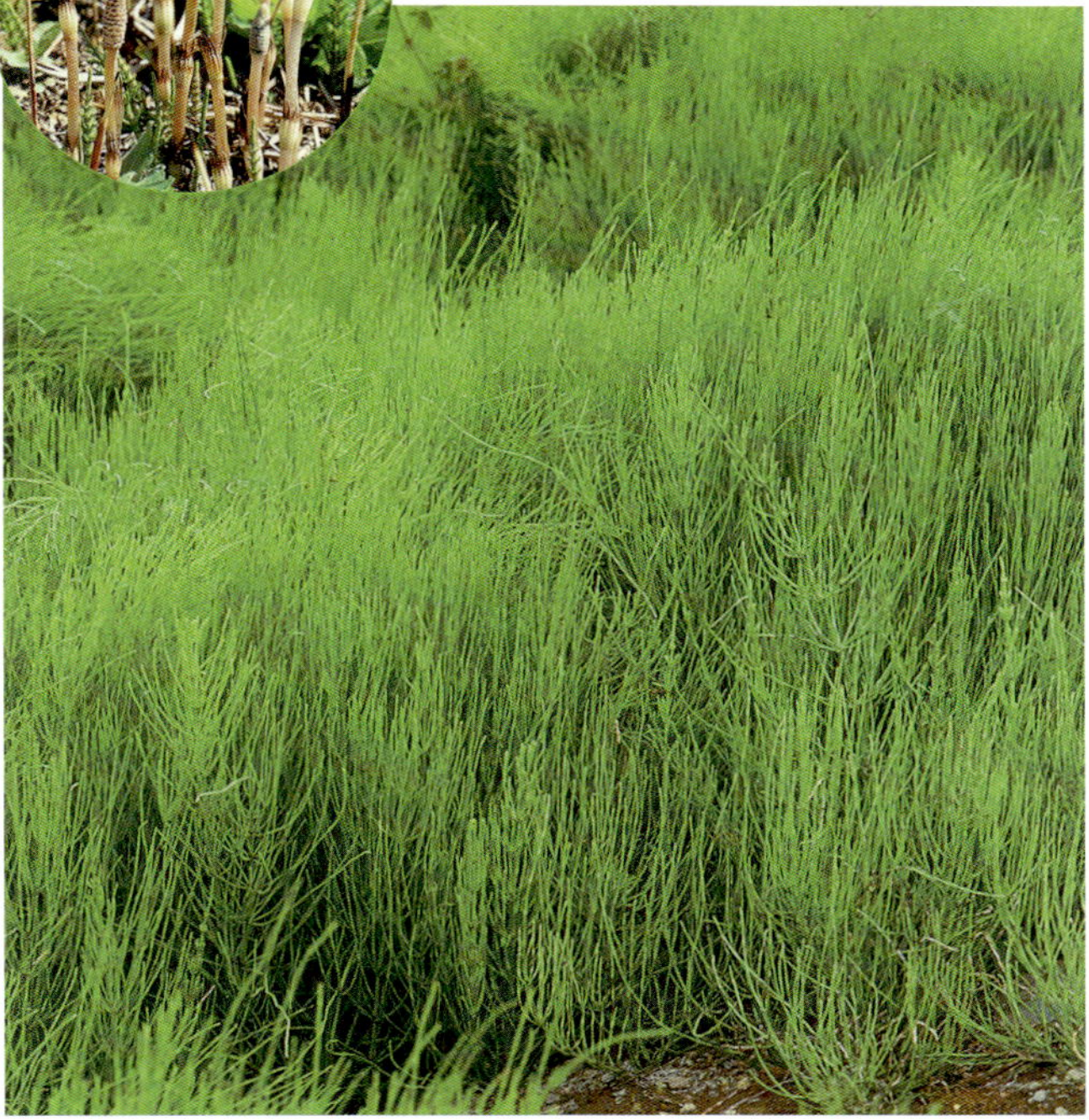

▲スギナ

●ツクシの別名／ツギクサ、ツギナ、ツクシンボウ、マツナ、マツクサ、ウマゾウメン
●生育場所／土手、畑、野原
●薬用／〈部分〉スギナの全草
〈採取時期〉5〜7月
●食用／〈部分〉ツクシ、スギナとも地上部
〈採取時期〉春

特徴　北海道から九州まで広く自生するが、九州南部では少なく、屋久島にはまれにしかない。わが国のほか北半球に広く分布する。

「ツクシだれの子、スギナの子」と童謡にうたわれているが、本来ツクシとスギナの間に親子関係はない。ともに同じ根茎から出る多年草で、ツクシは胞子を生じて繁殖を担当し、スギナは栄養面を担当する。

春早く地上に出てくるツクシは、淡黄褐色で、先が筆の穂のようにふくらみ、繁殖のための胞子を飛び散らせたあと、すぐに枯れる。間もなくその付近から緑で、枝分かれしたスギナが芽を出し、夏には最盛期となって繁茂する。葉は退化して鱗片状になり、緑の部分は枝である。枝は葉緑体を含み、デンプンなどの栄養分を作り出し、地下の根茎に蓄える。

ツクシの促成栽培　ツクシを食用にするのは古くから行われているが、スギナも江戸時代には料理に用いられた。薄塩タラの切り身とスギナを米のとぎ汁でさっと煮て、ゆずの輪切りを添えて汁物にしたらしい。

スギナの成分　多量のケイ酸のほか、鎮咳作用のあるサポニンの一種エキセトニン、ステロイドとしてベータシトステロールを含む。

薬用

採取法　5～7月にスギナの地上部をとって水洗いしたあと、日干しにする。

利尿に　1日量3～10gを水300mlで1/3量に煎じて服用する。

解熱・せき止めに　右と同様に用いる。

食用

採取法　手でつみとる。

料理　はかまをはがし、まだ胞子の残っている頭は粉っぽく苦いので捨て、茎だけにして軽くゆでて、ごまあえ、白あえなどに。

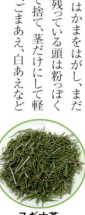

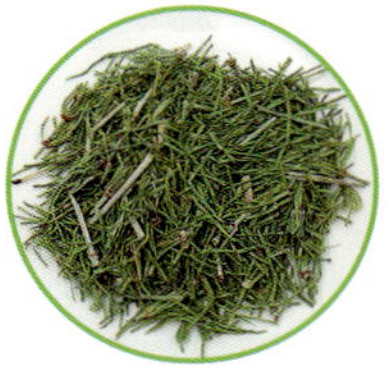

スギナ茶

ダイコン

アブラナ科
生薬名　莱菔子（らいふくし）

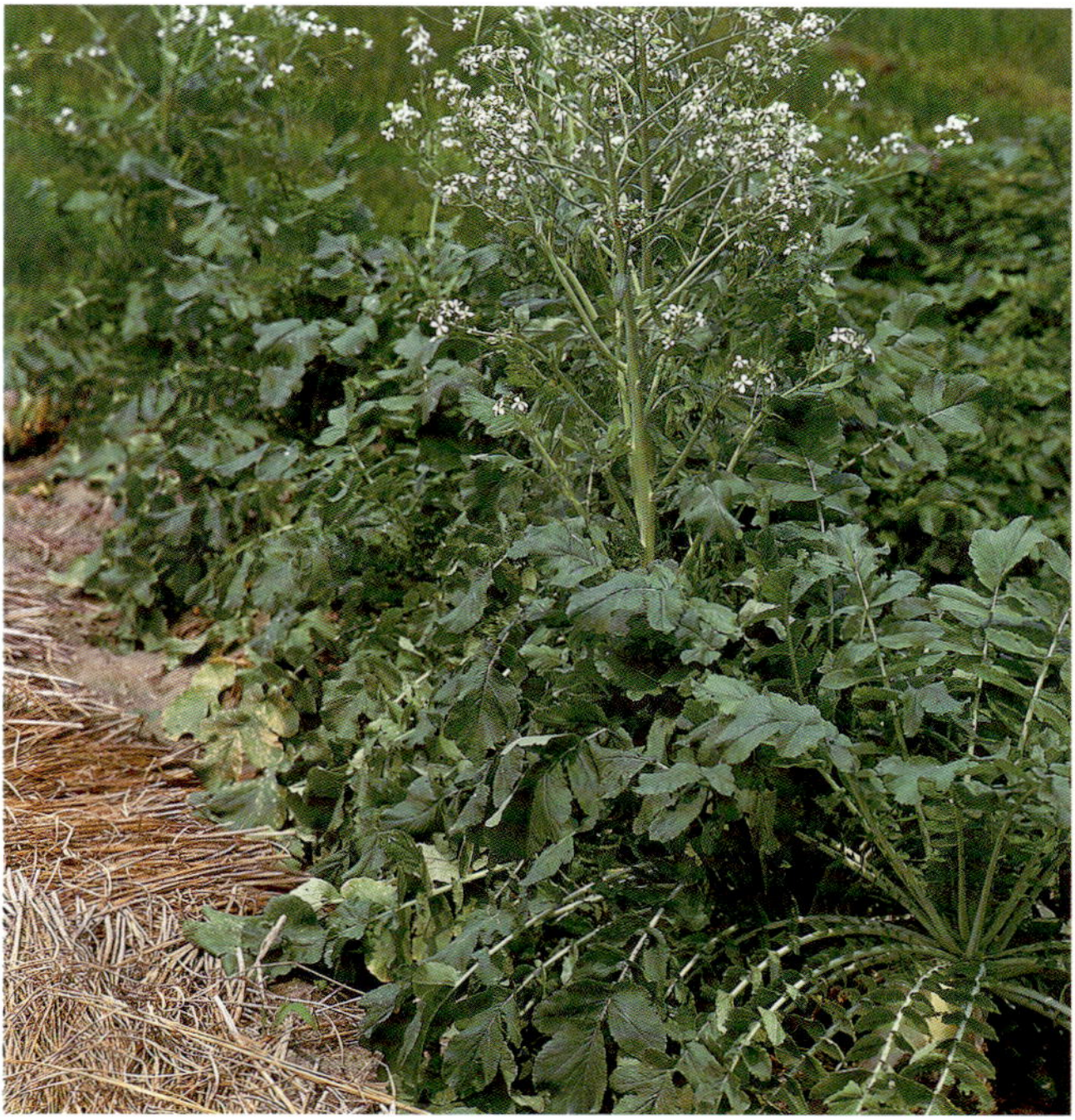

●別名／スズシロ
●薬用／〈部分〉種子、全草
〈採取時期〉秋から冬
●食用／〈部分〉根
〈採取時期〉秋

特徴　原産地は地中海沿岸のハツカダイコンの系統のものが、古い時代にインド、中国、朝鮮半島をへて、わが国に渡ったとされている。わが国に来て、数々の栽培品種が作り出された。春に、白か薄紫を帯びた4弁の十字形花をつけ、果実はくびれのある長角果を結ぶ。『本草和名《ほんぞうわみょう》』(918)には和名としてオホネと出ているが、俗に大根《おほね》の字を用い、のちに音読してダイコンと読むようになった。漢名は萊菔《らいふく》、蘿蔔《らふく》であるが、近ごろはあまり使われない。春の七草の一つスズシロもダイコンのことである。

調整法　根は生食し、秋から冬にかけて葉を通風のよいところで陰干しに。種子は日干しにする。(生薬名は萊菔子)

成分　ダイコンの辛みは、配糖体のシニグリンが分解されて、イソ硫シアンアリルができ、これが辛みになる。

◆薬効と用い方

健胃に　おろし汁約20〜40mℓを朝晩2回飲む。食欲のないときは食前に、それ以外は食後すぐに飲む。

食中毒時の腹痛に　萊菔子約10粒をかみ砕いて飲む。

せき止めに　おろし汁を茶わん1/3ぐらいに、おろししょうが少々加え、湯を注いで飲む。少量の砂糖を加えてもよい。

冷え症・神経痛に　よく乾燥した干し葉を二握りほど、大きな鍋で水から煎じ、干し葉ごとふろに入れて入浴する。

大根のピクルス

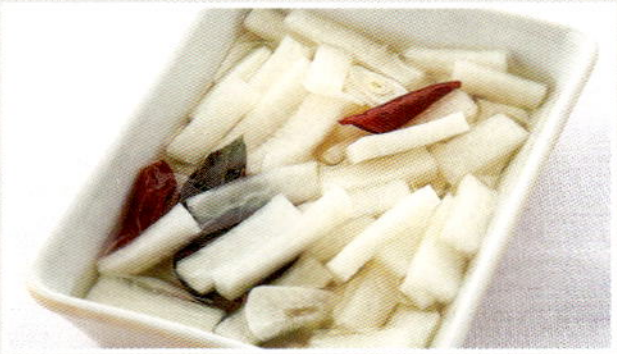

材料(2人分)

大根…200g
とうがらし…1本
にんにく…1かけ

Ⓐ
- 酢…100mℓ
- 砂糖…30g
- ローレル…1枚
- 水…50mℓ
- 塩、こしょう…各少々

作り方

1. 大根は4cm長さの拍子木切りにする。
2. とうがらしは種を抜く。にんにくを薄くスライスする。
3. 鍋にⒶと②を入れて火にかけ、ひと煮立ちさせ、熱いうちに①を漬ける。

タラノキ

ウコギ科

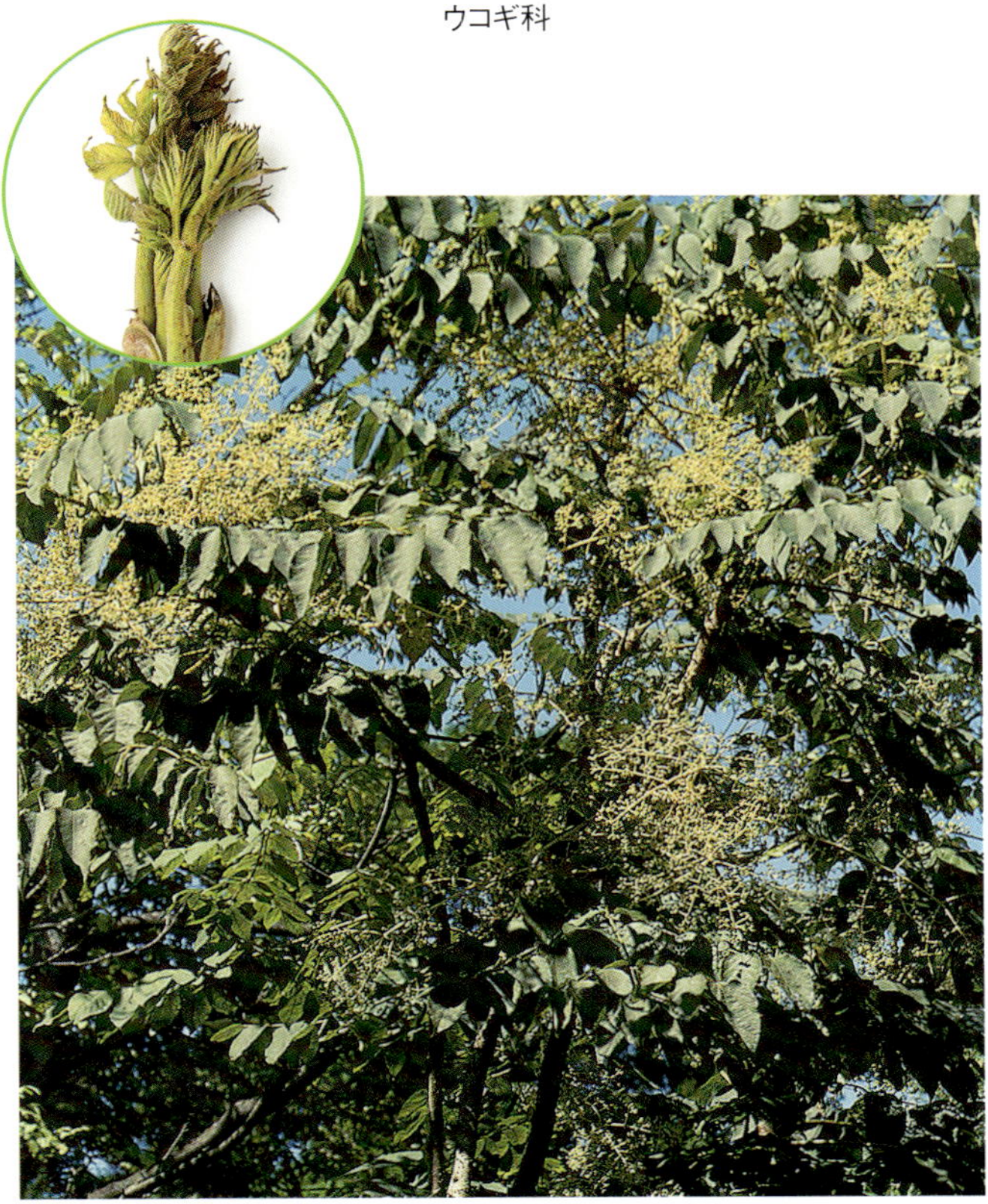

●別名／ウドモドキ、ウドメ、タラ、ホンダラ、タラウド、オニノカナボウ
●生育場所／土手、浅い林の中、やぶ、高原
●薬用／〈部分〉根皮、幹皮
〈採取時期〉秋
●食用／〈部分〉新芽、若葉の開ききらないもの
〈採取時期〉春、二番芽は夏まで

特徴　北海道から沖縄まで各地に見られる落葉低木。幹に鋭いとげがあり、直立して2～4mほどに伸び、上のほうで分枝する。葉は2回羽状複葉で、1mぐらいもある大きい葉を四方に傘のように突き出す。花は小さな白色で多数咲くが、一つの花はがく、花弁、雄しべ、花柱いずれも5の数から成り立ち、8月ごろ開花。花後、球形の小さな黒い液果を結ぶ。

春の山菜の王者　若芽が6cmほど伸びたものが食べごろ。山菜料理の王として知られるタラノメは、この若芽のこと。

成分　根皮成分はオレアノール酸、ベータ・シトステロールなどが知られ、ヘデラゲニン（サポニン）が報告されている。

薬用

採取法　幹皮をつけた秋に採取し、刻んで日干しにする。これがタラボクの名で市販もされている。

糖尿病に　樹皮を含めた樹幹・連銭草《れんせんそう》・枇杷葉《びわよう》各5gいずれもよく乾燥したものを、水400㎖で半量に煎じて1日量とし、3回に分け服用。これにフジバカマの全草を干したものを5g加えてもよい。

食用

採取法　若芽の基部からもぎとるが、とげに刺されないように手袋をしたりしてからとる。

料理　天ぷら（衣は薄め）のうまさは格別。網の上で焼きながらみそをつけて食べるみそ焼き、ゆでておひたしやごまあえ、酢みそあえ、マヨネーズあえ、煮びたしなどに。

タラの芽の炒め物

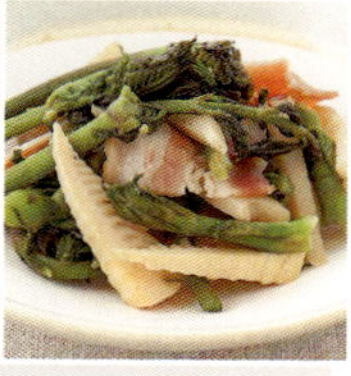

材料（2人分）

タラの芽…50g
たけのこ（水煮）…30g
ベーコン…2枚
ごま油…小さじ1
塩、さんしょう…各適量

作り方

1. タラの芽ははかまをとってよく洗い、1分ほどゆでて冷水にとる。たけのこは薄切りに、ベーコンは短冊切りにする。
2. フライパンにごま油を熱してベーコンを炒め、タラの芽、たけのこを加えてさっと炒め、塩とさんしょうで調味する。

タンポポ

キク科
生薬名　蒲公英（ほこうえい）

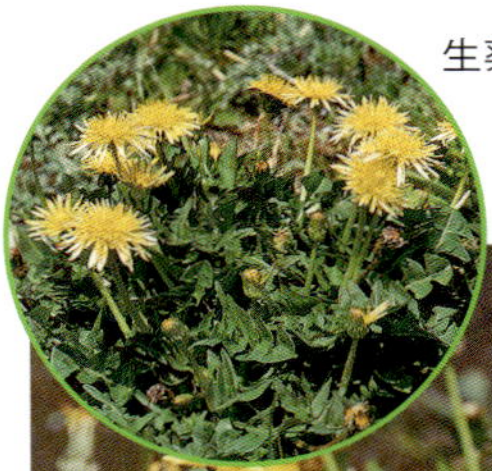

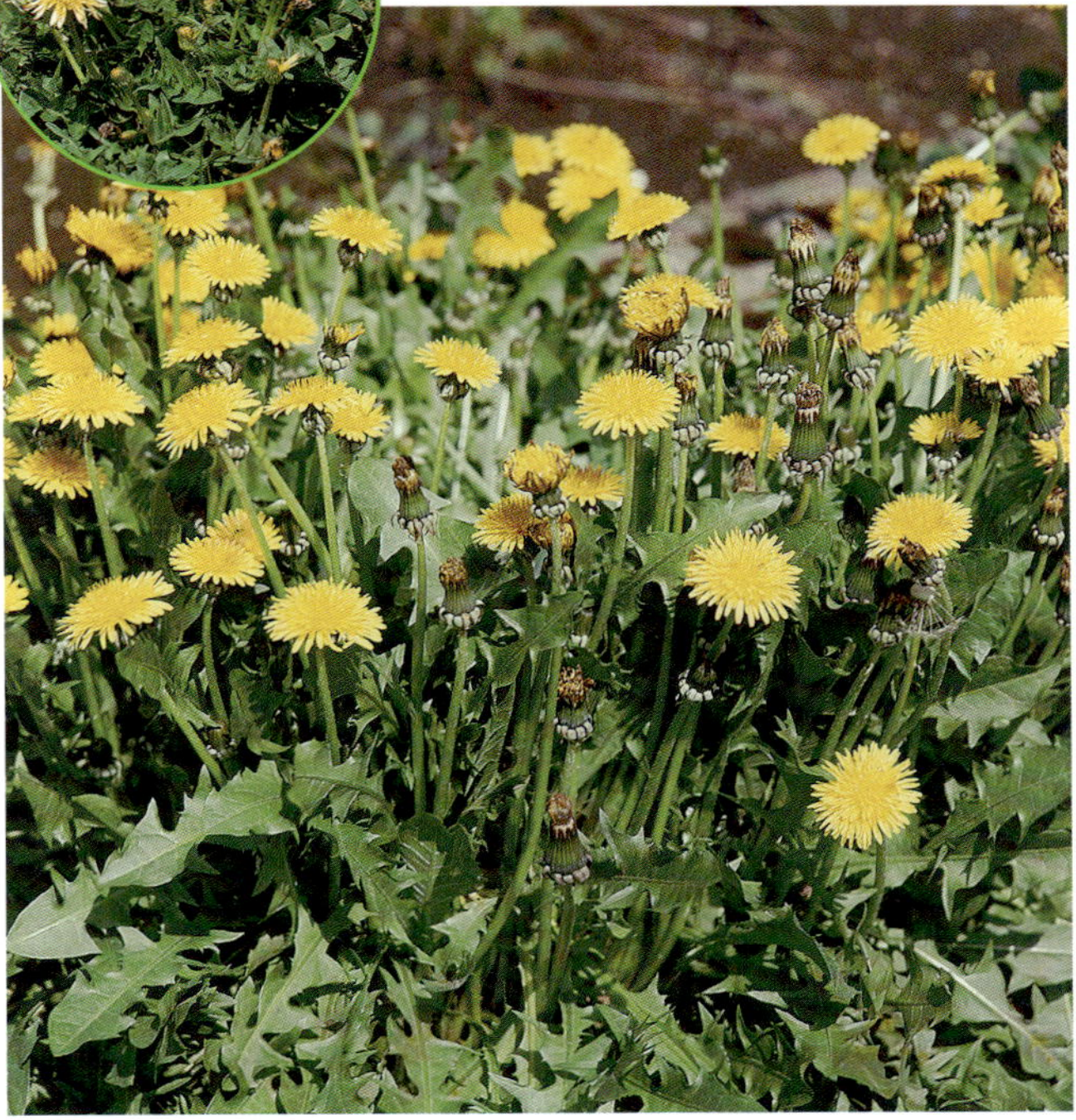

●別名／タンポコ、タンポ、タンポンポ、クズナ、タンポナ、ガンボウジ
●生育場所／路傍、土手、野原、丘陵、山地、高原、海岸、川原など
●薬用／〈部分〉根
〈採取時期〉開花寸前
●食用／〈部分〉若苗、花、根
〈採取時期〉一年じゅう、主として春

特徴　全国のいたるところに生える多年草。誰でも知っているおなじみのタンポポであるが、在来種と外来種とがある。在来種は、黄色の頭状花の外側にある総苞片の先が、上を向いている。関東地方に多いので、カントウタンポポと呼ぶ。外来種のセイヨウタンポポは、総苞片が全部外側にそり返ってたれさがるので、カントウタンポポと区別できる。花が終わると、冠毛を持った果実ができて、冠毛によって遠くまで運ばれる。

在来種は少ない　カントウタンポポのほか、近畿以西のカンサイタンポポ、関東以北のエゾタンポポ、東海、関東太平洋側のヒロハタンポポなどいずれも在来種で、総苞片が上を向いている。日本では北海道で乳牛の乳の出をよくするため、一時セイヨウタンポポが栽培され、これが日本全土にはびこり、在来種が少なくなった。在来種、洋種とも効能は同じ。

薬用

採取法　開花寸前に根を掘り上げて洗い、刻んで日干しにする。

健胃・胃痛・消化促進に　1日量として乾燥した根5～10gを水200mℓで煎じて服用する。

乳房のはれに　1日量として根・金銀花《きんぎんか》（スイカズラの乾燥花）各5gを水200mℓで煎じて服用。単独では効果はない。

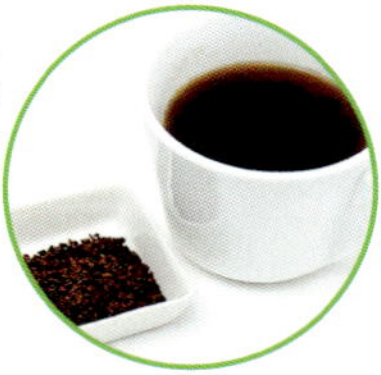

タンポポコーヒー

食用

採取法　葉は小刀で根ぎわから切りとる。花は株を残してとる。根はシャベルで掘りだし、よく土を落とす。

料理　葉はよくゆでて、水にさらしてアクを抜き、おひたし、白あえ、からしあえ、ごまあえ、酢みそあえ、油いため、汁の実に。花は酢少々を入れた熱湯でゆで三杯酢に。根は縦長の細切りにして水にさらし、油でいためてからしょうゆ、砂糖で味つけする。

ナルコユリ

ユリ科
生薬名　黄精（おうせい）

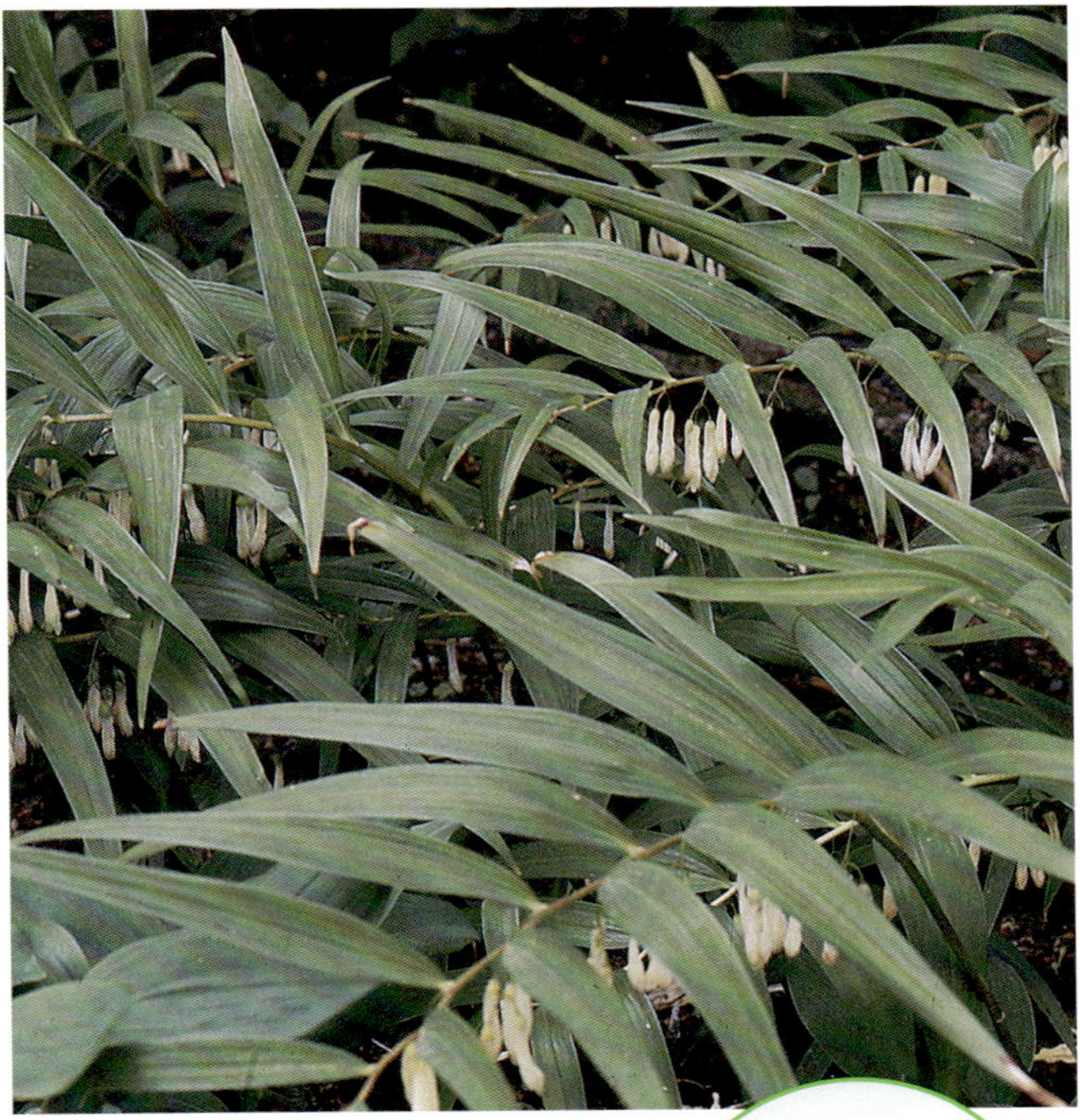

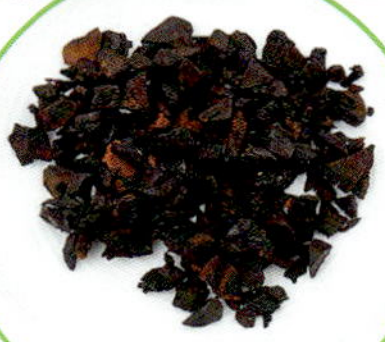

生薬「黄精」

●生育場所／本州、四国、九州などの山林や草原
●薬用／〈部分〉根茎
〈採取時期〉5〜6月か10月

特徴　本州、四国、九州などの山林や草原などに見られる多年草。アマドコロとよく似ているが、5月ごろ葉と茎のつけ根から花柄を出し、その先が3〜5本に分かれて、緑白色の筒状の花を3〜8個下げる。根茎は横に伸びて、年節という節がところどころにある。中国の黄精は日本にはない別の植物をさしている。

一茶も愛用　漢方では用いないが、わが国では民間薬としてナルコユリの根茎を黄精として用いてきた。

俳人一茶はことのほか黄精を愛用したらしく、彼の「七番日記《しちばんにっき》」にそのことが出ている。52才から65才で亡くなるまでの12年間に3人の妻を迎え、5人の子をもうけたという精力絶倫は、この黄精によるのであろうか。

川柳にある黄精売り　江戸後期の滝沢馬琴《たきざわばきん》は『燕《えん》石襍志《せきざつし》』に、「黄精売、辛皮売《からかわうり》、麻売など、予が幼稚《いとけな》かりし比《ころ》まで、春毎に日としてその呼び声を聞かざることなかりし……」と書き残しており、そのころの江戸川柳に「切見世《きりみせ》へ黄精売は引っこまれ」というのがある。一茶は黄精酒を飲んだが、黄精売りのほうは、東北地方の南部地方でできた砂糖漬けを江戸で売り歩いた。当時は、黄精が強精薬としてブームを呼んで、かなり売れていたらしい。川柳の切見世は遊女屋のことで、遊女も客も争ってこの砂糖漬けに飛びついたのである。

採取時期と調整法　花の時期か、地上の茎葉が枯れかかる10月ごろに、根茎を掘りとって、ひげ根をむしり、水洗いして日干しにするが、乾燥を早くするために縦割りにするとよい。

◆薬効と用い方

滋養・強壮薬に　黄精酒を。黄精２００g、グラニュー糖３００gをホワイトリカー1.8ℓに漬けて、6カ月後にしぼって飲用。1回量を20mℓ、1日3回。1日60mℓを限度とすること。また、こまかく刻んだもの4〜12gを煎じて、これを1日量として服用するのもよい。

ナズナ

アブラナ科

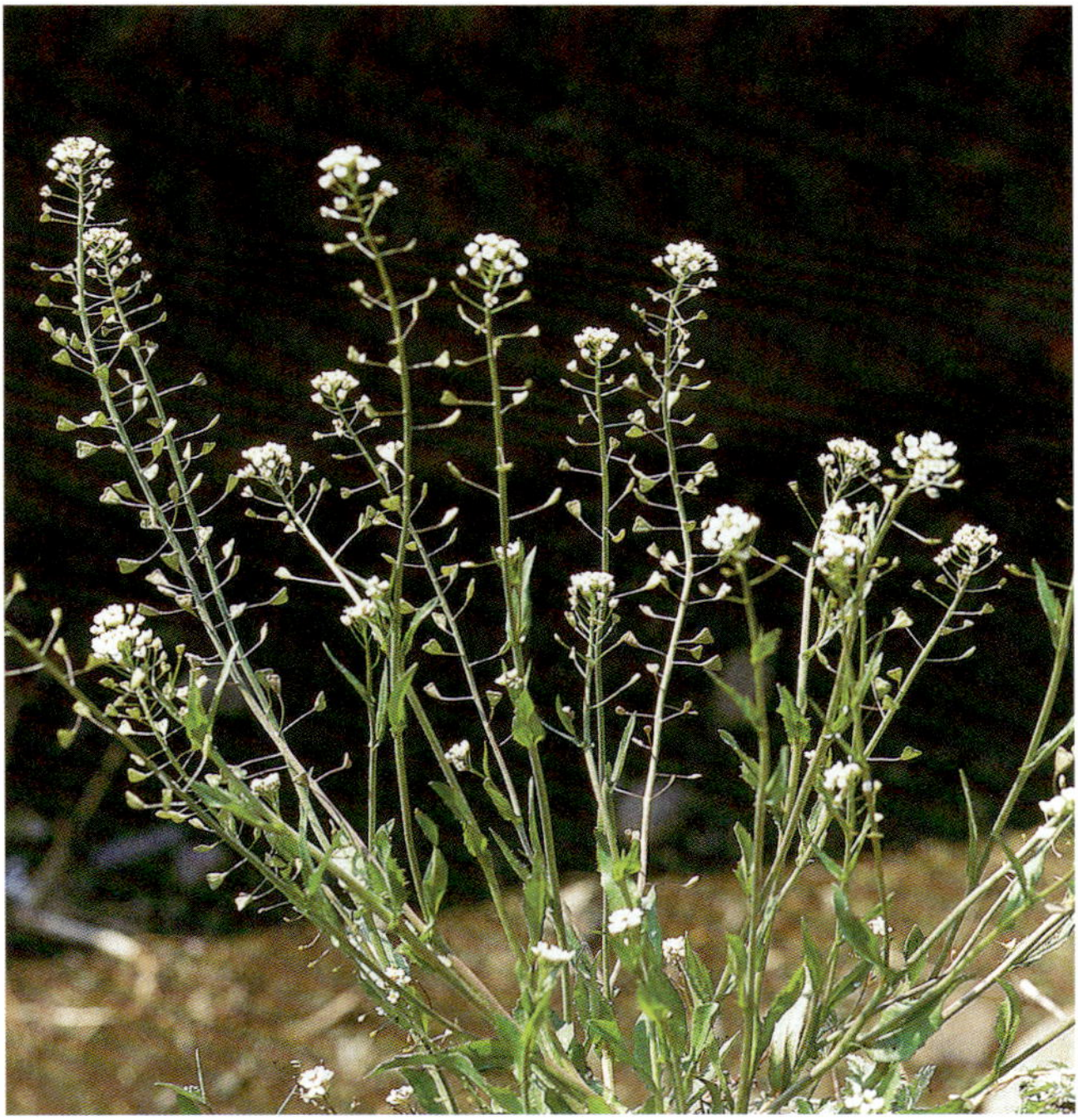

●別名／ペンペングサ、シャミセングサ、ガラガラ
●生育場所／畑、路傍、土手、荒地
●薬用／〈部分〉全草
〈採取時期〉花の時期
●食用／〈部分〉若苗、若芽、根
〈採取時期〉秋から初夏、主に冬から早春

特徴　春の七草の一つ。北半球の温帯にまで広く分布しており、路傍や野原、また屋根の上までも生えるという生命力旺盛な二年草で、各地に見られる。秋に芽生え、冬の間、葉は地面にはりついたように広がり、羽状に深く裂けている。春になると茎が立ち始め、高さ30㎝くらいにもなり、白い十字形の花をつける。

七草がゆ　正月七日の祝儀として行われた七草がゆは、元来、ナズナが主役で、「七草囃子《ばやし》」は「なな草ナズナ、唐土の鳥が日本の土地へ渡らぬ先に」と唱えながら、拍子をとってナズナを刻んだ行事である。

名前の由来　ナズナの語源は撫菜《なでな》より転訛したとされているが、古くからナズナと呼ばれており、『本《ほん》草《ぞう》和《わ》名《みょう》』(９１８)には和名奈都奈として、薺の漢字をあてている。

『物《ぶつ》類《るい》称《しょう》呼《こ》』(１７７５)には「花さく頃バチグサという、江戸にてペンペングサ、尾張にてジジノキンチャク、津軽にてスズメノダラコという、是ナズナの実也、形キンチャクの如く、また三味線のバチに似たり、津軽でキンチャクのことをダラコという、東国では四月八日この草を行灯《あんどん》に釣り夏の虫の油灯に入らぬまじないとす」とある。

成分　コリン、アセチルコリン、フマール酸。

薬用

採取法　未熟の果実をつけた全草を採取し、日干しにする。

目の充血に　乾燥した全草10gを水４００㎖で煎じ、二重ガーゼでこして、人肌に冷めてから脱脂綿に含ませて洗眼する。

食用

採取法　若苗は根ぎわからとり、幼茎はやわらかいところをとる。

料理　生のまま衣をつけて天ぷらにしたり、ゆでておひたし、汁の実、あえ物に。また、濃いめの塩湯にくぐらせ冷ましてから、塩で漬ける。

ネマガリダケ

イネ科

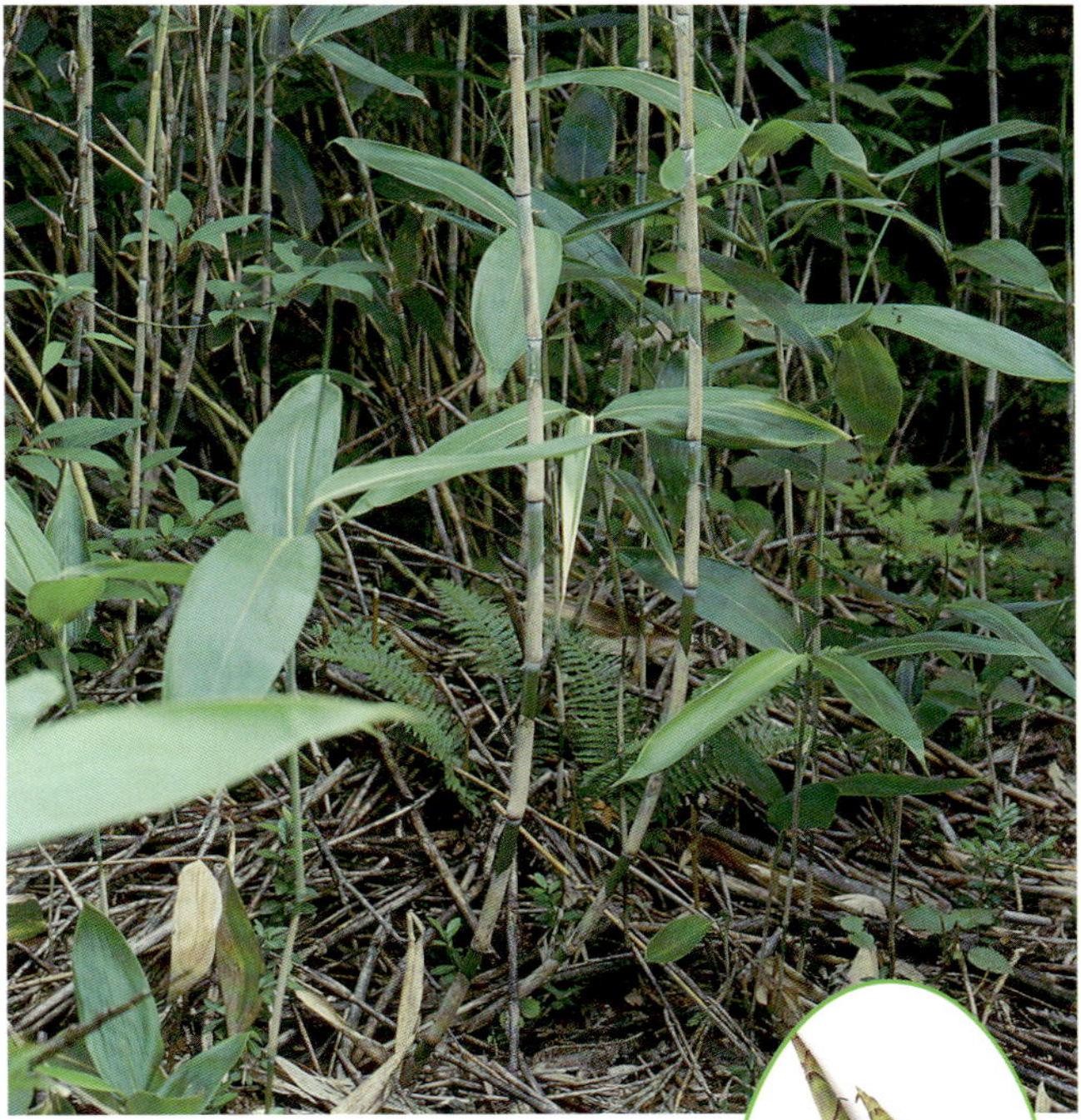

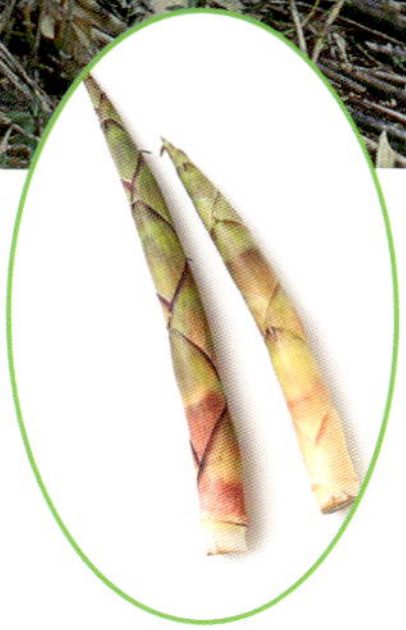

●別名／チシマザサ、クマイザサ、ヤマタケ、チゴダケ

●生育場所／深山

●薬用／〈部分〉葉
〈採取時期〉春

●食用／〈部分〉新芽（タケノコ）
〈採取時期〉春

特徴　本州の中部より以北、北海道に分布する。高山や山野に生える常緑のササ類で、主に1000m前後の山地では、山の斜面を埋め尽くすほどの大群落を作ることが多い。5～6月ごろ、横にはった地下茎から、新芽（タケノコ）が出る。稈《かん》は基部が曲がって斜めに立ち、太さは2cmほどで、1～2mくらいの高さに伸びる。節がたくさんあり、さやで包まれている。稈の先端で枝分かれし、枝先に数枚の葉をつける。葉は長さ10～20cmくらいで、表面は緑色で光沢がある。節や葉の下面は無毛。

北国の春の山菜　東北地方でタケノコとりといえば、ネマガリダケをとりに行くことを言い、春の代表的な山菜として名高い。

薬用

採取法　春、新鮮な葉を採取して生のまま用いる。

ササの葉の効用　ササの葉は、食べ物を包むのに利用される。ササに含まれているサンソッコウ酸の殺菌・防腐作用であることが明らかにされた。このほか、葉緑素、ビタミンC・K・B_1・B_2、カルシウムを多く含むので、血液の弱アルカリ性化と葉緑素の胃炎に対しての効果は期待できよう。

胃炎に　葉の葉緑素を利用する。葉をはさみなどでこまかく切り、水を適量加えミキサーで青汁を作り、1日3回、1回5～10mℓ服用。

食用

採取法　春、地上から10cmくらい芽生えてきたタケノコを手で折りとる。

料理　皮つきのまま焼いて皮をむき、みそをつけて食べる焼きたけのこも美味。

ネマガリダケの炒め物

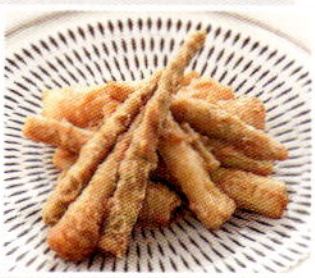

材料（2人分）

ネマガリダケ…10本
ごま油…小さじ2
Ⓐ みそ、みりん…各大さじ1

作り方

❶ネマガリダケはゆでて皮をむき、食べやすい長さに切る。
❷フライパンにごま油を熱して①を炒め、Ⓐで調味する。

ノアザミ

キク科

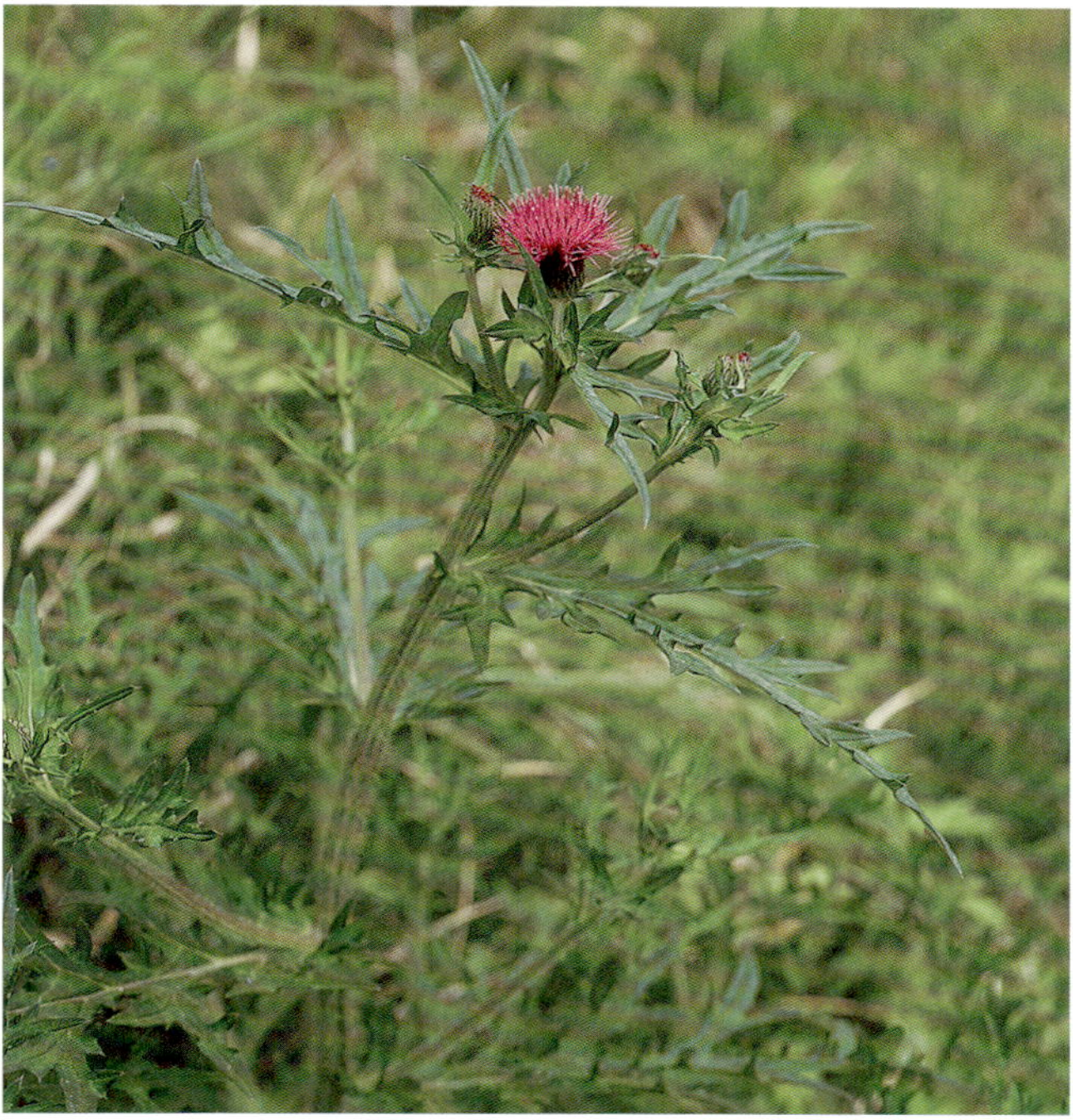

●別名／アザミ、ウマノボタモチ、ハルアザミ
●生育場所／野原、丘陵、山林
●薬用／〈部分〉根
〈採取時期〉5〜6月
●食用／〈部分〉若苗、幼茎葉、根
〈採取時期〉春から夏、根は冬

特徴　本州、四国、九州の山野に見られる多年草。種類が多くわが国には98種あり、5月ごろから咲き始める。茎は1mぐらいになり、葉は羽状の切れ込みが多く、縁にはとげがある。茎の下部から出る根出葉は花どきにも出ているが、ノアザミによく似た秋咲きのノハラアザミほどは発達していないので、区別できる。初夏ノアザミの咲くころ、キツネアザミも花があるが、名にアザミがついてもアザミ類ではない。枝先に頭状花を上向きにつけるが、中心は紅紫色の筒状をした多数の管状花から成立しており、その外側に総苞片が集まって、頭状花を支えている。総苞片は刺針のように鋭く、この外側がよく粘るのも特徴。

名前の由来　『新撰字鏡《しんせんじきょう》』に「阿佐弥」、『和名抄《わみょうしょう》』（932）に「葉には刺多し。阿佐美」と出ている。『大言海《だいげんかい》』の大槻文彦《おおつきふみひこ》は、「葉にとげが多く、うっかりふれると痛い目にあう。あざむかれるからきているのではないか」と仮説。

成分　クロロゲン酸を含むとされ、これはコーヒー豆中のカフェインと結合して存在することが知られている。

薬用

採取法　花どきに根を掘り、水洗いし、刻んで日干しにする。

利尿・神経痛に　1回に乾燥した根2～4gを煎じて、1日3回服用する。

健胃薬に　1日量として乾燥した根15gを煎じ、3回に分けて毎食前30分に服用する。

はれものに　生の根をすりつぶし患部にはる。

食用

採取法　若苗はナイフで、若葉や茎はつめでとる。

料理　根はきんぴらやみそ漬けに。若葉や茎は揚げ物、ゆでてあえ物などにする。

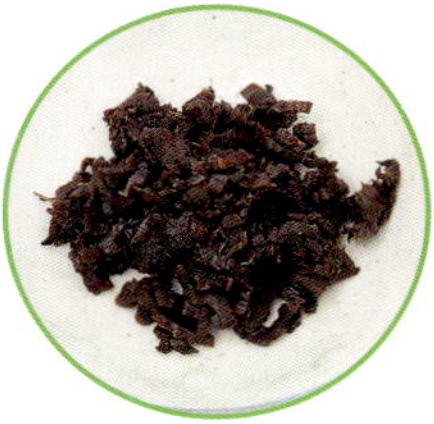

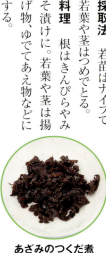

あざみのつくだ煮
（長野県）

ノイバラ

バラ科
生薬名　営実(えいじつ)

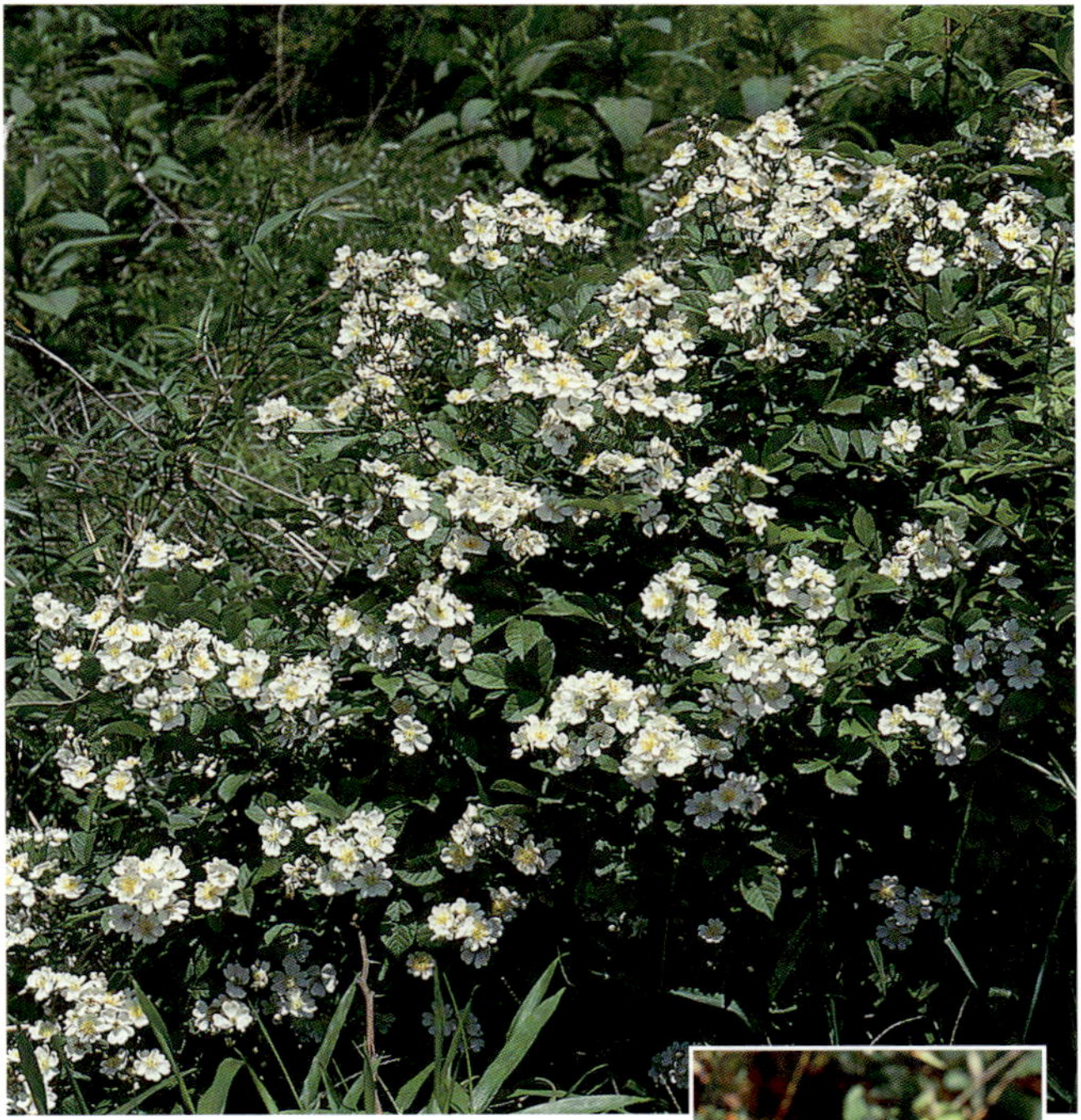

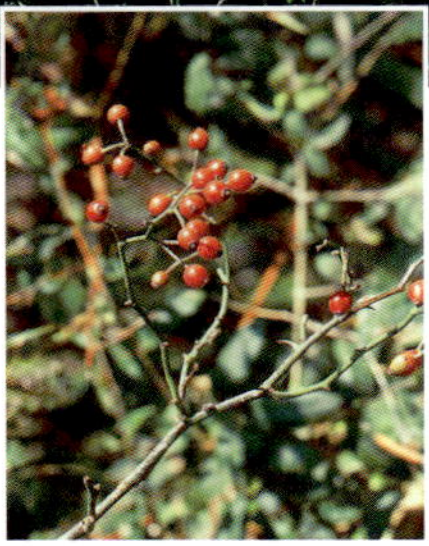

●別名／イバラ、バラ、ノラバラ、ニンドウバラ
●生育場所／原野、丘陵、川岸、路傍、山林
●薬用／〈部分〉偽果
〈採取時期〉秋
●食用／〈部分〉花
〈採取時期〉5月ごろ

特徴　野生バラの代表格で、川辺や山林のへりの日の当たるところに多く自生する。2mくらいに伸びる落葉小低木で、枝には鋭いとげがある。茎は初めはつる状で他の植物にからみつき、盛んに分枝して茂り、徐々に幹に変化し、無毛になってゆく。葉は5〜7枚の小葉からなる奇数羽状複葉で、枝に互生し、托葉は縁が浅く切れ込んでいる。小葉は2〜4㎝の楕円形で先がとがり、縁に鋸歯がある。また、葉の上面には光沢がなく、下面には短毛が生えている。4〜5月に径2〜3㎝ほどの純白5弁の、ほのかな香りのある花を開く。秋、紅色に熟するほぼ球形の偽果を結ぶ。

名前の由来　野生のバラの意で、ノイバラの名がついた。別名のイバラは、とげが多いことに由来する。

中国産のノイバラ　わが国ではノイバラの乾燥偽果を生薬名で営実《えいじつ》と呼び、薬用にしている。中国では中国産のノイバラの春に咲く花を採取し、日干しにしたものを「薔薇花《しょうびか》」と呼んで薬用にしている。『薬材学《やくざいがく》』という文献によれば、芳香成分は、日本のハマナスの精油中の成分に似たものを含むとして、下剤、健胃に。また花を蒸留して得た薔薇水は口内炎に効能があるとしているが、わが国では、花は薬用にしていない。

成分　利尿・下剤の作用を持つフラボン配糖体のムルチフロリン、クエルセチン、ルチノサイド、リコピン。

薬用

採取法　偽果が深紅色に熟する一歩手前の、多少青みがかったのもあるころに採取し、日干しにする。

利尿・下剤に　乾燥した偽果（営実）1日量2〜5gを煎じ、2〜3回に分服。

おでき・にきび・はれものに　1日量2〜5gを煎服するか煎汁で患部を洗う。

食用

採取法　花は5月ごろ、採取する。

花酒　花を水洗いし、水けをふきとって、ホワイトリカーに漬け、冷暗所で3カ月ほど熟成させる。

ハコベ

ナデシコ科

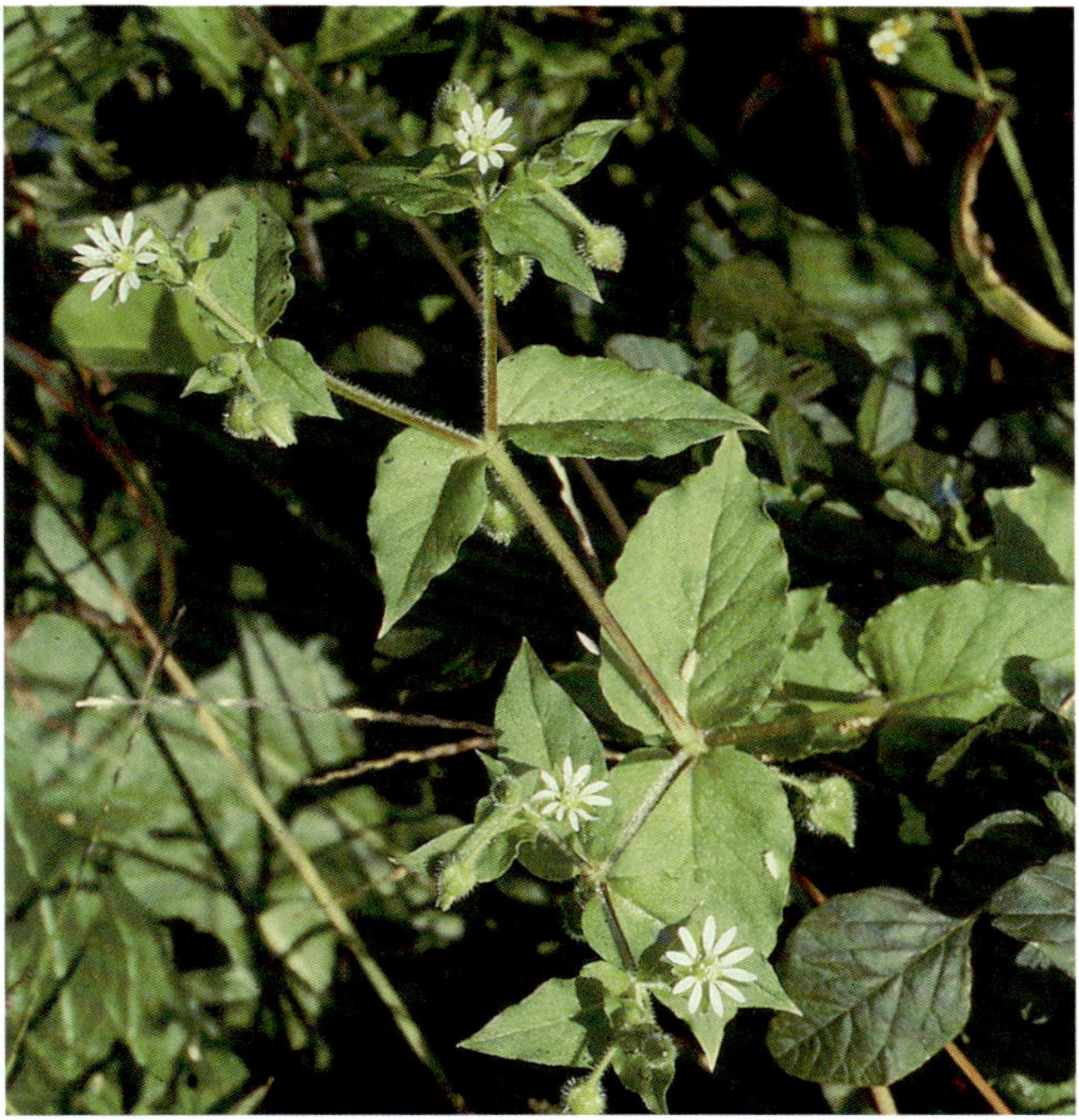

●別名／ハコベラ、ヒヨコグサ、ハコビ、ハコベズル、ヒズル
●生育場所／路傍、土手、野原、田畑、山地
●薬用／〈部分〉全草
〈採取時期〉いつでもよい
●食用／〈部分〉全草
〈採取時期〉晩秋から初夏（10～7月ごろ）

特徴　わが国の各地によく見られる二年草。

特に春から夏にかけて盛んにはびこるが、あたたかい陽だまりなどでは、真冬でも花をつけていることがある。

5弁の白い花弁は、それぞれが深く2裂するので、あわてると10弁に数えられやすい。

雌しべの先端の花柱が3裂、雄しべは1～10本。

葉は茎に対生し、茎の一側に軟毛が生えている。

全体が小さく、茎が多少褐色を帯びたものをコハコベとし、食用、薬用にする普通大型のミドリハコベと区別するが、同じハコベの中に含まれる。

ハコベは、春の七草の一つではあるが、正月の七草がゆにはあまり用いられなくなっている。

歯みがきの先祖　ハコベの成分はよく研究されていないが、古くからハコベ塩を歯みがきに用いていた。
『和《わ》漢《かん》三《さん》才《さい》図《ず》会《え》』（1713）は、生のハコベをしぼってとった青汁を、塩とともにアワビの貝殻に入れて焼き、乾けばまた青汁を加えるということ、七度に及ぶと述べ、このハコベ塩で歯をみがいていたことを記している。

薬用

採取法　必要なときに、全草を採取し、利用する。

歯ぐきの出血・歯槽膿漏の予防に　ミキサー、ジューサーなどで青汁をとり、油けのないフライパンで食塩を適当な分量加えて、よく乾燥させ、緑のハコベ塩を作る。指先につけて歯をみがく。

はれもの・歯痛に　新鮮な葉をつんで、やわらかくもんだものを患部にはる。

食用

採取法　若苗は株ごと引き抜いて根を捨てる。
枝先はつめでちぎれるかたさのところからつみとる。

料理　ゆでて汁の実、あえ物、おひたし、生で天ぷらに。また、熱湯を通し塩を振って、漬け物に。

ハハコグサ

キク科

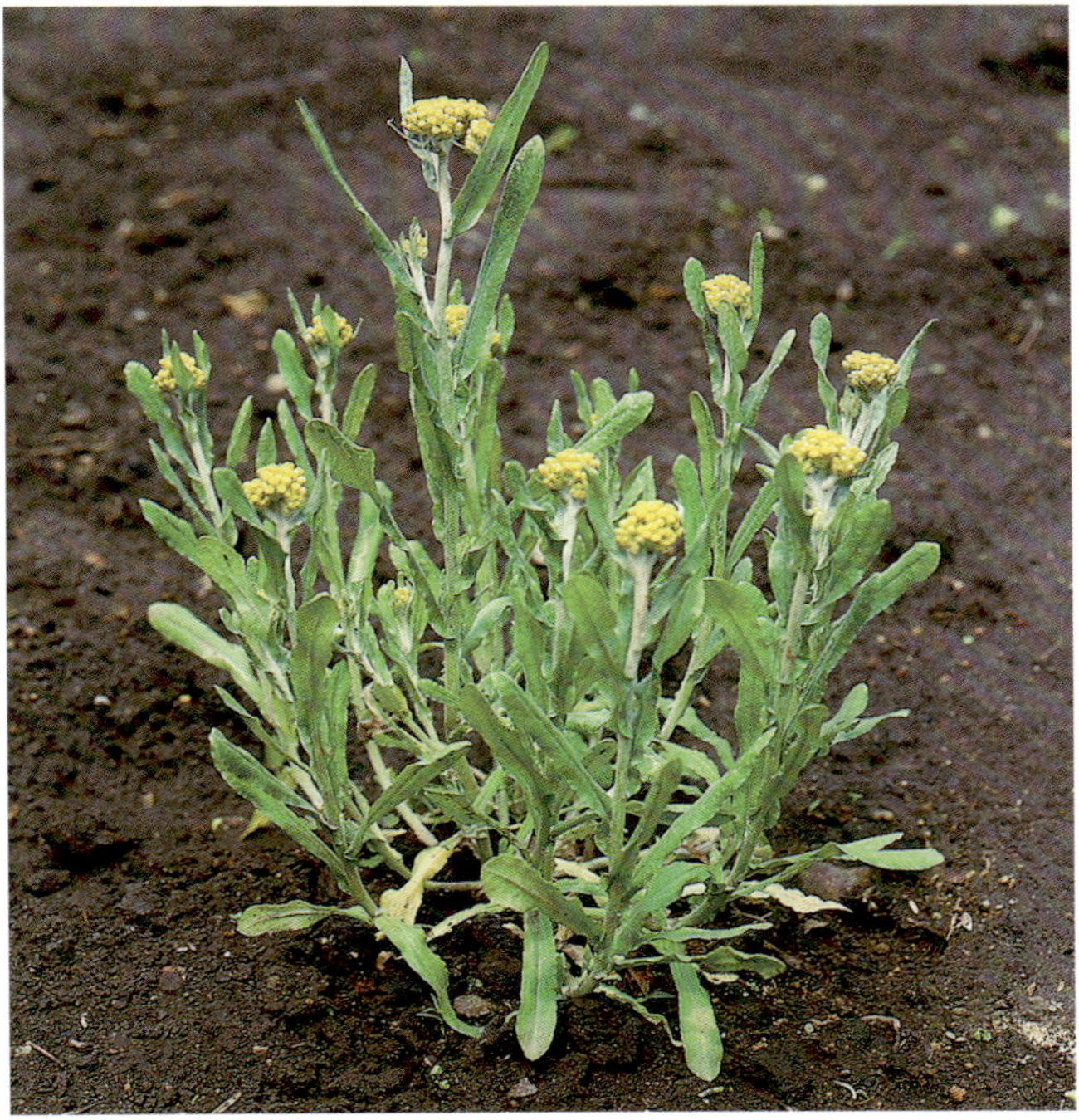

●別名／オギョウ、ゴギョウ、ホウコ、ホウコバナ、ホウコヨモギ、モチグサ、トノサマヨモギ

●生育場所／路傍、土手、野原

●薬用／〈部分〉全草
〈採取時期〉開花時

●食用／〈部分〉若苗
〈採取時期〉一年じゅう

特徴　春の七草の一つで、オギョウ（またはゴギョウ）というのがこれ。春から初夏にかけて黄色の小さな頭状花をつける二年草。全国に普通に見られる。

茎は15〜30㎝ぐらいに伸び、葉は茎に互生し、長さ2〜5㎝で両面に綿毛が密生する。

名前の由来　古くはホウコグサと呼んだが、『文徳実《もんとくじつ》録《ろく》』（８７９）の著者がこの草の因縁話をつくり上げて母子草《ははこぐさ》の名をでっち上げたという説もある。地方にあるホウコ、ホウコバナ、ホウコヨモギなどの方言は、古名ホウコグサの名残りかもしれない。

漢名を鼠麹草《そきくそう》というが、葉に毛があってねずみの耳に似ていること、花が黄色の粒状で黄色のこうじに似ていることからできた名という。

『本草綱目啓蒙《ほんぞうこうもくけいもう》』（１８０３）で小野蘭山《おのらんざん》が「三月三日の草もちはこの草で作ったものであったが、近ごろではヨモギで作るほうが、緑が濃くて喜ばれるようになった」と述べている。

この植物にネバリモチ、モチグサ、モチバナ、モチヨモギ、ヤマモチグサなどの方言があることは、これを裏づける資料となるであろう。

成分　全草にルテオリン・モノグルコサイドやフィステロール、無機物の硝酸カリを含む。

薬用

採取法　開花時のハハコグサの全草を採取し、日干しに。

痰・せきに　10gを２００㎖の水で半量に煎じて服用する。また、よく乾燥したものを細切りにし、１回量20gほどを火にくべ、立ちのぼる煙を吸ってもよい。

食用

採取法　つめでちぎりとる。

料理　七草がゆに入れるほか、だんごにする。

作り方は塩を入れた熱湯でよくゆで、包丁で刻んでからすり鉢ですったハハコグサを、こねた粉にまぜ、よくついてだんごにする。衣をつけて天ぷらにもよい。

フキ・フキノトウ

キク科
生薬名　款冬花（かんとうか）

▼フキ

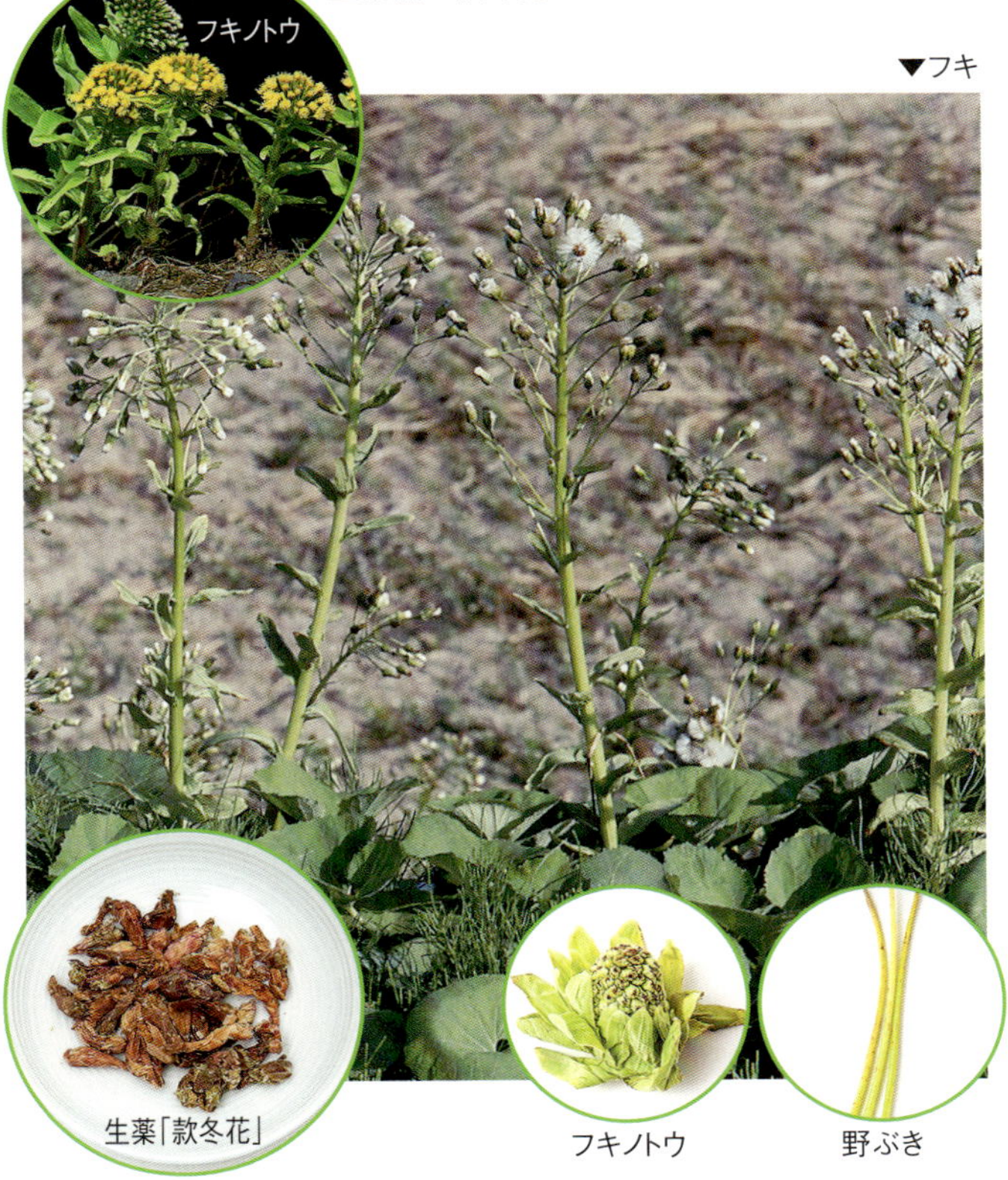

フキノトウ
野ぶき

●別名／ヤマブキ、フウキ、フキンポ、タンバ
●生育場所／雑木林、丘、山のあぜ道、土手、草原、道端
●薬用／〈部分〉花茎
〈採取時期〉つぼみのとき
●食用／〈部分〉茎、花茎
〈採取時期〉茎は3～10月、花茎はつぼみのとき

特徴　本州、四国、九州の山野や道端、川岸など日当たりのよいところに自生するほか、栽培も行われる。雌雄異株の多年草で、早春、地下に根茎から大型の苞をつけた花茎を20㎝ほど伸ばし、その先に頭状花をつける。雌花は白色、雄花は黄白色で、その花茎をフキノトウと呼んで、食用、薬用にする。花が終わったあとに大型の葉を出す。葉は丸い腎形で直径15～30㎝くらい、灰白色の綿毛がある。葉柄が長く、30～90㎝くらいに伸び、肉厚で食用にする。

成分　フキノトウには、クエルセチン、ケンフェロール、苦味質、精油、ブドウ糖、アンゲリカ酸など。葉には苦味配糖体、粘液、サポニン、コリン、タンニン、酒石酸を含む。

薬用

採取法　フキノトウがまだつぼみのころに花茎を採取し、陰干しに（款冬花《かんとうか》）。

せき止めに　1日量として乾燥したフキノトウ10～20gを水400㎖で半量になるまで煎じ、3回に分服。

食用

採取法　茎は地下茎を抜かないように、根元から採取。フキノトウは開ききっていないものを地ぎわから指でちぎりとる。

料理　茎はアクが強いので、きちんとアク抜きを。アク抜きしたものの皮をむき、煮物、油いためなどに。フキノトウは、外側のきたない苞をとり、一つまみの塩を入れてゆで、冷水にさらしアクを抜き、煮びたし、油いため、つくだ煮、ごまあえ、みそあえに。特に、こまかく切って油でいため、みりん、みそを加え、弱火でいため煮したフキノトウみそは、おいしくて、熱いごはんのおかずによい。

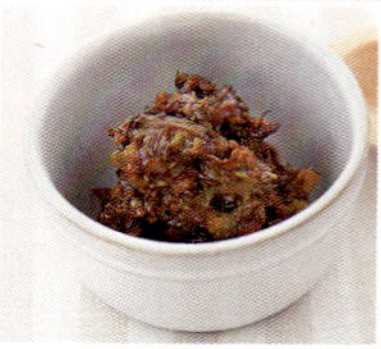

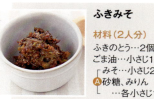

ふきみそ

材料（2人分）

ふきのとう…2個
ごま油…小さじ1
Ⓐ みそ…小さじ2
　砂糖、みりん…各小さじ1

作り方

❶ふきのとうはさっと湯がいてみじん切りにし、ごま油でさっと炒める。
❷Ⓐをまぜて①とあえる。

モモ

バラ科
生薬名　桃仁（とうにん）　白桃花（はくとうか）

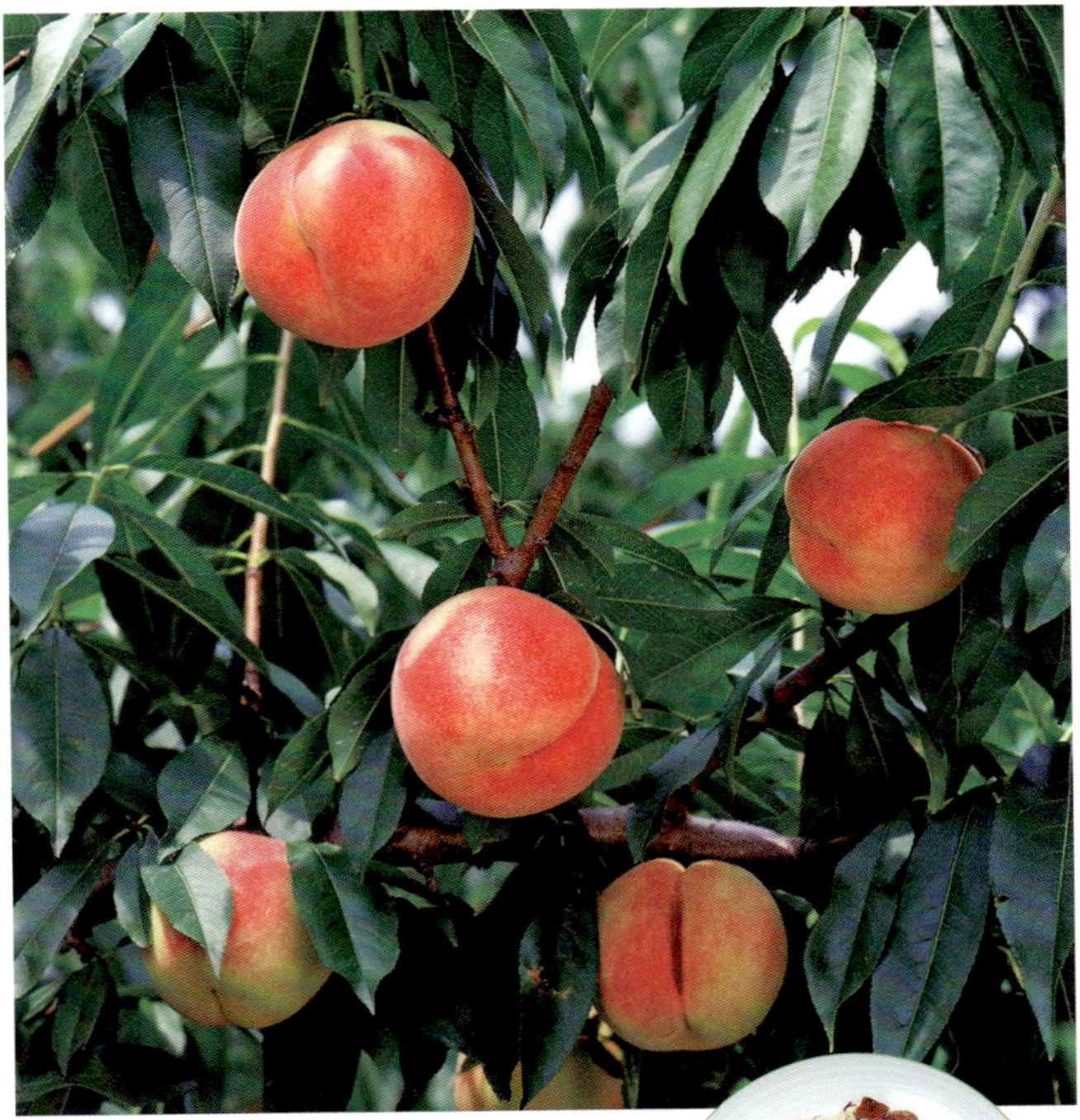

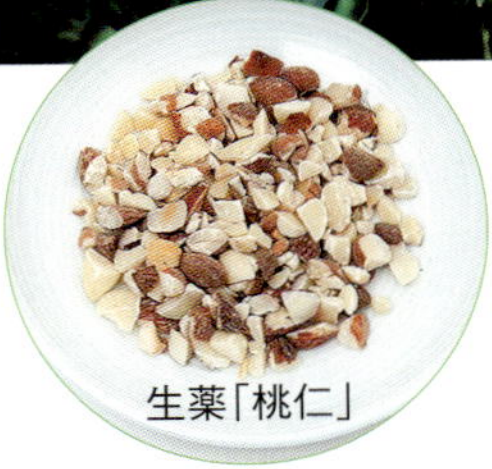
生薬「桃仁」

●薬用／〈部分〉仁、花（白花種）、葉
〈採取時期〉花は春、その他は夏
●食用／〈部分〉果実
〈採取時期〉夏

特徴　弥生式《やよいしき》土器の時代の遺跡から、モモの種子が発見されているので、この時代にすでに中国から入って、果物として食べられていたと考えられる。現在のようなモモと違って、原種そのままであまりおいしくはなかったと推定される。モモの学名はプルヌウス・ペルシカである。ペルシカはモモの原産地のペルシア（今日のイラン）を意味するので名づけられたが、その後、原産地は中国西北部黄海上流地帯であることがわかった。

盛んな品種改良　中国の優良品種と、日本人独特の栽培技法を応用して品種改良が行われた。水蜜桃などが栽培されるようになったのは、明治以降、外国からの優良品種が導入されてからである。山梨、福島、長野、山形では栽培が盛んである。

成分　かたい殻の中に種子が一つあって、これを桃仁《とうにん》と呼んで薬にする。杏仁《きょうにん》（アンズ）同様、かめば苦く、芳香が出てくる。杏仁と同じアミグダリンを含むからである。成分がほぼ同じと考えられるのに、杏仁と違った効能、使い方があるのは、注目されるところである。

◆薬効と用い方

産前産後・血の道・月経不順に　桃仁1日3〜5gを煎じて服用する。

緩下剤に　白桃花か、普通のモモの花のつぼみを乾燥したものを1回2〜3g煎じて服用する。

あせもに　新鮮な葉をとって水洗いし、約500gをふろに入れて、つかる。

桃ジャム

材料（作りやすい分量）

桃…200g
砂糖…100g
レモン汁
…大さじ1

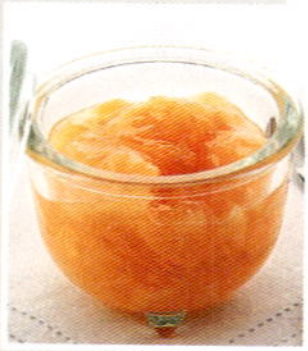

作り方

1. 桃はうぶ毛を取るようによく洗い、皮をむいて1cm角に切る。皮は捨てずにネットに入れておく。
2. 鍋に①を入れて火にかけ、砂糖を加えてとかし、アクを取りながら中火で煮詰める。
3. レモン汁を加えてさらに煮詰め、とろみがついたら皮の入ったネットをとり除く。

ワラビ

ワラビ科

生薬名　蕨（わらび）　蕨菜（けっさい）

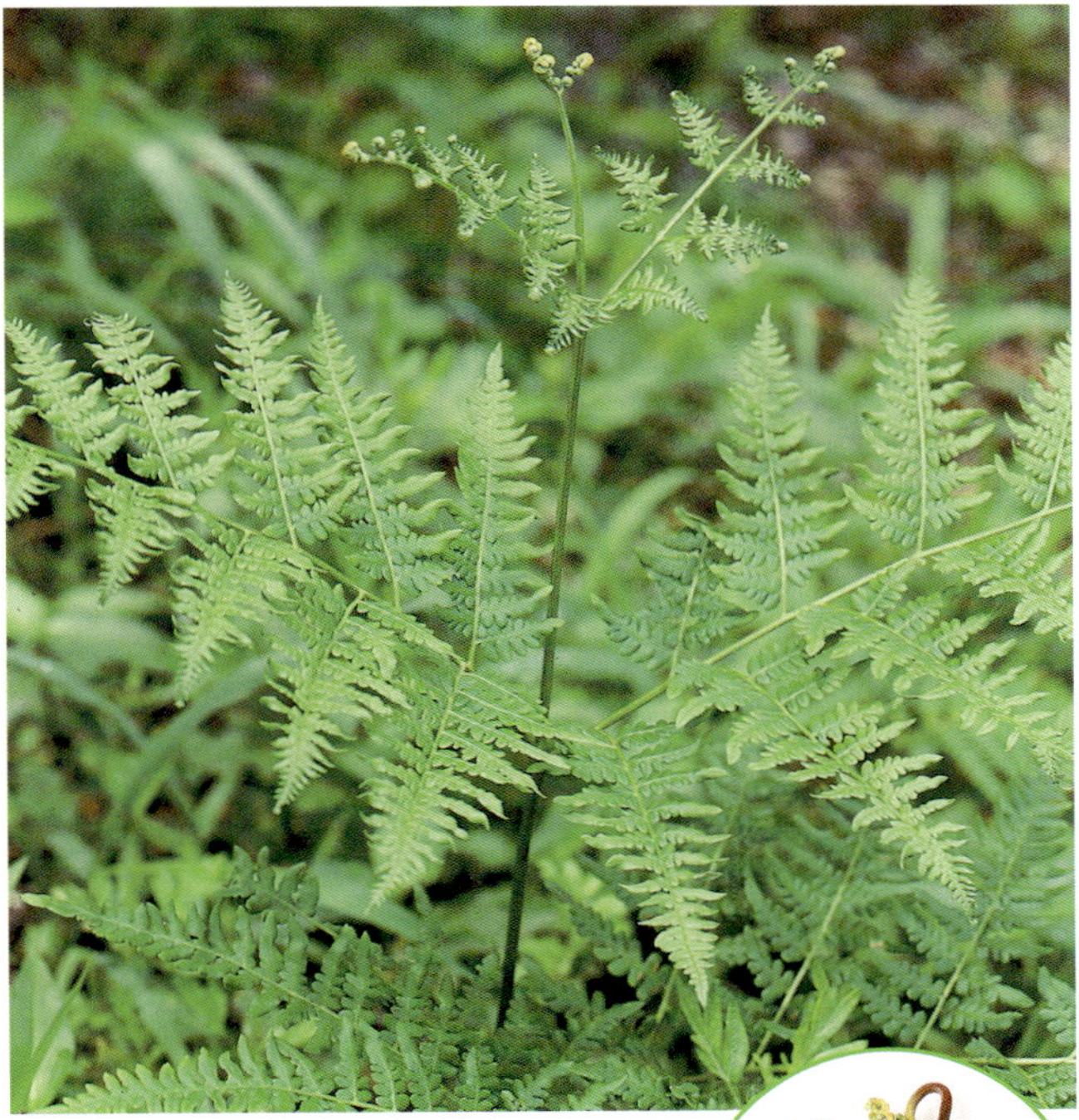

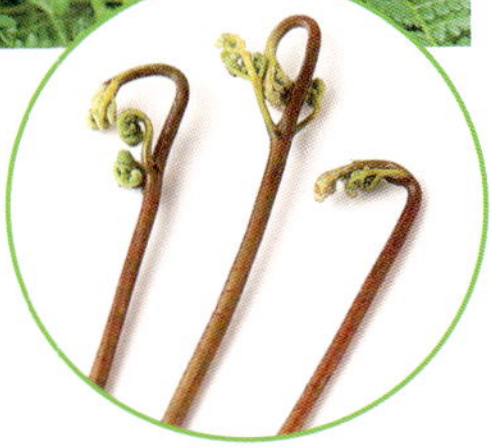

●別名／ワラベ、ヨメノサイ、ハシワラビ

●生育場所／日当たりのよい山地、丘陵、草地

●薬用／〈部分〉地上部、根茎

〈採取時期〉地上部は春、根茎は秋

●食用／〈部分〉つめでつみとれる部分

〈採取時期〉3〜5月

特徴　日当たりのよい山野、草地に多い多年草のシダ。地下に直径1cmの太く長い黒色の根茎があり、横に伸びて繁茂。根茎には良質のデンプンを含む。早春、この根茎のところどころから、こぶしのような新芽が出る。これがほどけるように開き、長さ2cmもの大型の羽状複葉になる。葉は質が固く、裏面にはやわらかい細毛が密に生えている。胞子は葉の裏面につく。冬に地上部は枯れてしまうが、根茎は残る。

古くから食用に　『和名抄《わみょうしょう》』（932）には「薇蕨《びけつ》」の漢名をあげ、和名として「和良比《わらび》」をあて、若い芽を熱湯で湯がいて食べられると述べてあり、平安時代にはすでに山菜として食用にされていたことがわかる。

成分　アミノ酸のアスパラギン、グルタミン酸、フラボノイドのアストラガリン。

薬用

採取法　地上部は山菜として利用するので、春に採取したらそのまま日干しにする。根茎は秋に地上部が枯れかけるころ掘りとり、水洗いして日干しにする。

利尿・はれものに　乾燥した根茎と地上部をこまかく刻んで、10～15gを1日量とし、水400mℓを土びんに入れ1/3量に煎じ、3回に分けて服用する。

食用

採取法　アクで手が汚れるので、手袋をはめるとよい。巻いている幼葉を茎ごとちぎりとる。

料理　必ずアク抜きしてから、おひたし、炊き込みご飯、汁の実など幅広く楽しめる。塩漬け、天日乾燥にしておけば、保存食としていつでも楽しめる。

ワラビとたけのこの煮物

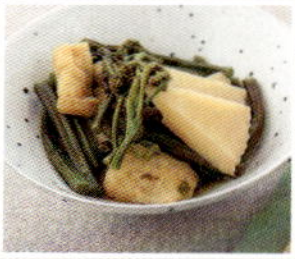

材料（2人分）

- ワラビ（アク抜き済み）…1束
- たけのこ（水煮）…70g
- 油揚げ…1枚
- Ⓐ
  - だし…400mℓ
  - しょうゆ…大さじ3
  - 砂糖、みりん…各大さじ1

作り方

1. ワラビは食べやすい大きさに切る。油揚げは油抜きして食べやすい大きさに切る。
2. 鍋にⒶを入れて軽く煮立て、たけのこ、油揚げを入れて中火で5分ほど煮、ワラビを入れてひと煮立ちさせる。

アシタバ

セリ科

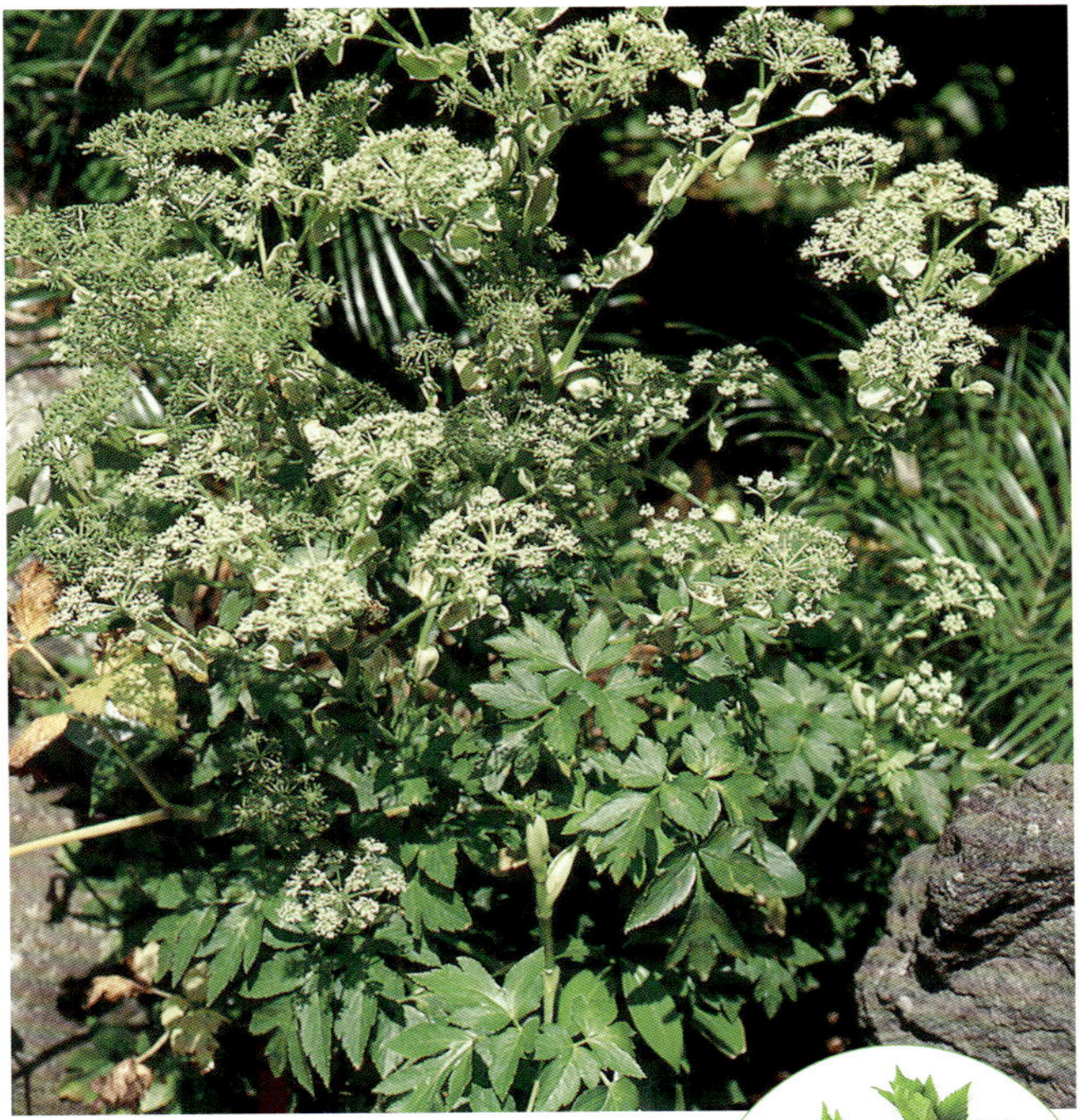

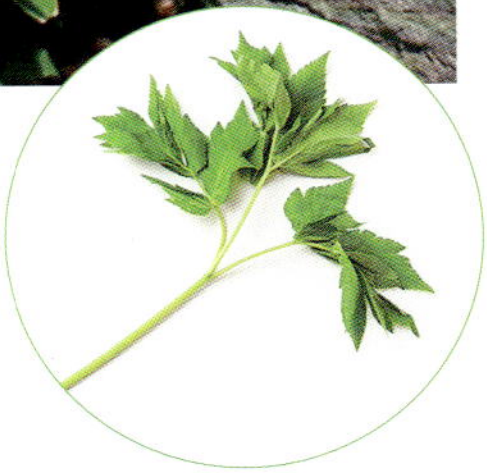

●別名／アシタボ、アシタグサ、ハチジョウソウ
●生育場所／海岸近くのがけや草やぶ
●薬用／〈部分〉若葉
〈採取時期〉春
●食用／〈部分〉若葉、幼茎葉
〈採取時期〉春から秋

特徴　あたたかい海岸砂地に分布する大型の多年草。茎は太く、草丈は1mにもなる。葉は大きく2回羽状複葉に出、厚くて光沢があり、茎や葉を切ると黄色い汁が出る。セリに似た特有の香りがある。夏から秋に淡黄色の花を開き、秋おそく楕円形の果実を結ぶ。

名前の由来　朝食のおかずに葉をつんだのに、翌朝、同じ場所から新しい葉が生えるというので明日葉《あしたば》の名が。生長の早さ、強さを誇張したのだろう。『大和《やまと》本草《ほんぞう》』にも不老不死の植物として紹介。秦の始皇帝が不老長寿の霊草としてさがし求めたという伝説も。

健康増進・スタミナづくりに有効　ビタミンB_{12}が豊富。悪性貧血の治療、健康増進に役立つ。

成分　茎葉にイソクエルチトリン（利尿、緩下、毛細血管強化作用）、ルテオリンなどの配糖体が、根にはアンゲリカ酸、ベルガプテンなどを含む。

薬用

採取法　春から夏、若芽、若葉をつみとり、水洗いして手でこまかくちぎり、2～3日日干ししたあと陰干し、よく乾燥したものを、茶筒に保存しておく。

高血圧予防に　乾燥した葉に熱湯を注ぐか、土びんで煎じてお茶がわりに。1日量として20～30gが適量。また生葉で青汁を作り、1日100mℓを限度に飲む。

その他　食欲増進、強精、体をあたためる、疲労回復、病後や産後の保健に。八丈島では虫刺されに、茎から出る汁を塗ると治るといわれる。

食用

採取法　春、やわらかい葉を小刀かはさみで、根元から葉柄ごと切りとる。

アシタバのベーコン巻き

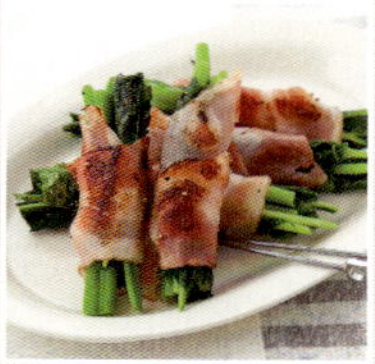

材料（2人分）

アシタバ…60g
ベーコン…60g
サラダ油…4g
黒こしょう…適量

作り方

❶アシタバはさっとゆでて4cm長さに切る。
❷①をベーコンで巻く。
❸フライパンに油を熱して②をこんがりと焼き、こしょうを振る。

アカネ

アカネ科
生薬名　茜草（せんそう）　茜草根（せんそうこん）

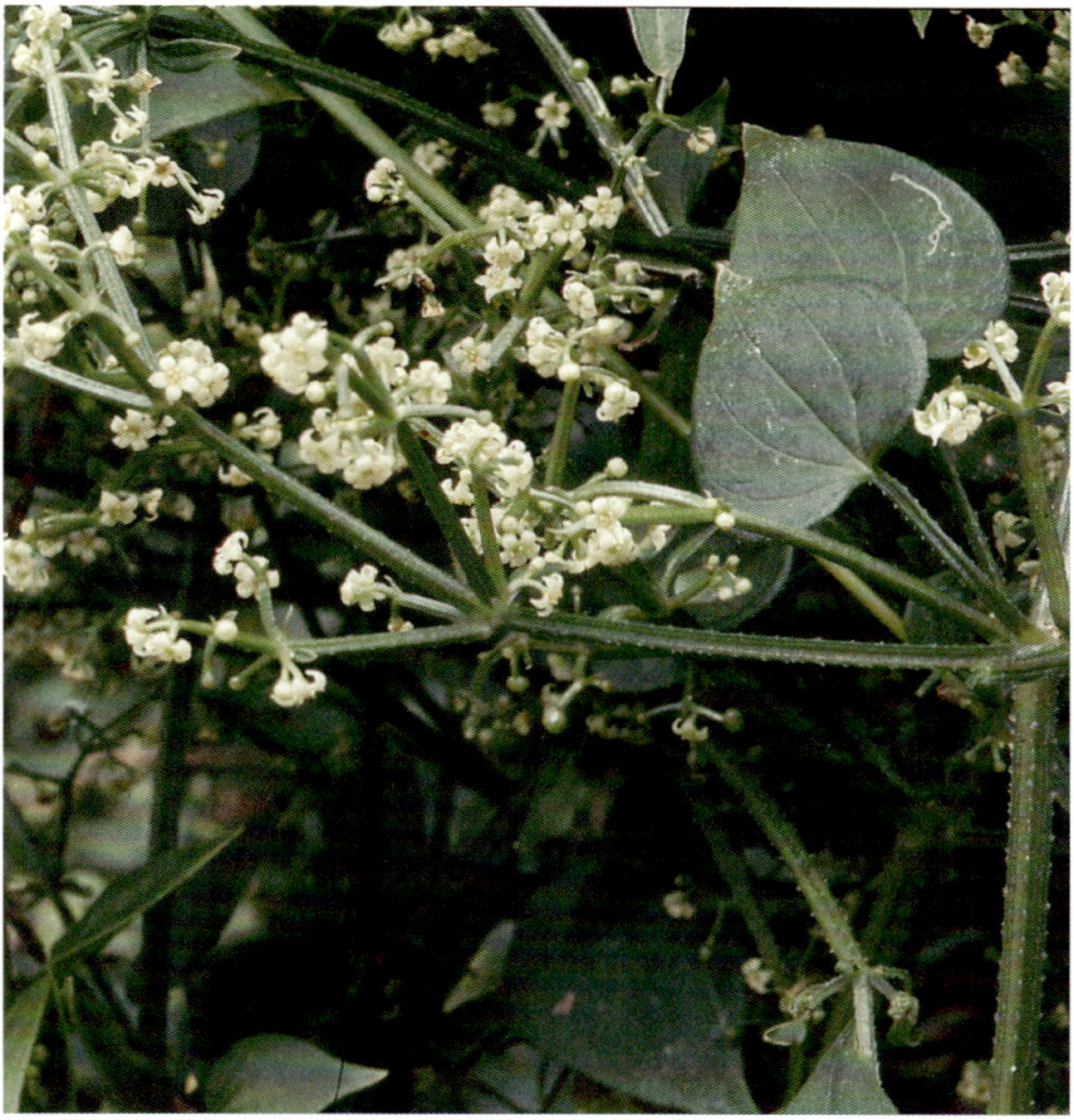

●別名／アカネカズラ、ベニカズラ
●生育場所／路傍、土手、野原
●薬用／〈部分〉根
〈採取時期〉10～11月
●食用／〈部分〉 根
〈採取時期〉地上部が枯れているとき

特徴　美しいあかね色に染める染料植物であり、また薬草である。全国各地に自生する、つる性の多年草。夏から秋に小型の黄白色の花をつけ、冬には地上部は枯れる。根が淡い褐色で、まさにアカネ色をしているのでこの名がつけられた。葉は節のところから４枚出ているようになっているが、これは対生する２枚が普通の葉で、あとの葉は葉のつけ根に出た托葉が発達して大きくなり、葉の大きさになったもの。これと同じようなものには、同類のヤエムグラがある。

昔の薬用は　『本草綱目《ほんぞうこうもく》』（１５９０）には、鼻血、血尿、産後の出血、月経不順、痔の出血などに、煎じて服用することを述べている。

アカネ染め　アカネの根は生のときは淡い褐色だが、乾燥するとだんだんと赤紫に変色する。よく乾いた根を砕き、これに熱湯を注ぎ、アカネ染めの染色液を作る。染色する布は灰汁《あく》につけておき、その布を染色液に移す。灰汁、染色液と何回となくとり出しては干し、また染色液に灰汁にと繰り返したあと、一年ほどねかせて、またつけることを繰り返し、そのあと数年ねかせて、アカネ染めの仕上げとなる。

成分　アントラキノン系の色素プルプリンを含み、緋色の染色にはこれが発色するが、また、この物質が治療効果をもたらすと考えられている。

薬用

漢方処方では、通経、浄血、解熱、止血、強壮に用いられ、用量は1日5～10gを煎じて服用する。

採取法　10～11月に根を掘り、水洗いし日干しに。

通経に　乾燥した根（茜草根《せんそうこん》）を、1日量10gとして水２００mℓで半量に煎じ、1日3回毎食前に服用。

止血に　右と同様に煎じ、1日3回服用。

食用

採取法　地上部が枯れているときに掘りとる。

健康酒に　茜草根を容器に入れ、材料の5倍量のホワイトリカーで仕込む。2カ月ぐらいで飲めるように。

アカマツ

マツ科

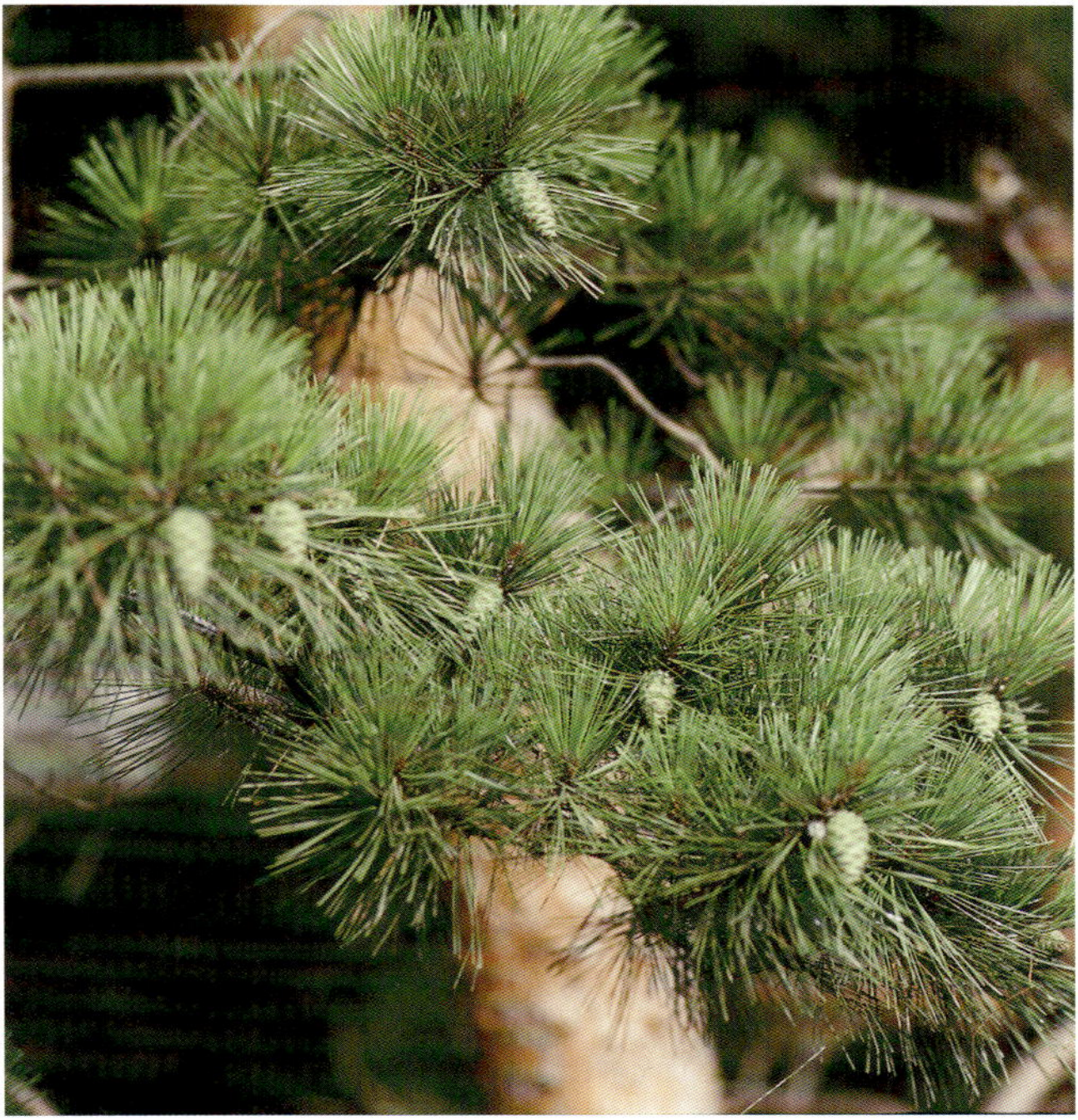

●別名／メマツ（女松）
●生育場所／本州、四国、九州
●薬用／〈部分〉葉
〈採取時期〉いつでもよい

特徴　中国の古典『本草綱目』(1590)には松葉の効能について「風湿瘡、毛髪を生じ、五臓を安んじ、中を守り、饑《う》えず、天年を延べる」とある。これはリウマチによく、薄くなった毛髪が生え、内臓の調子をよくし、胃腸を守って食欲を増進、長寿を保つことができるという意味である。中国の松はシナマツと言って、日本にはなく、アカマツがこれに近い種類である。そのため、日本では薬用にはアカマツを使用する。

　アカマツによく似たクロマツは海岸に沿って多く見られ、アカマツはむしろ内陸に多い。東北地方では宮城県の松島のように、クロマツにかわってアカマツが海岸まで進出している所もある。

　クロマツをオマツ(男松)というのに対して、アカマツを別名メマツ(女松)というのは、葉がクロマツに比べると細くて長く、やわらかいことから。

調整法　葉を必要に応じてとり、水洗いして使用する。

成分　精油は約10種類のものからなり、代表格はアルファ・ガンマーピネン、カンフェン、ヘランドレン、ボルネオールなど。蠟質は葉の表面に析出する物質で、ユニペリ酸、サビナ酸などを含む。ビタミンAとC、特にクエルセチンを含む。

◆薬効と用い方　クエルセチンとビタミンCによる血管壁強化があり、中風、高血圧症の予防に松葉酒を作って飲むとよい。また精油分によって皮膚の刺激作用があると考えられ、リウマチ、かっけ、凍傷の予防、治療にも有効。

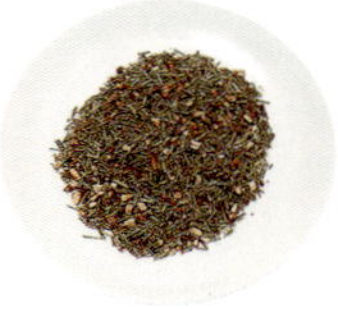

松葉茶

松葉酒

材料(作りやすい分量)
赤松葉…350g
グラニュー糖…100g
ホワイトリカー…1.8ℓ

作り方
1. 松葉をよく洗い水きりし、こまかく刻む。
2. 煮沸消毒した容器にすべての材料を入れる。
3. 3カ月ほどで完成。ふきんでこして1回20mℓを飲む。

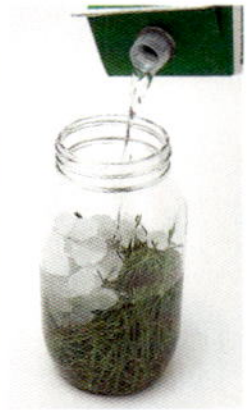

イタドリ

タデ科
生薬名　虎杖根（こじょうこん）

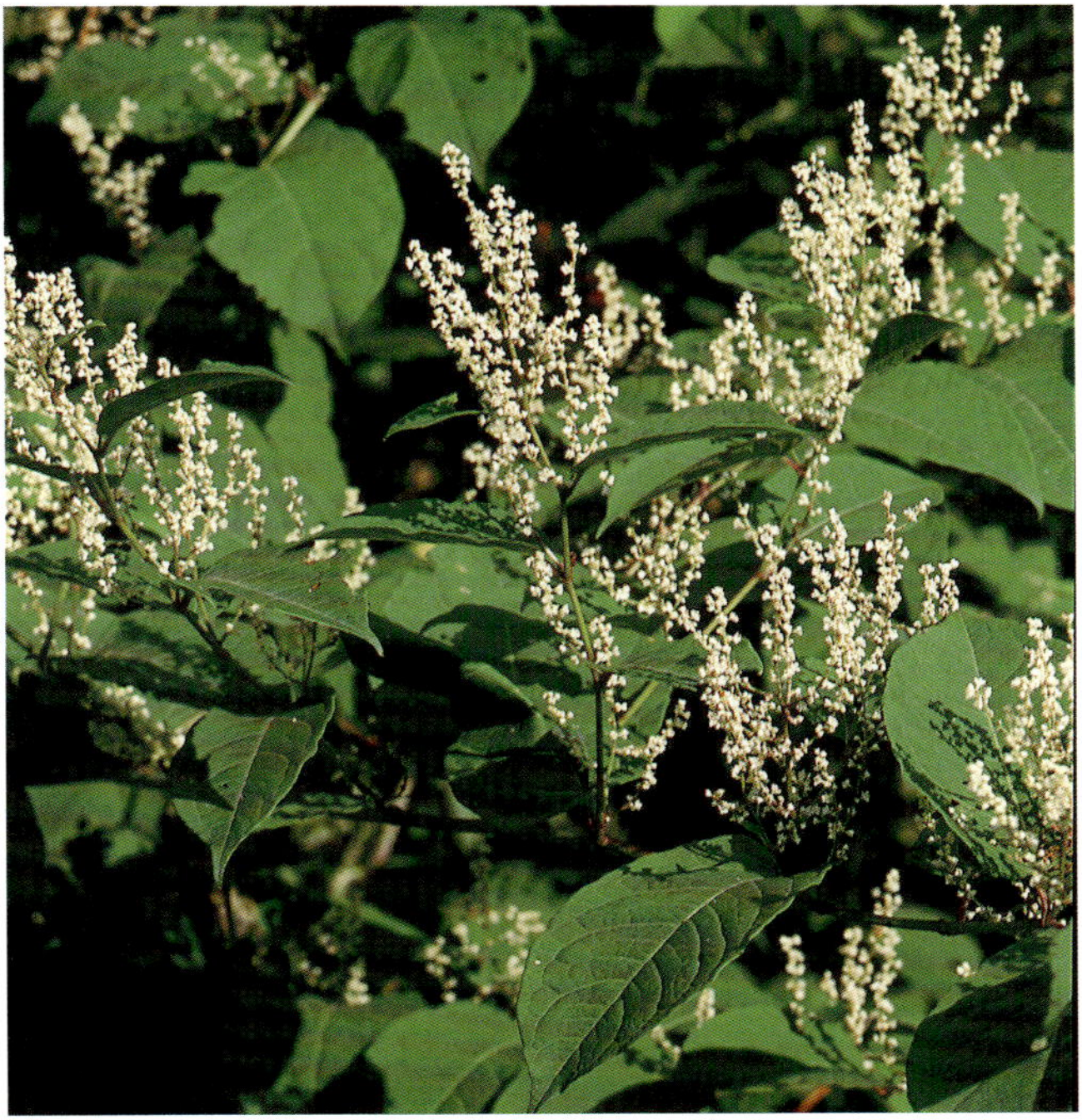

●別名／スカンポ、イタンドリ、サジッポ
●生育場所／路傍、土手、野原、丘陵、山地
●薬用／〈部分〉根茎
〈採取時期〉秋から冬
●食用／〈部分〉若苗、若茎、若葉
〈採取時期〉春

特徴　わが国各地の野山に群落をなして繁殖する多年草。根茎は地中をはっていて、春先にタケノコ状の芽を出す。若芽は紅紫色の点があり、皮をはぎ、塩をつけて食べる。地方によっては、たくさんとって小川の水に1〜2日つけてアクを抜き、塩漬けにして冬場の山菜料理に。茎は丸く中空で節があり、節ごとに卵形の葉が互生する。夏に葉のつけ根に白い小花をつけるが、これはがくの色。雌雄異株で、雌花にはのちに花被の変形した翅に包まれた小さな三稜形の果実ができる。

名前の由来　イタドリの名は、痛取りからきたという説があり、生の若葉をもんで患部にすり込むと出血が止まり、痛みもとれるという。

成分　オキシアントラキノン類のポリゴニンを含み、加水分解でエモジンやエモジンメチルエーテルを生じる。

薬用

採取法　根を掘りとる時期はいつでもよいが、秋から冬にかけて、地上の茎葉が枯れたころが最もよい。掘りとった根茎は水洗いし、生のまま小さく切って、風通しのよいところで、日干しにする。

便秘に　干したもの（虎杖根）1日量8〜10gを、400mℓの水で半量になるまで煎じ、空腹時に3回に分けて服用。

ジンマ疹に　体がかゆくなって、かくと出血するものを、江戸時代には気奔と呼んでいた。『和漢三才図会』（1713）では、気奔について、虎杖根、人参、細辛、食塩各1・3gを1日量にして、煎じて服用すると治るとしている。

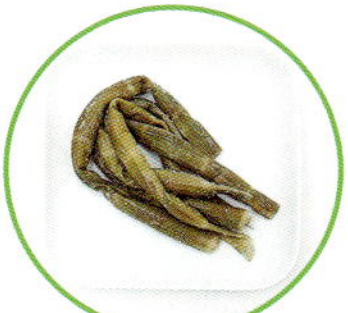

イタドリの塩漬け
（山形県）

食用

採取法　若茎や若芽の先を指でつみとるか、ナイフで切りとる。葉は柄をつけないようにとる。

料理　若茎は皮をむき、生のまま薄く切り甘酢漬けか塩漬けに。塩を入れた熱湯でゆで、酢みそあえに。

エゾウコギ・ヤマウコギ

ウコギ科

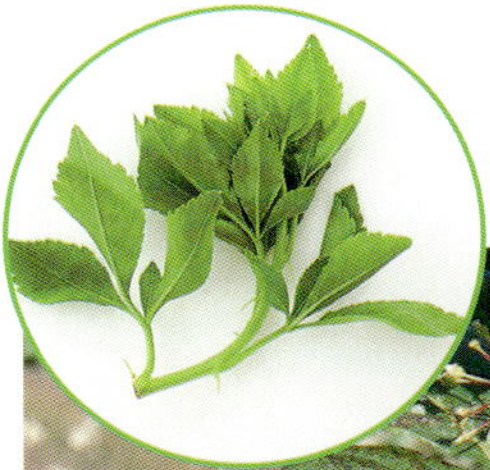

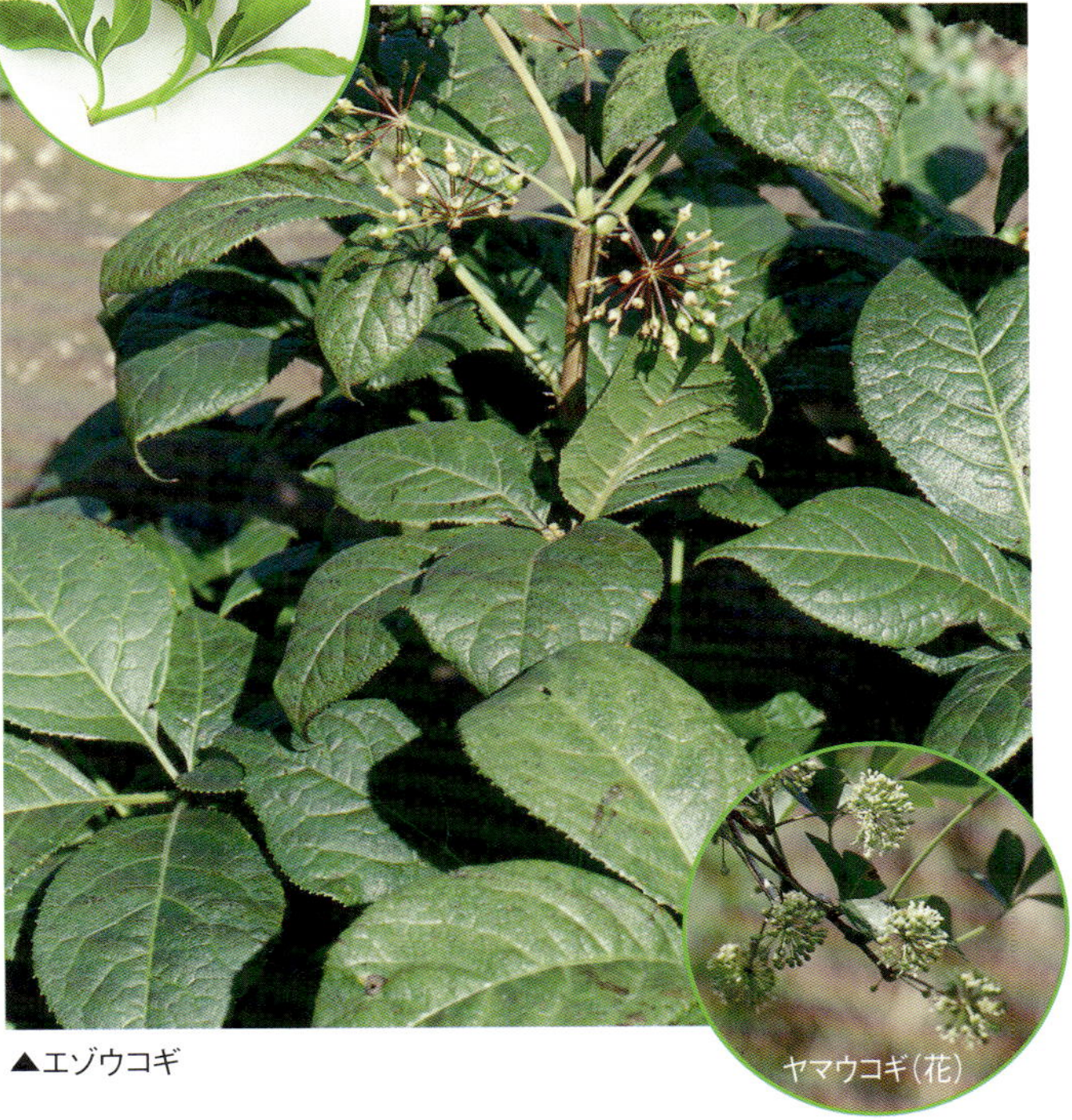

▲エゾウコギ

ヤマウコギ（花）

●別名／エゾウコギはハリウコギ。ヤマウコギはウコギ、マルバウコギ

●生育場所／どちらも路傍、土手、野原、丘陵、山林、雑木林（エゾウコギは北海道のみ）

●薬用／〈部分〉どちらも根
〈採取時期〉芽立ち前の3月ごろ

●食用／〈部分〉どちらも若芽、若葉
〈採取時期〉春から初夏、二番芽は夏

特徴　エゾウコギは北海道のみに産する落葉低木。枝は灰褐色で下向きのこまかいとげが。葉柄にもとげがあり、小葉は5枚の複葉で、褐色の毛が生えてざらつき、無光沢。花は8月に緑白色の小花をつけ、果実は楕円形で9月ごろに黒紫色になる。ヤマウコギは本州、四国西部の山野に見られる、落葉低木。雌雄異株で枝にはとげがあり、長柄の先に小葉が5枚つく。夏、葉柄より短い花茎の先に、黄緑の小花が散形につく。

ウコギの仲間　ヒメウコギは古い時代に薬用として中国から入ってきたもので、畑などで栽培されていたが、いまは生け垣として植えられたり野生化している。

名前の由来　中国音の五加に由来する。ヒメウコギの生薬名は五加皮《ごかひ》と呼ぶ。

成分　エゾウコギにはエレウテロサイドというサポニン配糖体、ヤマウコギには4-メトキシサリチルアルデヒドとパルミチン酸、アラキン酸などの脂肪酸。

薬用

採取法　根を芽立ち前に掘って水洗いし、皮を刻んで乾燥する。

強壮・疲労回復に　エゾウコギの干した根皮を1回量約5gを300mℓの水で半量に煎じ食前に服用する。また、生薬の五加皮を1回2～3g煎服する。

強壮・疲労回復に五加皮酒　こまかく刻んだ五加皮80g、グラニュー糖150gをホワイトリカー1ℓに漬け、2～3カ月してこし、1日量30～40mℓを服用。

食用

採取法　若茎をつめでちぎる。

料理　生葉を天ぷらに。若葉を湯がき、おひたし、あえ物、うこぎ飯《めし》などに。

うこぎ飯

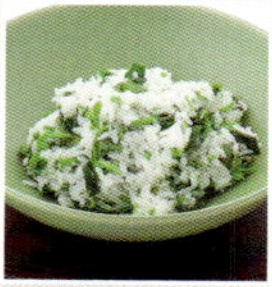

材料（2人分）

うこぎ…適量
ご飯…お茶碗2杯分
塩…少々

作り方

1. うこぎはさっと塩ゆでして冷水にとり、水けをきってあらく刻む。
2. 炊きたてのご飯に①をよく加えてまぜ、塩で味をととのえる。

エビスグサ

マメ科
生薬名　決明子(けつめいし)

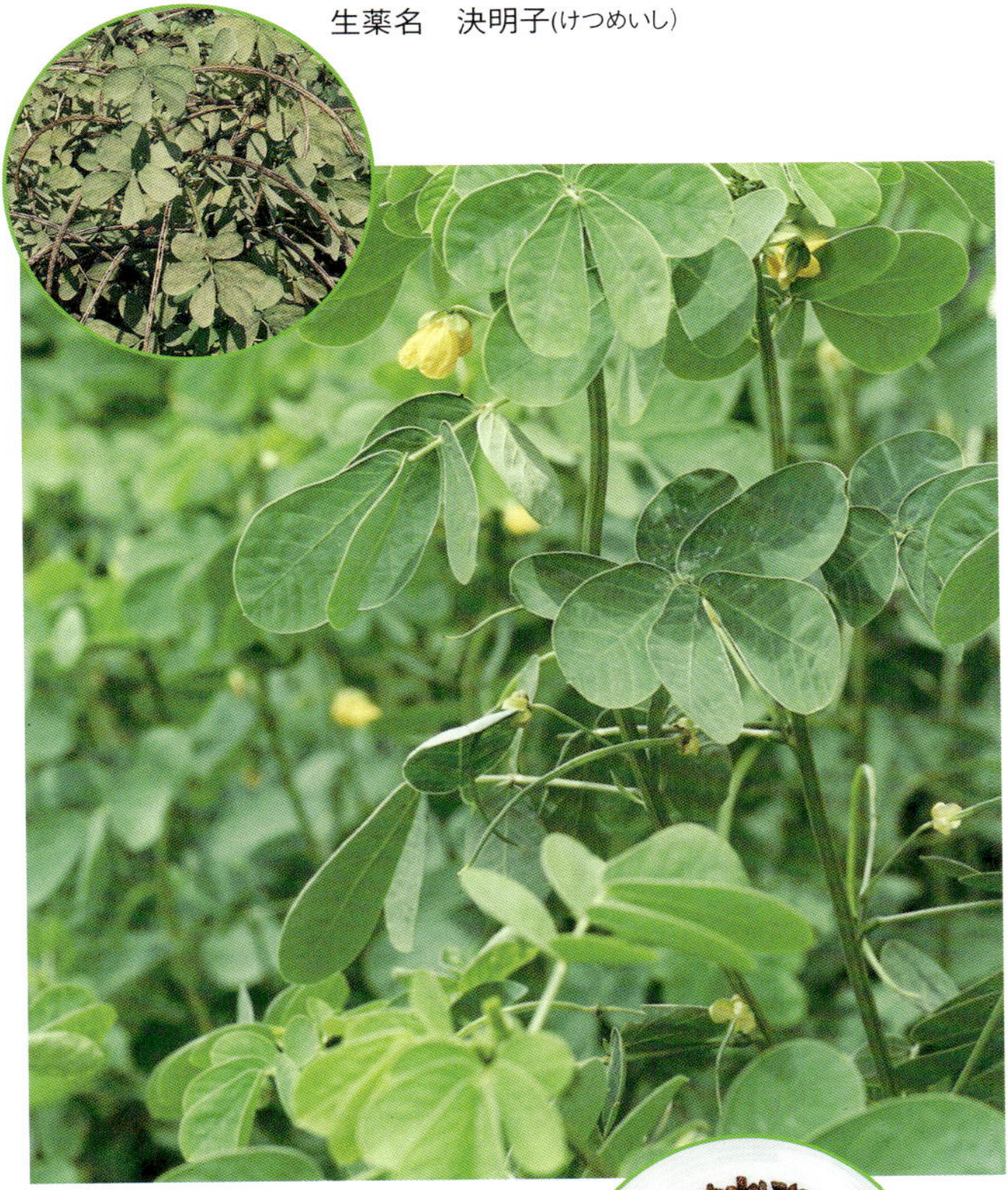

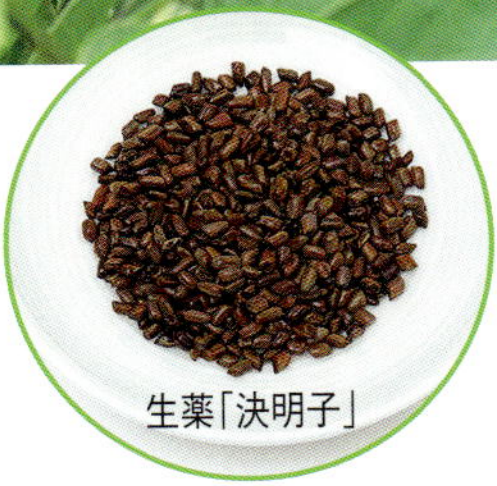

生薬「決明子」

●薬用／〈部分〉種子
〈採取時期〉秋

特徴　北アメリカ原産の一年草で、江戸時代に中国から渡来したもの。夏の盛りに、黄色の5弁花を開き、草丈は1mほどに伸びる。葉は偶数羽状複葉で、一つの小葉は先のほうが幅の広い倒卵形で、長さが3～4cm。花後の果実はさやで、長さ約15cm、多少曲がっており、先端はとがっている。中に1列に種子多数を生ずるが、この種子は熟すると光沢のある濃褐色、六角形で、一端がとがった形をしており、長さ約4・5mm、径3～3・5mmの大きさ。

名前の由来　種子を生薬名で決明子《けつめいし》と言うが、一般にはハブ茶と呼んで市販されている。決明は明を開くの意で、視力を回復するということだが、目の薬ではなく、便通をととのえる作用があって、便通がよくなると、目の回りの充血がとれて、自然に視界がはっきりする。この因果関係から決明子の名ができたようだ。

栽培法　熱帯性で、東北以北では無理。4月上旬ごろ播種。発芽はよいので直接畑にまいて、発芽後、間引いて株間30cm前後にする。土質は選ばないが、日のよく当たる所がよい。

調整法　10月ごろ、種子を採取して、日干しにする。

成分　アントラキノンのクリソファノール、オブツシフォリン、エモジンなどで、これらの成分は下剤としての作用がある。

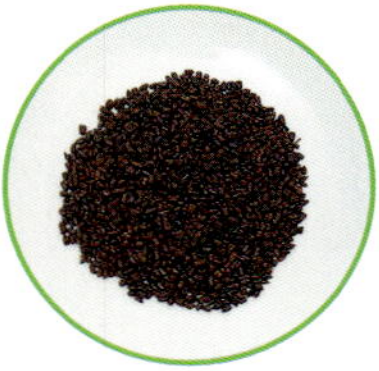
ハブ茶
（エビスグサの種子から作るお茶）

◆薬効と用い方

便秘に　1回5gを煎じて服用する。

高血圧予防・健康増進に　1日10gほどを土びんで煎じてお茶がわりに飲むとよいが、同量の薏苡仁《よくいにん》（ハトムギの種子）を加えて飲むと健康茶として好ましい。連用することが必要。決明子、薏苡仁はともにほうじてから使用する。

神経痛・リウマチに　決明子、防已（オオツヅラフジの根茎）、桑白皮《そうはくひ》（クワの根）各12gをまぜて煎服。

オオバコ

オオバコ科
生薬名　車前草(しゃぜんそう)、
車前子(しゃぜんし)

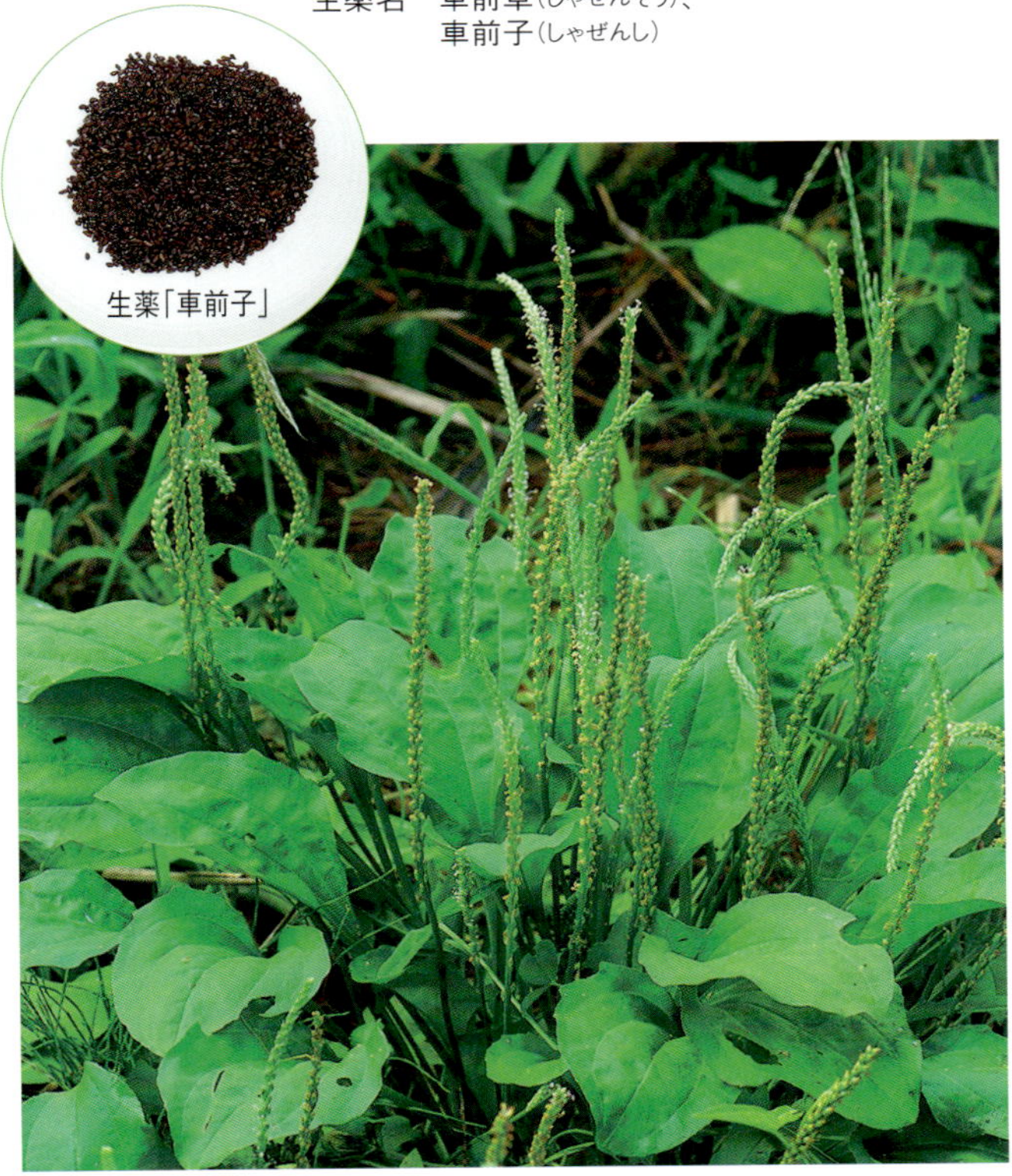

生薬「車前子」

●別名／オンバコ、オバコ、ゲーロッパ、カエロッパ、ギャーロッパ、マルバ、マルコバ、テリコバコ

●生育場所／日当たりのよい路傍、野原、山林

●薬用／〈部分〉全草、種子
〈採取時期〉全草は夏、種子は秋

●食用／〈部分〉若葉、若苗
〈採取時期〉春から夏

特徴　全国各地の路傍、野原にごく普通に見かける多年草。草丈は10～50㎝くらい。葉はやや先がとがった楕円形で、5～7本の太い葉脈が走っている。6月ごろ、葉の間から花茎を伸ばして、先端に白色の穂状花序の小花を多数つける。花は下から上に向かって咲く。秋になると、1本の茎に楕円形の果実を多数つける。果実は熟すると、他のものがちょっとでもこれにふれようものなら、上の部分の蓋がすぐにはずれて、中から黒い種子数個が飛び出す。この2㎜ほどの小さな種子が、生薬の車前子で、車前草はオオバコ全草の生薬名。オオバコの種子は、人や動物がふれると飛び散るが、あたりが朝露などでぬれていると、水分を吸収した種子から粘り強い糊のようなものが出て、はき物やズボンにつき、高原植物でないオオバコが、高山の登山道などいたるところに繁殖する。

薬用

採取法　全草は夏に採取し、水洗いののちに日干しにする。種子は秋に、水けに当てないよう注意して採取し、日干しに。

せき止めに　1日量として乾燥した種子（車前子《しゃぜんし》）5～10gを水２００㎖で半量に煎じ、1日3回食後に服用。

むくみのときの利尿　1日量として乾燥した全草（車前草《しゃぜんそう》）5～10gを水３００㎖で半量に煎じ、1日3回食後に服用。

はれものに　生の葉を水洗い。火にあぶってやわらかくして患部にはり、ガーゼで押さえ、乾いたらはりかえる。

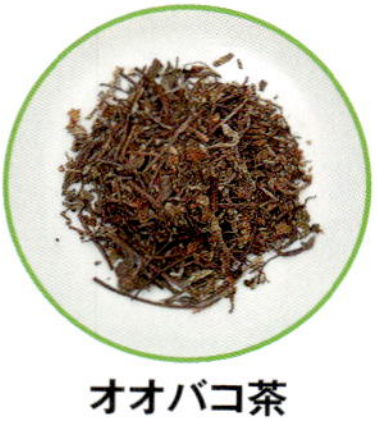

オオバコ茶

食用

採取法　若苗は小刀で根ぎわから切りとる。若葉はつみとる。

料理　生のまま水洗いして衣をつけて天ぷらに。塩一つまみを入れた熱湯でやわらかくゆで、おひたし、ごまあえ、からしあえ、酢みそあえ、汁の実に。

オカヒジキ

アカザ科

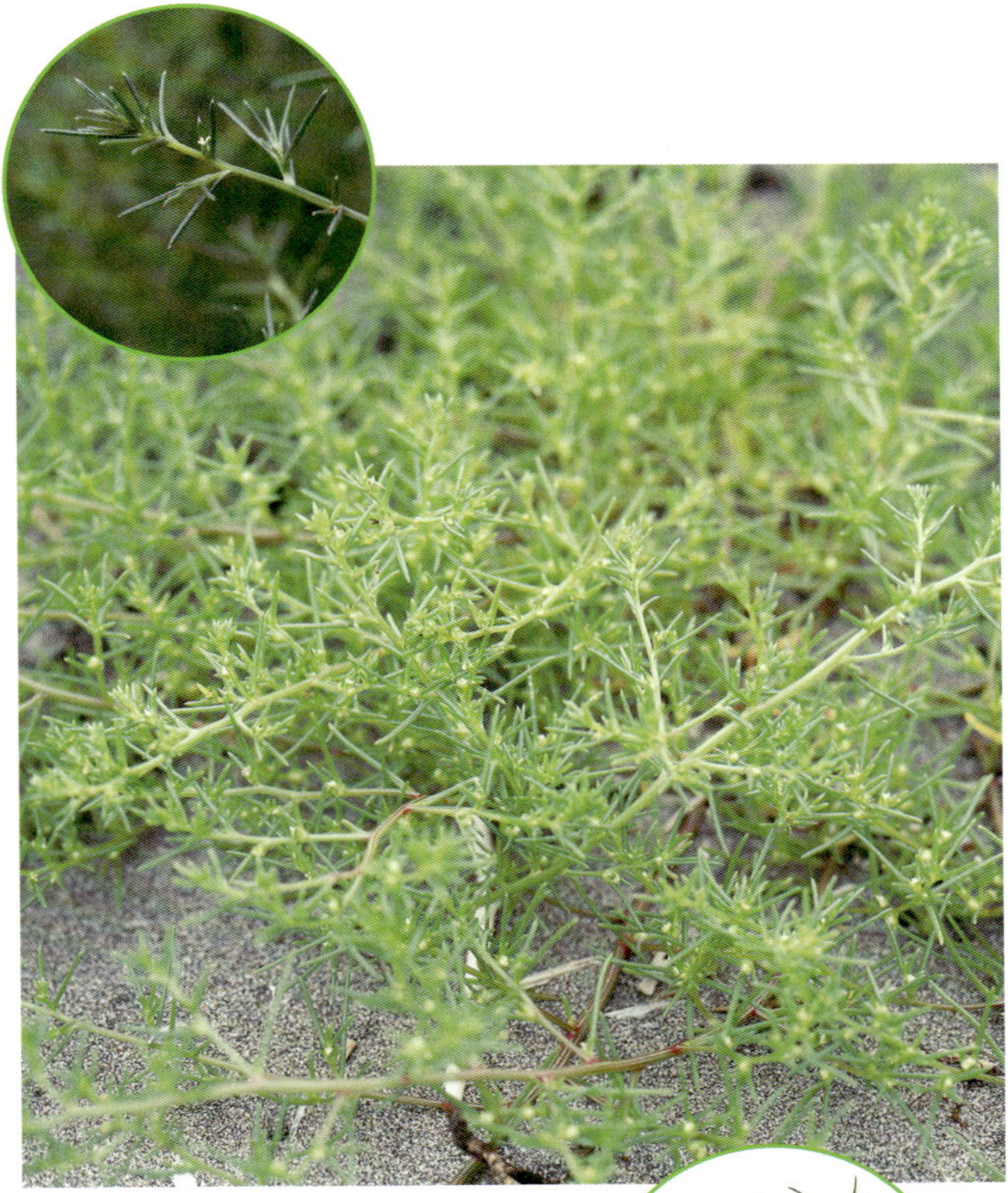

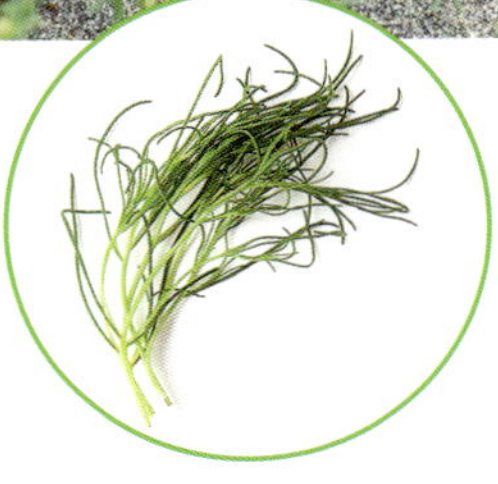

●別名／ミルナ
●生育場所／海岸砂地
●薬用／〈部分〉全草
〈採取時期〉春から夏
●食用／〈部分〉若苗、若芽、枝先
〈採取時期〉春から夏

特徴　全国各地の海岸砂地に自生する一年草。茎は下のほうから枝分かれして四方に広がり、ヒジキのような多肉質の葉が互生。若い茎や葉はやわらかいが、時期が過ぎるとかたくなる。夏に葉のつけ根に一つずつ、気をつけて見ないとわからないくらい小さい薄緑の花をつける（前ページの上の円内の写真）。

名前の由来　茎葉が海草のヒジキのようなところから、オカにあるヒジキの意味。海岸とは無縁の米沢市周辺では、江戸時代から栽培がつづいている。

薬用

成分　ベタイン、コハク酸、シュウ酸ナトリウム。

採取法　春から夏に全草をとって生のまま利用するか、全草を日干しにし保存。

高血圧症ぎみに　山菜料理として食べるが、生のものがないときには、乾燥したものを刻んでお茶がわりに飲む。ほうじ茶をいれるのと同じ要領でよい。

食用

採取法　地上をはっている枝先をつめでちぎってかき集める。

料理　海岸砂地に自生するものは、一晩水につけてアク抜きをするが、栽培品はその必要がない。2〜3本まとめて衣をつけて揚げ物に。ゆでたものは、おひたし、ごまあえ、白あえ、からしあえ、酢みそあえに。

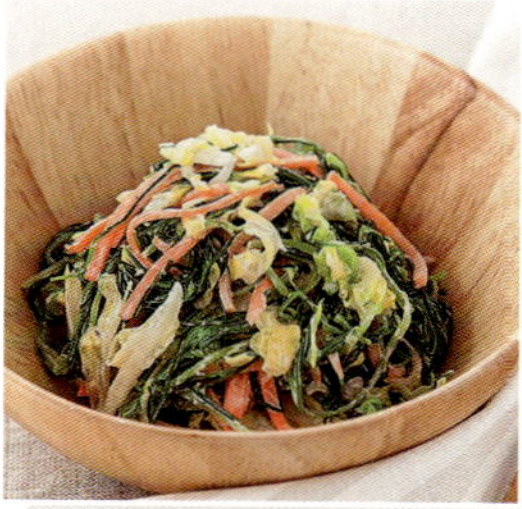

オカヒジキのコールスローサラダ

材料（4人分）

オカヒジキ…150g
キャベツ…小½個
にんじん…⅓本
塩…小さじ½

Ⓐ
マヨネーズ…大さじ5
牛乳…大さじ2
酢…大さじ1
砂糖…小さじ1
黒こしょう…少々

作り方

1. オカヒジキは食べやすい大きさに切り、熱湯でさっとゆでて氷水で手早く冷やし、水けをきる。
2. キャベツ、にんじんはせん切りにし塩をなじませ、しっかりと水けをしぼる。
3. ①と②を合わせ、Ⓐであえる。

オニユリ・コオニユリ

ユリ科
オニユリの生薬名
百合（びゃくごう）、巻丹（けんたん）

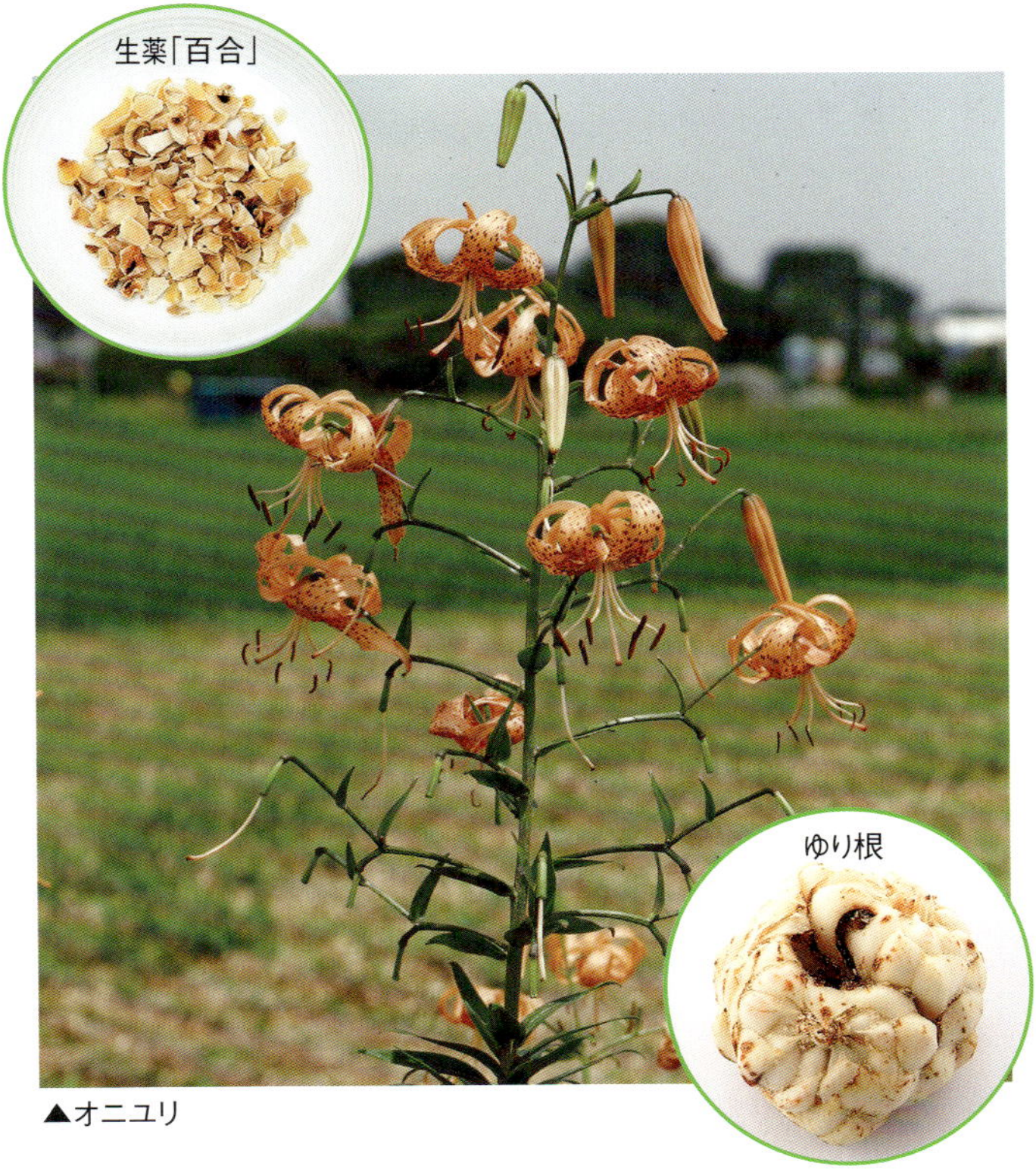

▲オニユリ

●別名／オニユリはサトユリ
●生育場所／オニユリは丘陵、山野、海岸。コオニユリは渓流に面したがけ縁
●薬用／〈部分〉オニユリ鱗茎
〈採取時期〉秋
●食用／〈部分〉どちらも鱗茎（ユリ根）
〈採取時期〉秋から春

オニユリ・コオニユリの特徴　日本全土に自生し、中国、朝鮮半島にも分布する多年草。

オニユリが海岸から山地にかけて広範囲に、しかも華やかに群がり生ずるのに対し、コオニユリは深山の、それも渓流に面した断崖絶壁に、一つ二つひっそりとある場合が多い。

オニユリは茎が太く、紫褐色の斑点と白毛があり、高さ1〜2mになる。地下には径6〜8cm、平たい球形で白色の鱗茎がある。

葉は披針形《ひしんけい》か広線形で、長さ7〜15cm。葉のつけ根に黒紫色のムカゴができる。花は7〜8月に、数個から20数個の黄赤色花が下向きに咲く。種子はできず、ムカゴか地下の鱗茎を分けて繁殖する。

コオニユリは、オニユリに似ているが、全体的に一回り小さく、紫褐色の斑点とムカゴが見られない。

薬用

成分　多量のデンプン、タンパク質、脂肪など。

採取法　オニユリの鱗茎を掘り、外皮を捨て、ばらばらにはぎとり、熱湯をかけて日干しに。これが生薬百合《びゃくごう》。

せき止め・解熱に　1回4〜10gを、水300mℓで半量に煎じて服用する。

食用

採取法　オニユリ、コオニユリともに鱗茎（ユリ根）を掘る。

料理　生のまま天ぷらにしたり、かためにゆでて冷やし、塩と砂糖で調味した酒かすにつけて漬け物や甘酢漬けに。また茶わん蒸しの具、煮物などにも。

ゆり根のから揚げ

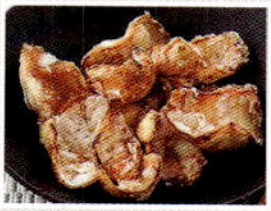

材料（2人分）

ゆり根…1個

Ａ ┌しょうゆ、酒…各大さじ1
　 └おろししょうが、おろしにんにく…各5g

かたくり粉、揚げ油…各適量

塩…少々

作り方

1. ゆり根はほぐして洗い、Ａで下味をつけて10〜15分おく。
2. かたくり粉をまぶして170〜180度の油で揚げ、塩を振りかける。

カワラナデシコ

ナデシコ科
生薬名　瞿麦（くばく）　瞿麦子（くばくし）

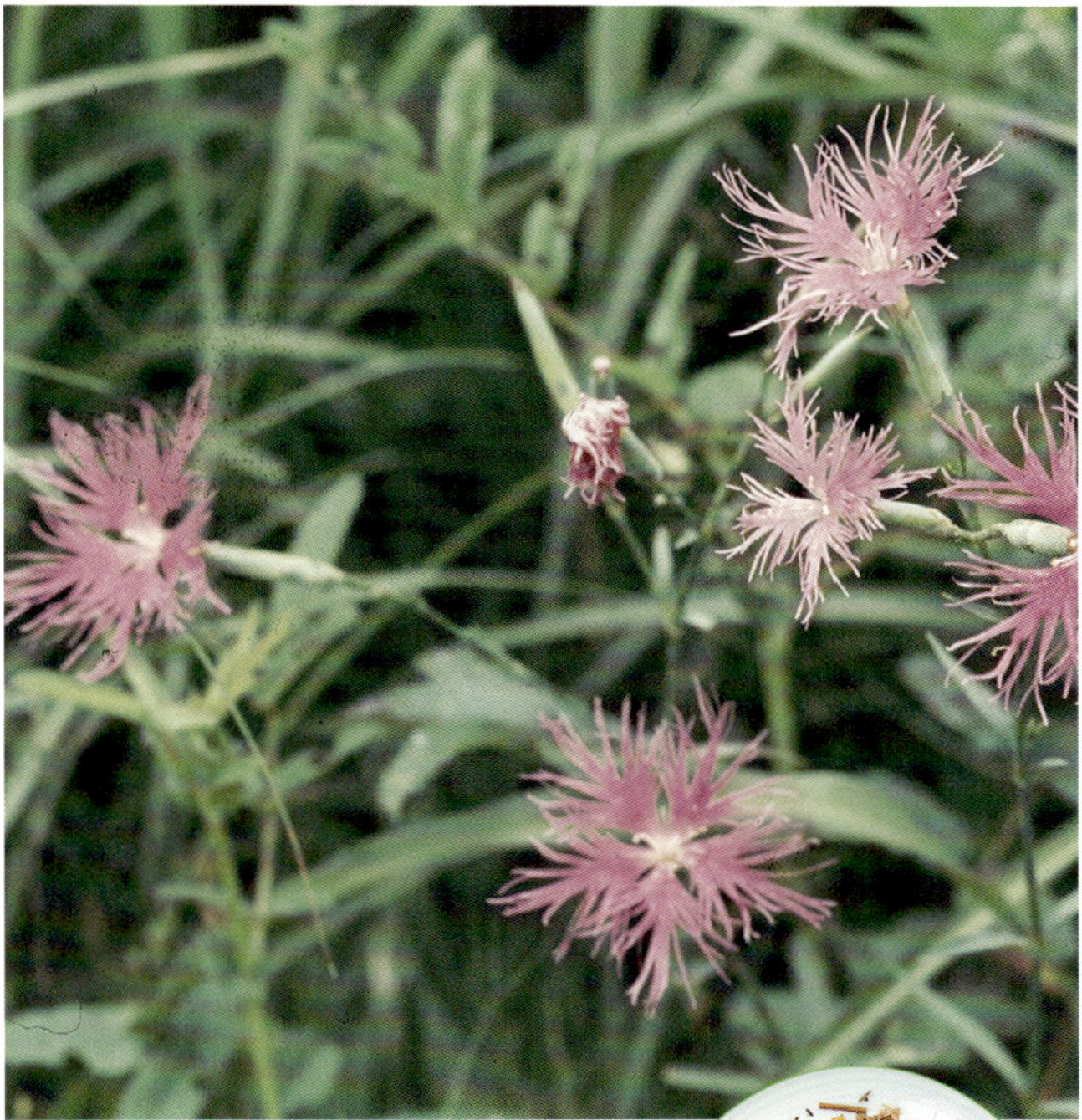

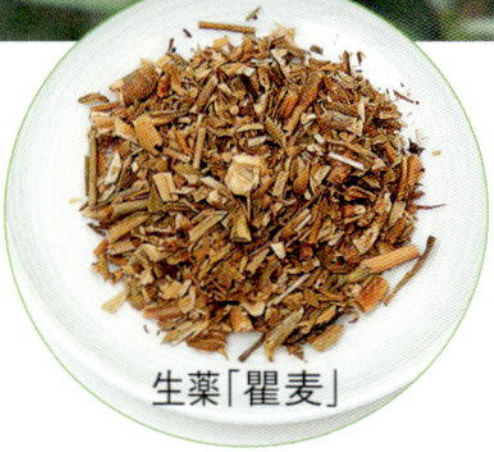

生薬「瞿麦」

●別名／ヤマトナデシコ
●生育場所／路傍、土手、野原、山地、海岸
●薬用／〈部分〉種子
〈採取時期〉秋

特徴　わが国全土の川原やあぜ道などの日当たりのよいところに自生する多年草である。高さ50㎝くらいで葉は対生し、細長い。6月から9月ごろまで薄紅色の愛らしい花を開く。

西行《さいぎょう》法師は、「野辺見ればなでしこの花咲きにけり　わが待つ秋は近づくらしも」と詠み、また、万葉の歌人山上憶良《やまのうえのおくら》は、ナデシコを秋の七草の一つに数えている。観賞用に庭先に移植するとよい。

名前の由来　別名ヤマトナデシコ、また単に、ナデシコの名で呼ばれることもある。

ナデシコの名は、「撫《なで》し子」からという。薄紅色の上品な花、淡緑色の繊細な茎葉のかれんさが、かわいい子供の頭をなでるのに共通した意義を持って、ナデシコの名ができた。

いろいろある品種　カワラナデシコに近い種類には、本州、四国、九州、沖縄の海岸に見られるフジナデシコ、高山の岩場に生える種類にタカネナデシコがある。また、カワラナデシコとセキチクという外来種を交配したイセナデシコは、園芸種として栽培されている。

成分　サポニンを含んでいる。

薬用

採取法　果実ごと採取して、風通しのよい日陰に干す。果実が、からからに乾燥したら、手で静かにもみ、黒い種子だけをより集めるようにする。

集めた種子を、また1〜2日日干しにして、紙袋などに入れて、風通しのよいところに保存する。開花時の全草をとり、乾燥させて作った生薬が瞿麦《くばく》である。

むくみ（水腫）のときの利尿に　乾燥した種子（瞿《く》麦子《ばくし》）1日量12gを、水１５０㎖で半量に煎じる。これを3回に分けて服用する。

月経不順に　利尿剤と同様に、乾燥した種子（瞿麦子）1日量12gを、水１５０㎖で半量に煎じる。これを3回に分けて服用する。

キキョウ

キキョウ科
生薬名　桔梗根(ききょうこん)

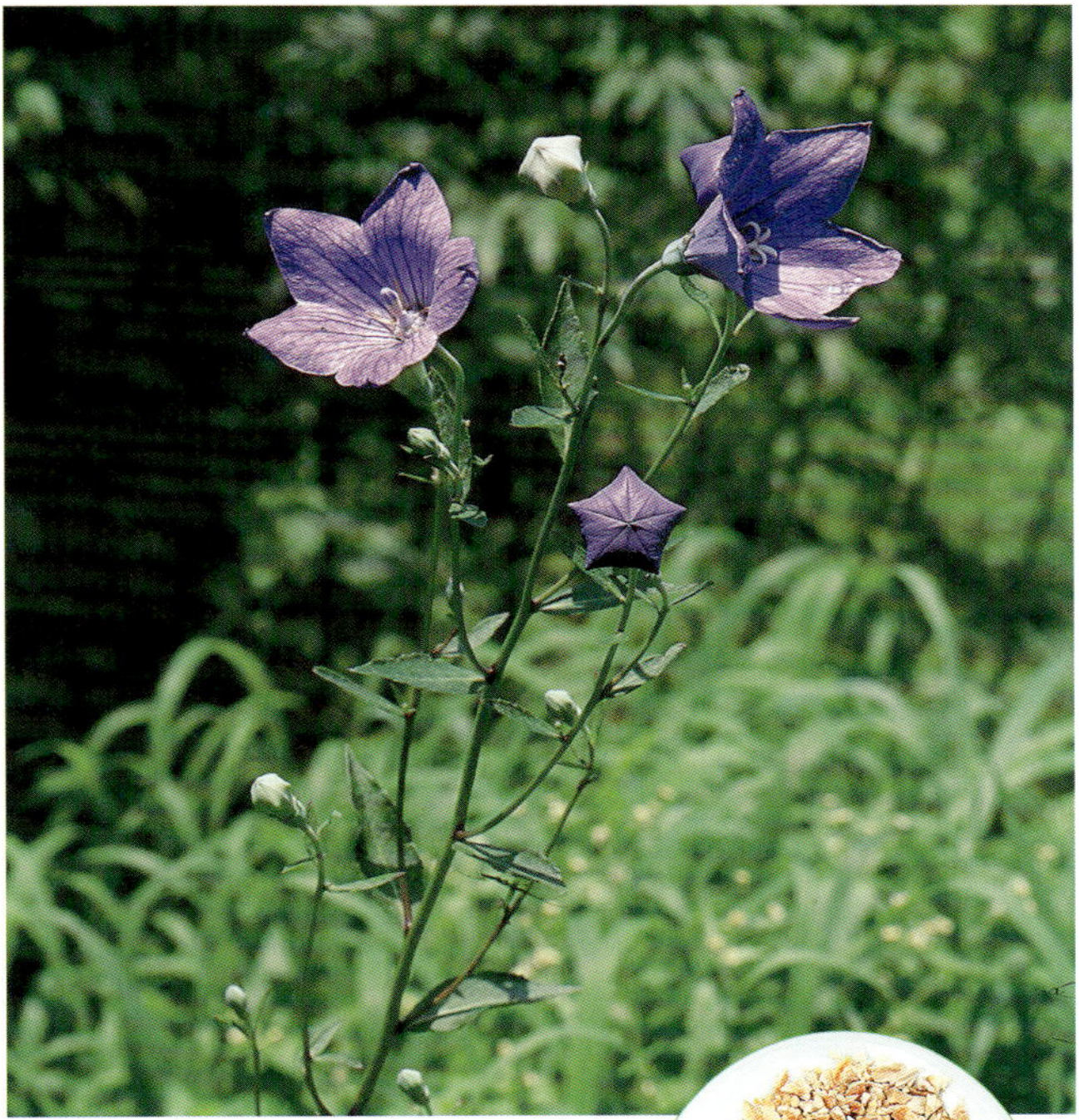

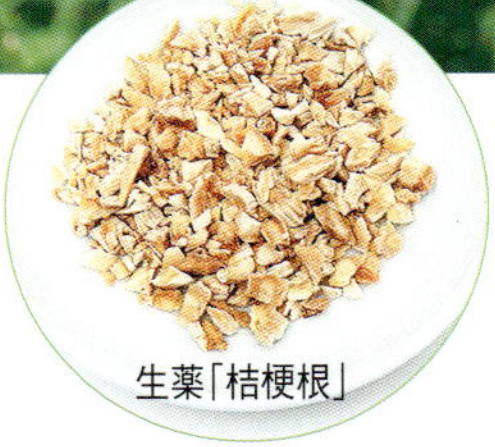

生薬「桔梗根」

●別名／ボンバナ、ムラサキバナ
●生育場所／日当たりのよい丘陵、原野、土手
●薬用／〈部分〉根
〈採取時期〉夏

特徴　秋の七草の一つとしておなじみの花。

わが国各地に自生するほか、朝鮮半島、中国などアジアの温帯に広く分布する多年草。園芸品種も栽培される。

草丈は1mくらい。花は茎の上方、ときに枝分かれした花茎の先端に一つずつ咲き、花径約4～5㎝、紫コバルト、ときに白色。

野生種や、また園芸品種を含めて栽培される。

開花期は長く、7～9月ごろまで花が見られる。

茎、葉は互生し、披針形、裏面は多少白緑色、茎、葉また根にきずをつけると白色の乳液を出す。

根を食用に　根は太く白色。朝鮮半島では根を漬け物や山菜として食用にするが、アクが強いので根の外側の皮をとり去ってから食用にする。

普通は流水中に数日浸し、外皮が軟化するのを待ってから、いもを洗うようにかきまぜると皮はとれる。乾くと白色になる。

薬用には　夏から秋に野生のものを採取して、薬用の桔梗根にするが、わが国の市販品の大部分は韓国や中国からの輸入品。

国産のものは現在ほとんど集荷されていない。

成分　去痰作用やにきび、おできのできやすい人の体質を改善するサポニンを含む。

薬用

採取法　夏に、キキョウの根を掘り出し、細根を除いたあとで、こまかく切るか、もしくは外皮を竹べらではぎとって日干しにする。

扁桃腺などののどの痛み・痰を伴うせきに　1日量として桔梗根《ききょうこん》2gと甘草3gを煎じ、1日2回うがいしながら飲むとよい。

痛む化膿性のはれものに　桔梗根1g、芍薬《しゃくやく》・枳実《きじつ》各3gを粉末としてまぜ、1回量2～3gをとり、卵の黄身1個分をまぜ、白湯《さゆ》で飲むと化膿性のはれものに有効。1日に1～2回飲むとよい。

キンミズヒキ

バラ科
生薬名　竜牙草(りゅうげそう)

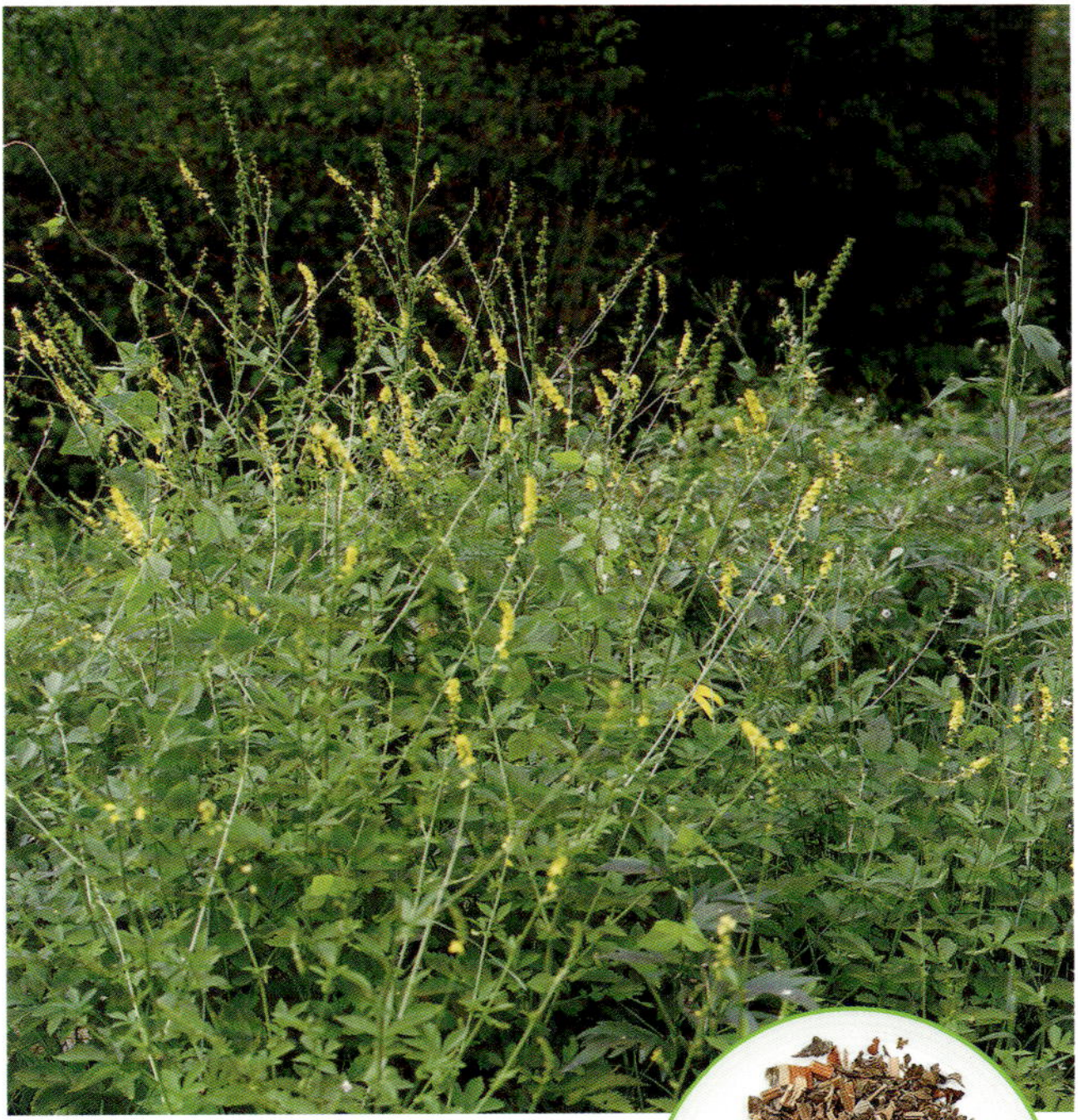

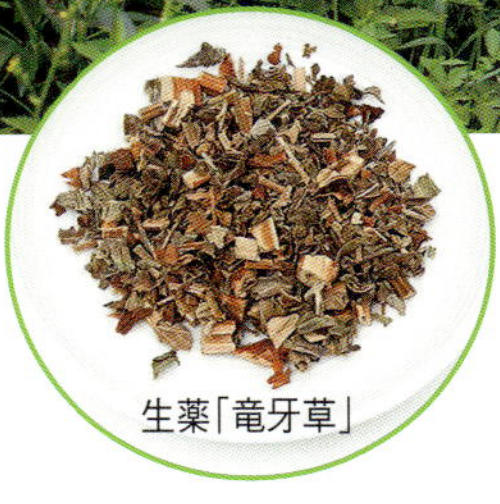

生薬「竜牙草」

●別名／ヒッツキグサ、ヌストグサ、センキグサ
●生育場所／路傍、野原、山林、高原
●薬用／〈部分〉全草
〈採取時期〉夏
●食用／〈部分〉若芽、若葉
〈採取時期〉早春

特徴　日本全国に分布している。山林原野のいたるところに普通に見られる多年草。
草丈は1mくらいで、全株に長い毛が密生する。
葉は大小ふぞろいの小葉からなり、葉柄のもとに葉状をした托葉がハート形についている。
夏から秋にかけて、茎の上部が枝分かれをし、黄色5弁の小花を、穂状につける。
果実は、花後も落ちずに残ったがくの内側にできる。
がくの縁に鋭くて内側に曲がった刺毛を多数つけ、衣類につきやすく、果実の散布に役立つ。

名前の由来　黄色の小花が細長い穂に咲く様子を、金色の水引に見立てて、キンミズヒキの名がつく。
また果実が衣服につきやすいことから、和歌山県ではヒッツキグサとも呼んでいる。

似たものに　中国にも日本のキンミズヒキに似たシナキンミズヒキ（アグリモニア・ピロサ）がある。
わが国のキンミズヒキと同じく、竜牙草《りゅうげそう》と呼び、薬用にしているが、中国では吐血、口内出血、下痢止めとして用いている。

成分　粘膜を収縮する作用のあるカテコールタンニンやフェノール性配糖体を含む。

薬用

採取法　夏の花の盛りに、根茎を含む全草を抜きとり、水洗いしてこまかく刻み、日干しにする。

下痢に　1日量として乾燥した全草（竜牙草）8〜15gを水４００㎖で1/3量になるまで煎じ、あたたかいうちに服用する。

口内炎・歯ぐきの出血に　竜牙草5gを水２００㎖で半量に煎じ、冷めかげんになってから、1日数回うがいする。

食用

採取法　春先、やわらかい若葉と若芽をつみとる。

料理　ゆでておひたし、あえ物、汁の実に。

ゲンノショウコ

フウロソウ科

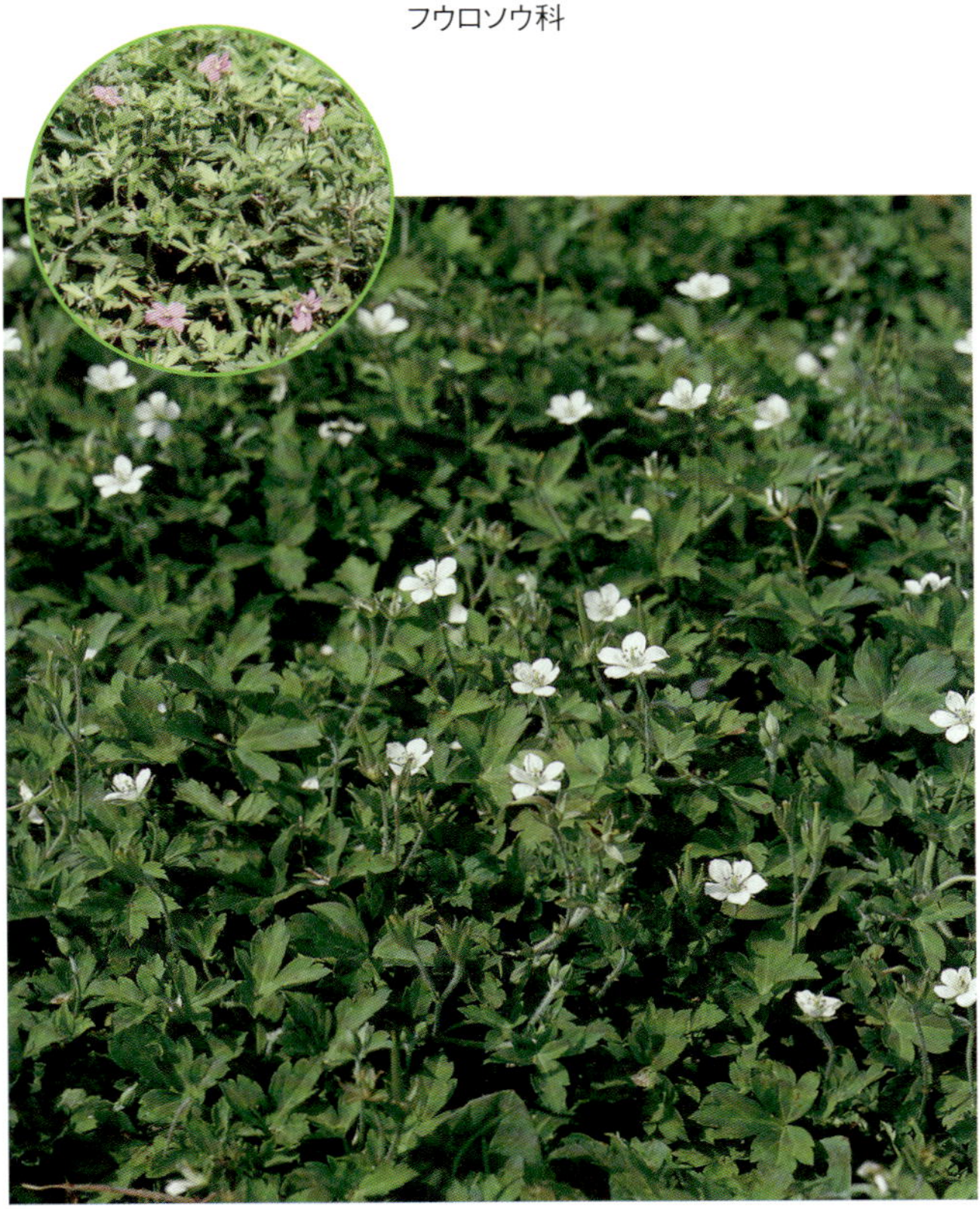

●別名／ミコシグサ、セキリグサ、イシャイラズ、イシャナカセ、ウメヅル、クスリノハナ

●生育場所／路傍、土手、野原、山地

●薬用／〈部分〉全草
〈採取時期〉土用の丑のころ

●食用／〈部分〉全草
〈採取時期〉春から初秋

特徴　下痢止めの妙薬。夏の土用の丑の日ごろになると、全国各地でこの花が満開になる。花は径1・5㎝ぐらい、花弁は5枚で白色または紫紅色（東日本は、白、西日本は紫紅色）の花が咲く。茎が地面をはうか、斜めに伸び、枝を多く出し、葉は対生で深い切り込みがある。花が終わると果実は種子を放出して、5枚の果皮が上方に巻きかえる。

日本で薬効発見　貝原《かいばら》益軒《えきけん》の『大和本草《やまとほんぞう》』（1708）では、下痢止めの効能があると記されている。だが日本中に定着していたわけでなく、益軒より5年後の寺島良安《てらじまりょうあん》の『和漢三才図会《わかんさんさいずえ》』（1713）では、「小児がこの実を採り闘戯とする。葉はわずかに苦い」とあって、下痢を治すことにふれていない。小野《おの》蘭山《らんざん》の『本草綱目啓蒙《ほんぞうこうもくけいもう》』（1803）で、「根苗ともに粉末にして一味用いて痢疾を療するに効あり。故にゲンノショウコと言う。是救荒本草《きゅうこうほんぞう》の牻牛児《ぼうぎゅうじ》一名闘牛児《とうぎゅうじ》の一種なり」と述べている。『救荒本草』（1424）とは飢饉《ききん》に備え、野草を食料の足しにする方法を教えた中国の書物で、薬用植物の書ではない。この本が日本に入り、牻牛児がゲンノショウコに似ていたので、たまたま下痢の人が食べて治ったという、思いがけないことから、下痢止めに発展した。

成分　下痢に効くのはタンニン（フロバタンニン）。没食子酸、クエルセチン、コハク酸なども含んでいる。

薬用

採取法　土用の丑の日ごろはタンニンが最も多量に含まれる。その時期に全草をとり、水洗いし陰干しに。

下痢止めに　1日量20gを水400㎖で半量になるまで煎じて服用。便通にも効果がある。

高血圧予防に　ゲンノショウコ10g、ドクダミ10g、決明子5gを土びんで煎じて、お茶がわりに。

食用

採取法・料理　花が咲いてからでも、やわらかいのでつみとれる。ゆでてあえ物や油いため、つくだ煮にも。

ゴマ

ゴマ科
生薬名　胡麻(ごま)

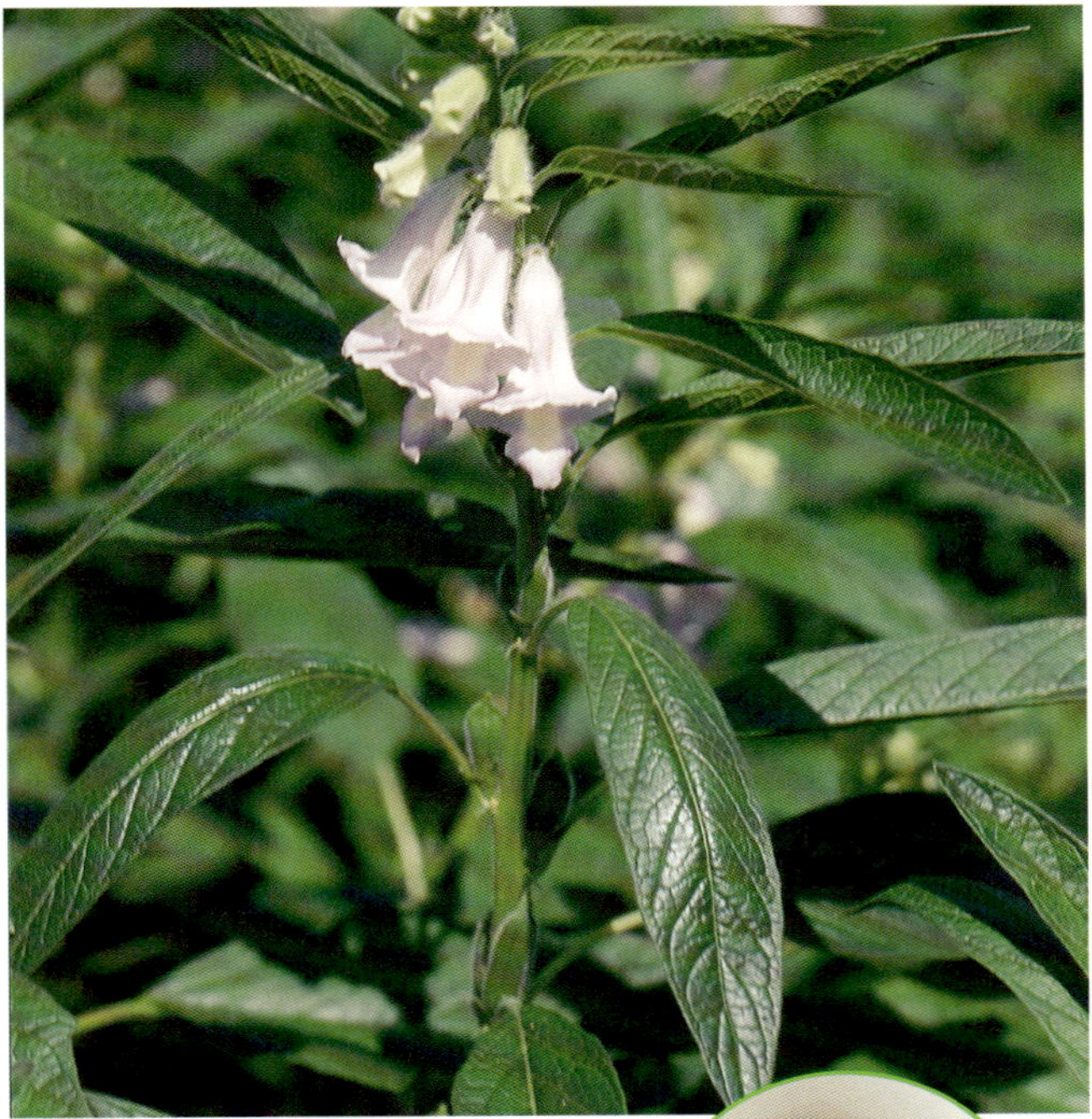

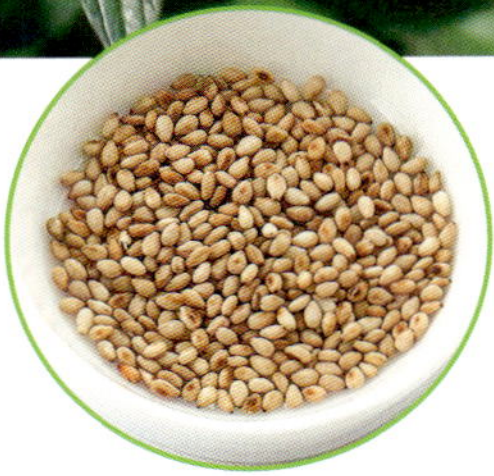

●薬用／〈部分〉種子
〈採取時期〉秋
●食用／〈部分〉種子
〈採取時期〉秋

特徴　「胡」の国から来たというので、胡麻と名づけられたというのは、古い時代の中国の話。日本には古い昔に、中国から入ってきた。種子は色によって3品種に分けられる。白色を白ゴマ、黄褐色を金ゴマ、黒色を黒ゴマと呼んで区別するが、それぞれの特質がある。白ゴマには油の含量が最も多く、江戸時代からゴマ油には白ゴマが使われていた。黒ゴマは白ゴマに次いで油が多く、特有の香りが強いので、ゴマあえ、ゴマ塩など料理に主に使われる。金ゴマは、さらに香気はよいが、生産量が少なく、高価であるため、一般にはあまり用いられない。

黒ゴマを薬用に　『本朝食鑑《ほんちょうしょっかん》』（１６９７）には、「黒胡麻は腎に作用し、白胡麻は肺に作用する。倶《とも》に五臓を潤《うるお》し、血脈をよくし、大腸、小腸の調子を整える」と記されている。ここで言う腎は性欲をつかさどる臓器のこと。著者人見必大は「予の父は常に黒胡麻、胡桃《くるみ》肉・枸杞葉《くこよう》・五加葉《ごかよう》・山椒《さんしょう》・白塩等を調製し、細末にして、飯の後で白湯に入れて服用し、これを朝夕の日課としていたが、老を終わるまで強健、無病であった。予も、これを遺訓として、今日までずっと服用している」と言っている。白塩は食塩のこと。

成分　脂肪油はリノール酸、パルミチン酸などからなり、脂肪油以外の特殊成分のセサミンやカルシウム、ナトリウムなども多い。

◆薬効と用い方

強壮に　黒ゴマをいってから、すり鉢でよくすり、ごく少量の食塩を加える。それを茶さじ1杯ずつ、朝夕の食後に服用する。

ごまだれ

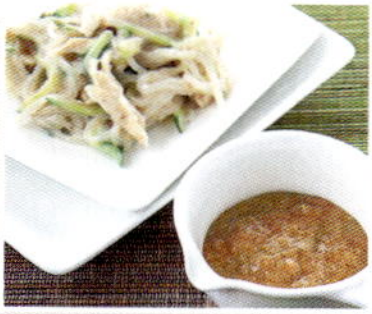

材料（作りやすい分量）

白ごま…大さじ2

Ⓐ
- みそ…8g
- 砂糖…小さじ2
- マヨネーズ、酢、ごま油…各小さじ1

作り方

白ごまはからいりしてすり鉢ですり、Ⓐとよくまぜる。

★春雨のサラダなどによく合う。

ザクロ

ザクロ科
生薬名　石榴（せきりゅう）

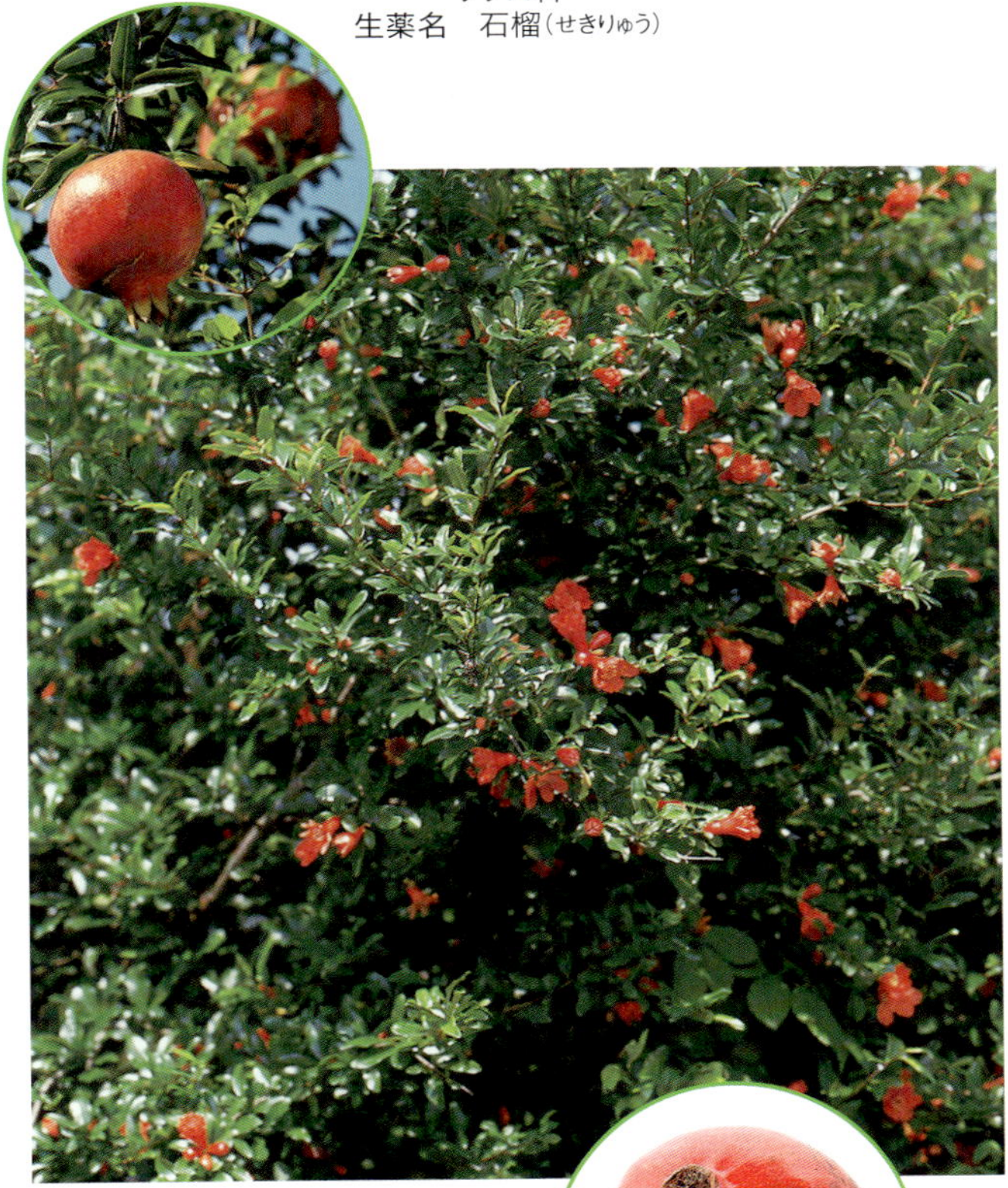

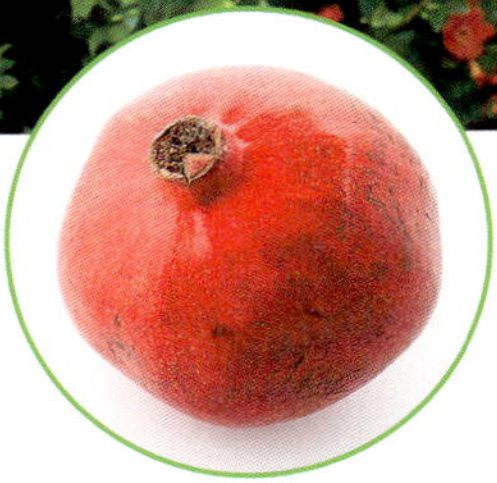

●薬用／〈部分〉果実
〈採取時期〉夏から秋
●食用／〈部分〉果実
〈採取時期〉夏から秋

特徴　平安朝のころの鏡は金属の鏡で、よく熟したザクロの果実を割って、つぶつぶした種子をとり出し、布に包んで鏡を磨いた。種子の表面の半透明の部分には、クエン酸、リンゴ酸が含まれ、この有機酸が曇りをとり除いたのである。

昔は寄生虫駆除に　ザクロは幹や根の皮を薬にするという目的で日本に入ってきたらしいが、体内の寄生虫駆除に利用したのではないか。幹や根の皮には、アルカロイドのペレチィリンが含まれており、これが条虫駆除に役立ったが、一方、副作用も強いので、しだいに使用されなくなった。薬用には果皮が使われる。

おいしくなった改良種　ザクロはがくが大きく壺状に発達し、中にたくさんの種子があり、熟しても果肉ができない。食べられるのは、一粒一粒の種子の外側にある多肉多汁の外種皮だが、在来種は酸味が強くて、あまり食べられない。大型で赤く皮の薄いザクロが出回っており、アメリカザクロと呼ばれているが、米国で改良されたペーパーシェルという品種で、甘みが強く、しかも多汁でおいしい。

調整法　熟して口を開けた果実をとり、金属性のものを使わずに、果皮を手でむいてちぎり、広げて日干しに。

成分　果皮にはタンニンを含み、アルカロイドのペレチィリンを含んでいない。

◆薬効と用い方

口内のただれに

果皮5～10gを200mℓの水に入れ、沸騰してから火を止め、冷めかげんになったら、これでうがいをする。

ザクロジュース

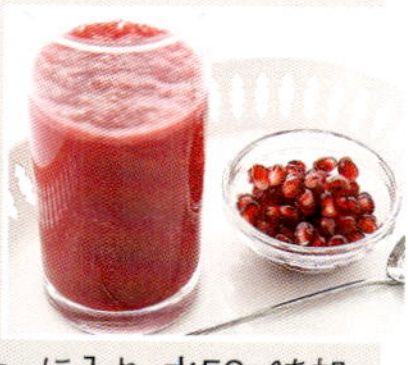

材料（作りやすい分量）

ザクロ…2個
レモン汁…大さじ1
砂糖…75g
炭酸水…適量

作り方

1. ザクロは実を取り出してミキサーに入れ、水50mℓを加えて撹拌し、ざるでこす。
2. 鍋に①と砂糖、レモン汁を入れて火にかけ、砂糖をとかし、冷ます。
3. 炭酸水で割って飲む。

ジュンサイ

スイレン科
生薬名　蓴（じゅん）

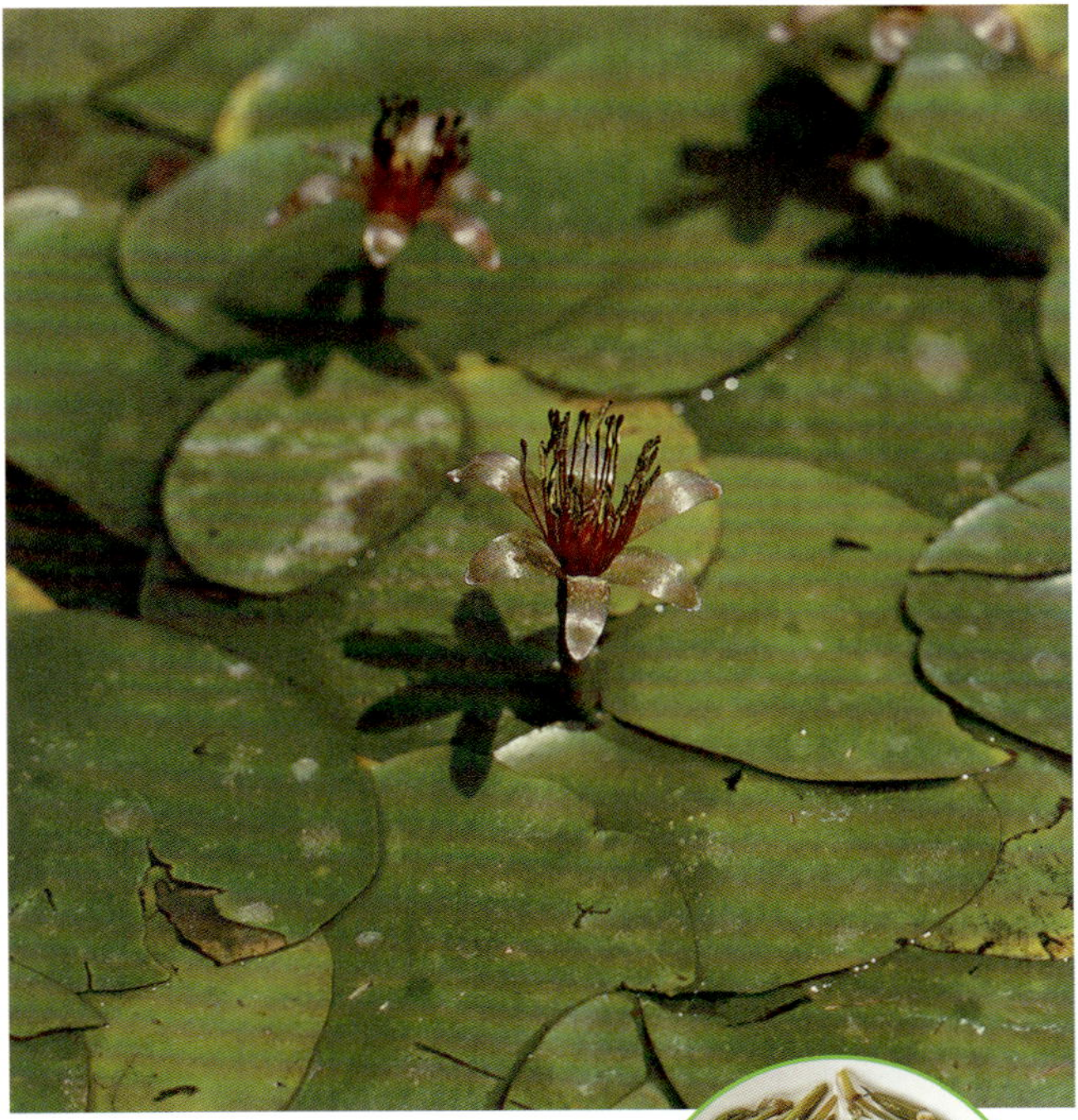

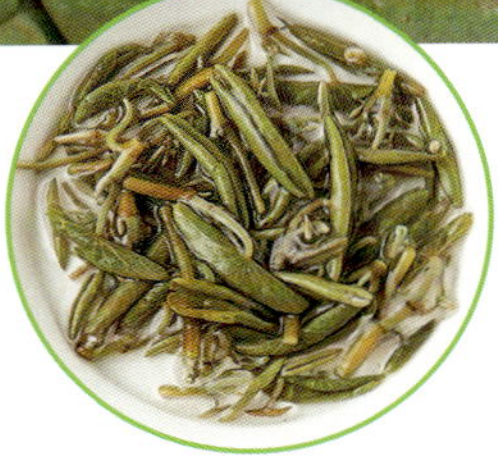

●別名／ズルンサイ、ジュシャ
●生育場所／池沼
●薬用／〈部分〉茎、葉
〈採取時期〉5～7月
●食用／〈部分〉若葉、若芽
〈採取時期〉早春から初夏

特徴　古い池や沼に自生する多年草。水底の泥の中の根茎から、水中に茎を伸ばし、多数の葉が互生する。葉は下面中央が長い葉柄によって支えられ、水面に浮かぶ。夏、暗赤色の花を開くが、花は午後になるとしぼむ。新芽を早春から初夏にかけて採取して食用にする。

びん詰めで出荷　春から初夏に若芽や若葉は粘液質を分泌する。透明な寒天のようなもので包まれているのをつみ、生のまま酢の物、汁の実に入れ珍重される。半夏生《はんげしょう》（太陽暦で7月2日ごろ）を過ぎると、東北や北海道では少々かたくなるので、塩漬けにし、びん詰めとして出荷する。

成分　粘液質。

薬用

採取法　5〜7月ごろ、葉、茎を日干ししたあとこまかく刻む。

はれもの（悪性おでき）に　生の全草をもんで、その汁をつける。

解熱・利尿に　1日量として乾燥した全草6〜15gを水400㎖で1/3量に煎じ、3回に分服。

食用

採取法　沼や水中に生えているので、小舟やゴムボートに乗り、浮いている葉をたぐりよせ、若葉の先端の巻いている部分をつみとるが、一般には、市販されているびん詰めを利用する。

料理　生のまま、酢の物、とろろ汁、椀だねなどに。

ジュンサイの酢の物

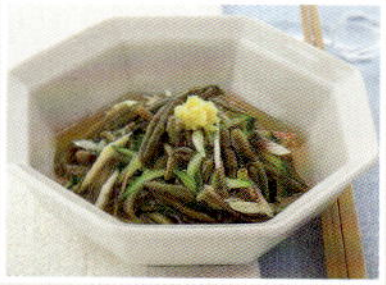

材料（1人分）

ジュンサイ…30g
きゅうり…20g
みょうが…¼個
Ⓐ
- かつおだし…大さじ2
- 酢…大さじ1
- 薄口しょうゆ、みりん…各小さじ1

おろししょうが…少々

作り方

❶ジュンサイが生の場合は熱湯で5秒ほどゆでて氷水で冷やす。きゅうり、みょうがはせん切りに。

❷①を器に盛り、よくまぜたⒶをかけておろししょうがを添える。

スイカズラ

スイカズラ科
生薬名　忍冬（にんどう）　金銀花（きんぎんか）

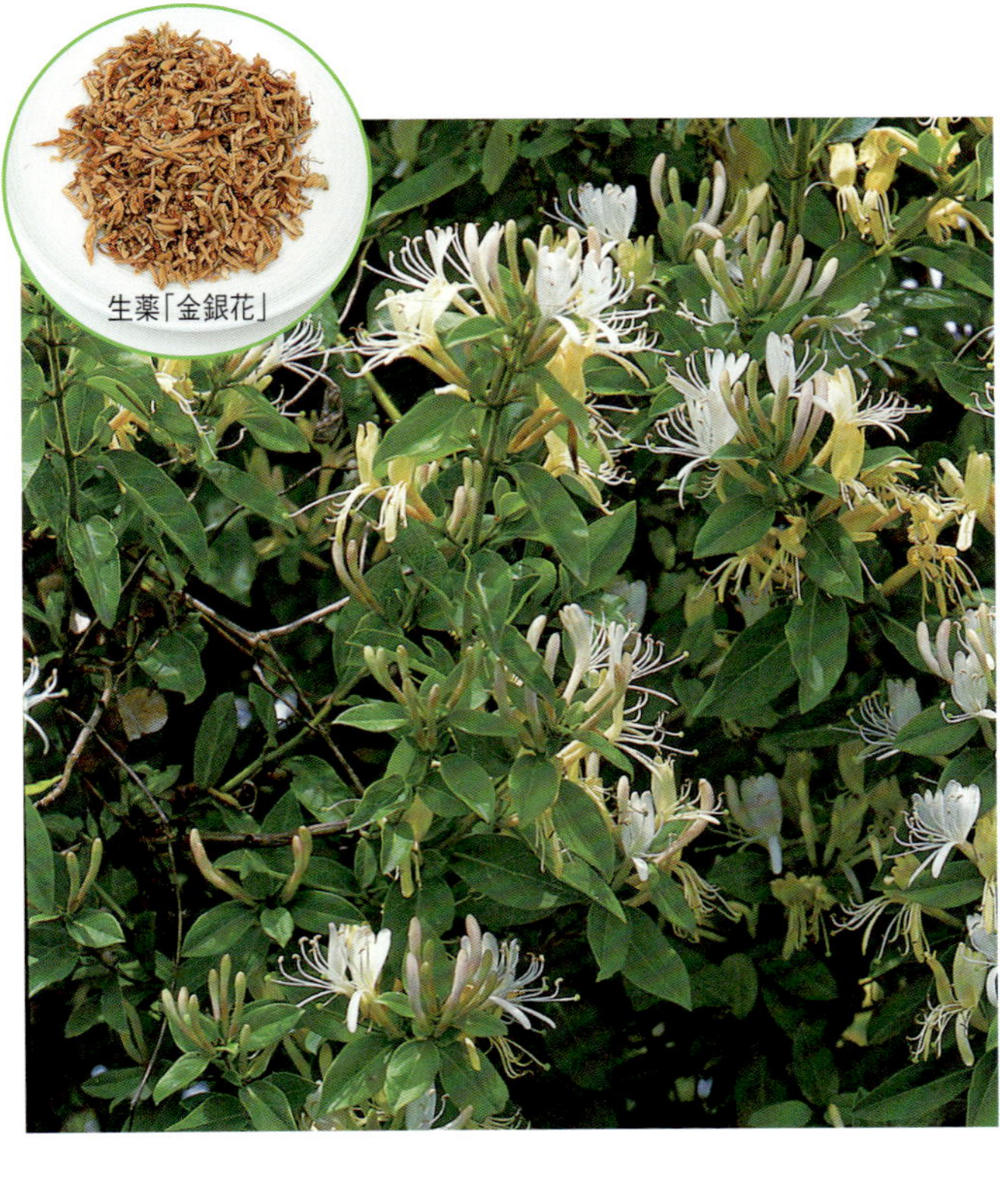
生薬「金銀花」

●別名／スイバナ、スイスイバナ、ニンドウカズラ
●生育場所／路傍、野原、土手、山林
●薬用／〈部分〉葉茎、花
〈採取時期〉花は4～5月ごろの開花期
●食用／〈部分〉新芽、葉、花
〈採取時期〉葉は春から夏、花は4～5月

特徴　全国各地に野生する、常緑のつる性低木。つるは右巻きに伸び、葉がこれに対生する。この葉は冬でも枯れずに寒さに耐え忍ぶというので、葉や茎の生薬に「忍冬《にんどう》」の名がつけられた。初夏に咲く花は、初めは白で、時がたつにつれて黄色に変色する。花の盛りを過ぎた株を見ると、白花、黄花が入り乱れている。「金銀花《きんぎんか》」という花の生薬名はこれに由来したもの。果実は、黒い球形をしている。

名前の由来　管状になった花を引き抜き、管の細いほうを口に含んで静かに吸うと、よい香りがあって、甘い味がするので、子どもたちがこぞって吸いたがる。「スイカズラ」の名はここから生まれた。

成分　タンニンや苦味配糖体のロガニンを含む。

薬用

採取法　花は4〜5月ごろの開花期につみとり、通風のよいところで陰干しに。葉や茎は初め2〜3日は日干しにし、あとは陰干しに。

痔の痛み・腰痛にふろ　乾燥した葉茎（忍冬）を二にぎり（50〜100g）ほど、木綿袋に入れて鍋に袋がかぶるくらいの水を入れて煮出し、沸騰したら、汁を袋とともにふろに入れて、入浴する。

関節が痛むときに　乾燥した花（金銀花）1日量2〜3gを水200mℓで半量に煎じ、食後に服用。

はれものに　乾燥した葉茎（忍冬）1日量5〜15gを水400mℓで半量に煎じ、食後30分に服用する。

解熱に　金銀花3gを1回量として、水200mℓから半量になるまで煎じて服用。

はれものの解毒・食欲増進・冷え症・生理痛・高血圧・健胃・整腸、疲労回復に金銀花酒　中国の『本草綱目《ほんぞうこうもく》』（1590）、わが国の『本朝食鑑《ほんちょうしょっかん》』（1697）、『和漢三《わかんさん》才図会《さいずえ》』（1713）に忍冬酒というのが出ている。スイカズラの茎葉ともち米と酒で作るが、江戸時代のわが国独特の忍冬酒がくふうされた。

飲み方　1日量30mℓが限度。朝夕2回に分けて飲む。

スベリヒユ

スベリヒユ科
生薬名　馬歯莧（ばしけん）

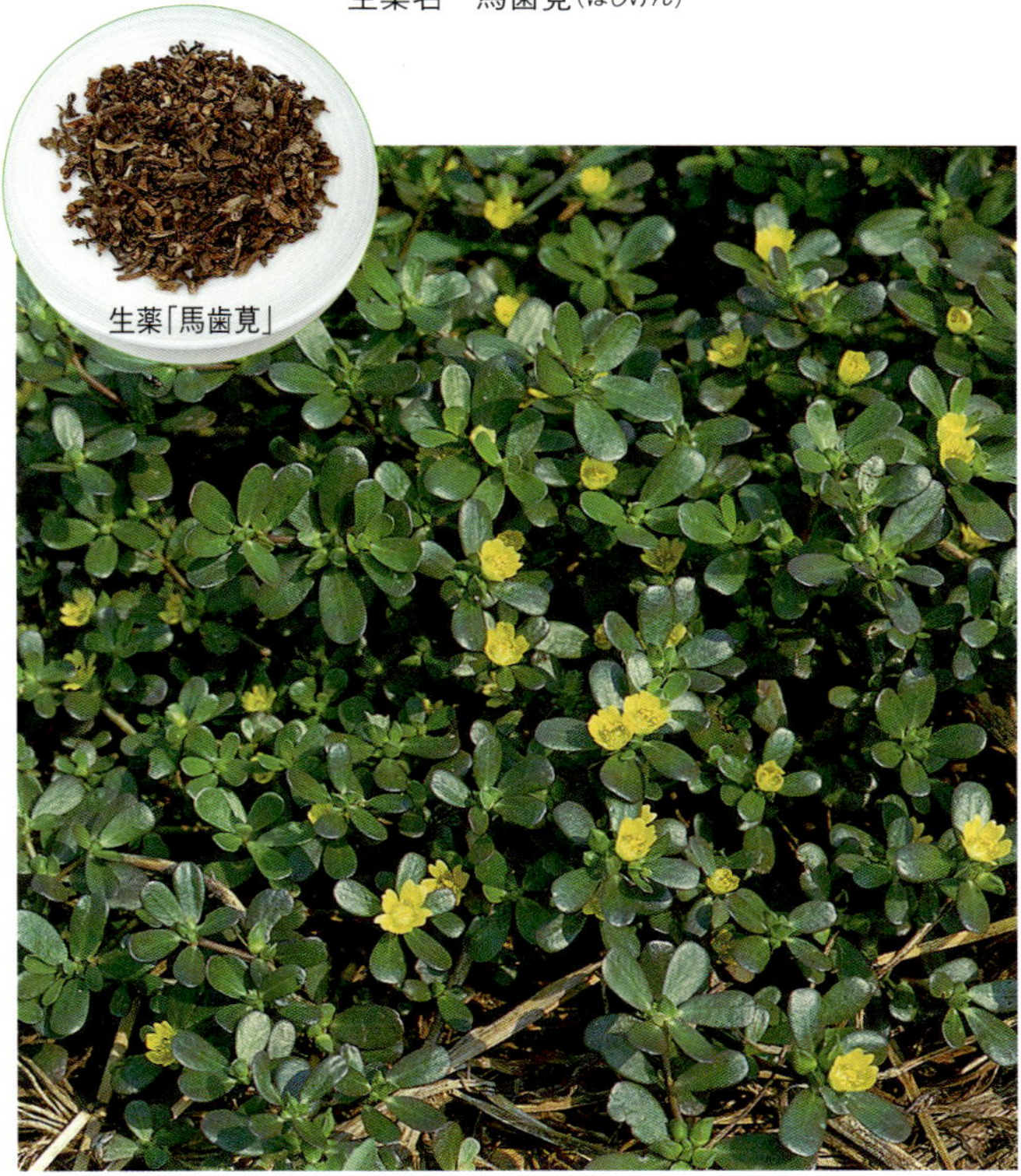
生薬「馬歯莧」

●別名／サケノンベグサ、ヨッパライグサ、ゴンベエグサ、トンボグサ
●生育場所／畑、路傍、土手、野原
●薬用／〈部分〉全草
〈採取時期〉茎、葉が元気のいい夏
●食用／〈部分〉根を除く
〈採取時期〉初夏から秋

特徴　全国の畑や土手など日の当たる場所に自生する一年草。葉は肉厚でつやがあり、へら状で茎に対生し、地面をはうように伸び、四方に広がる。夏に小花を開く。

毒虫に刺されかゆいとき、葉の汁をつけると確かに効く。多肉質の葉には汁液（細胞液）が数多い細胞中に入っており、その汁液にはかゆみをとる成分がとけ込んでいる。生の葉をしぼると汁液はコロイド状で出てくるが、アルコールにあうとコロイド状がくずれて、本来の薬効が期待できなくなる。

控えめに食べる　昔、ききんに備えて夏に採って乾燥し、ひたし物などにしたが、多食すると下痢するので控えめに食べたという。これについて人見必大《ひとみひつだい》は、「理においてあたっていないし、たとえ多食しても下痢するだけで心配ない」と『本朝食鑑《ほんちょうしょっかん》』（1697）に述べている。

成分　利尿効果のある無機物カリ塩。

薬用

採取法　茎葉を採取し日干しに。

毒虫に　生葉の汁液をすり込む。

利尿に　乾燥した全草（馬歯莧《ばしけん》）5～10gを、水400㎖で半量に煎じて、1日3回服用。

食用

採取法　根を除く全草をとる。

料理　ぬめりと酸味があるのでゆでてあえ物に。干すと葉がとれて茎だけになり、干しゼンマイのようになる。山形県ではスベリヒユは「ヒョウ」と呼ばれ、山菜として扱われている。

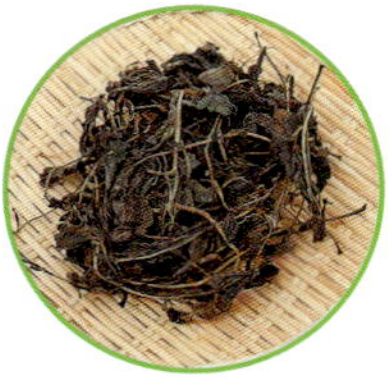

干したスベリヒユ
（ヒョウ・山形県）

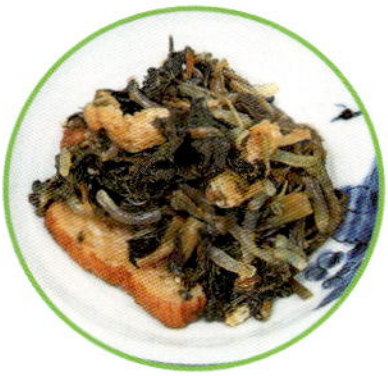

干したスベリヒユの煮物（山形県）

セリ

セリ科
生薬名　水芹（すいきん）

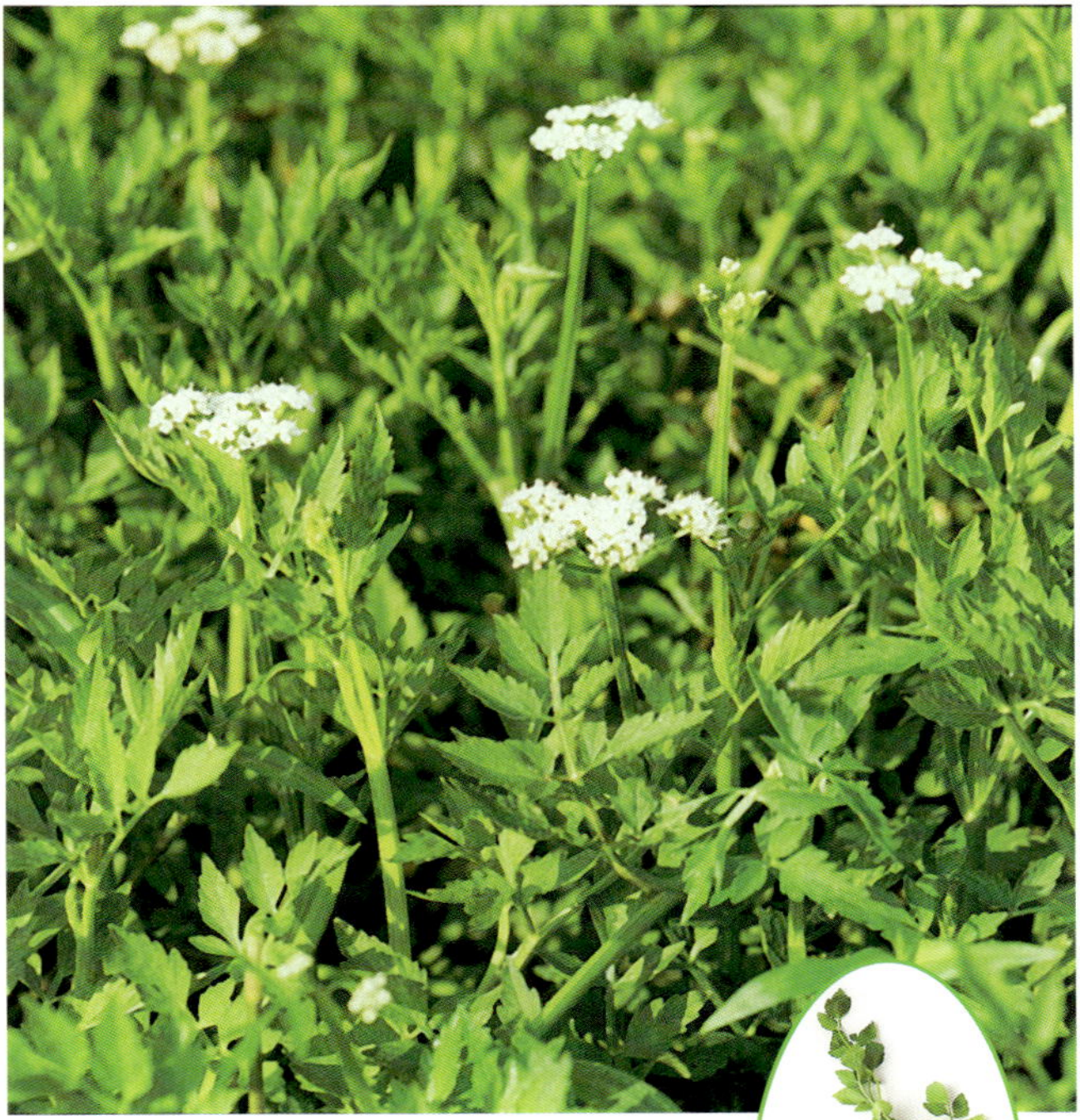

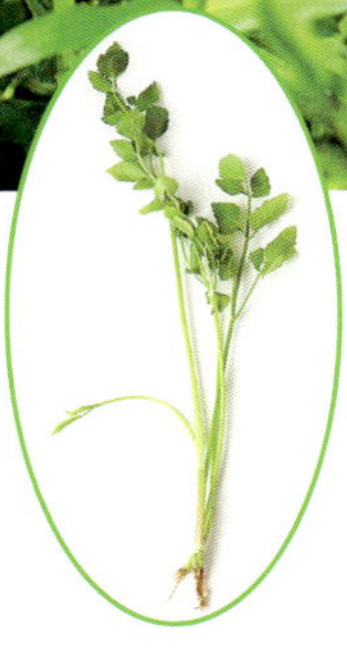

●別名／タゼリ、ミズゼリ、セェリ、セェリッパ
●生育場所／田、小川の縁、湿地、溝
●薬用／〈部分〉全草
〈採取時期〉春から夏
●食用／〈部分〉若苗、伏枝、根
〈採取時期〉冬から早春

特徴　全国各地の溝や田の縁、細い流れに群生する多年草。葉には特有の香りがあり、食用にされる。7～8月ごろ、複散形花序に白色のこまかい小花をつける。七草がゆの日が近づくころ、たんぼでとれる野生のセリは丈が低く、茎は紫褐色をしていて、たいへん香りがよい。これを田芹《たぜり》という。

昔から食用に　セリは、おひたしやあえ物、なべ物などに用いられるが、鴨と芹は味がよく調和するので、鴨芹なべ焼きが昔から有名。「なべ焼きの鴨と芹とは二世の縁」という江戸川柳もある。これは鴨と芹とは、生前水辺で暮らしていた仲だが、いまは一つなべという意。

成分　精油分、ビタミンB_1・C、クエルセチンを含む。

薬用

採取法　春から夏に地上部をつみとる。

神経痛・リウマチに　さっとゆでて、おひたしにして食べるのがよい。

小児の解熱に　生のしぼり汁2～4mℓぐらいを1回に飲ませるとよい。

食用

採取法　ナイフで地ぎわから切る。

料理　一つまみの塩を入れた熱湯でゆで、水にとって冷まし、おひたしなどに。

セリ鍋

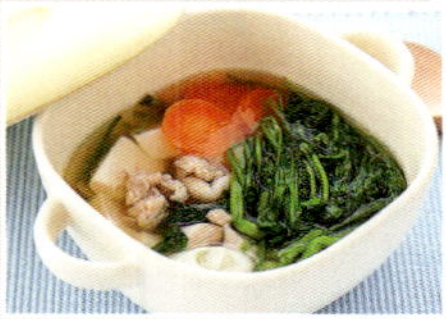

材料（4人分）

セリ…3束（300g）
鶏もも肉…1枚
豆腐…1丁
長ねぎ…1本
にんじん…½本
鶏がらスープ…1200mℓ
Ⓐ しょうゆ、みりん、酒…各大さじ2
　 塩…適量

作り方

❶セリの根はよく洗い、食べやすい長さに切る。同じ長さで茎と葉も切る。鶏肉は一口大に切る。豆腐は食べやすい大きさに切り、長ねぎは斜め切り、にんじんは薄切りにする。
❷鍋に鶏がらスープとセリの根、鶏肉、にんじんを入れて火にかけ、沸騰してきたらⒶを加え、セリの葉以外の材料を加える。すべての材料に火が通ったら、セリの葉を入れてさっと火を通す。好みで黒こしょうを振る。

ツリガネニンジン

キキョウ科
生薬名　沙参(しゃじん)

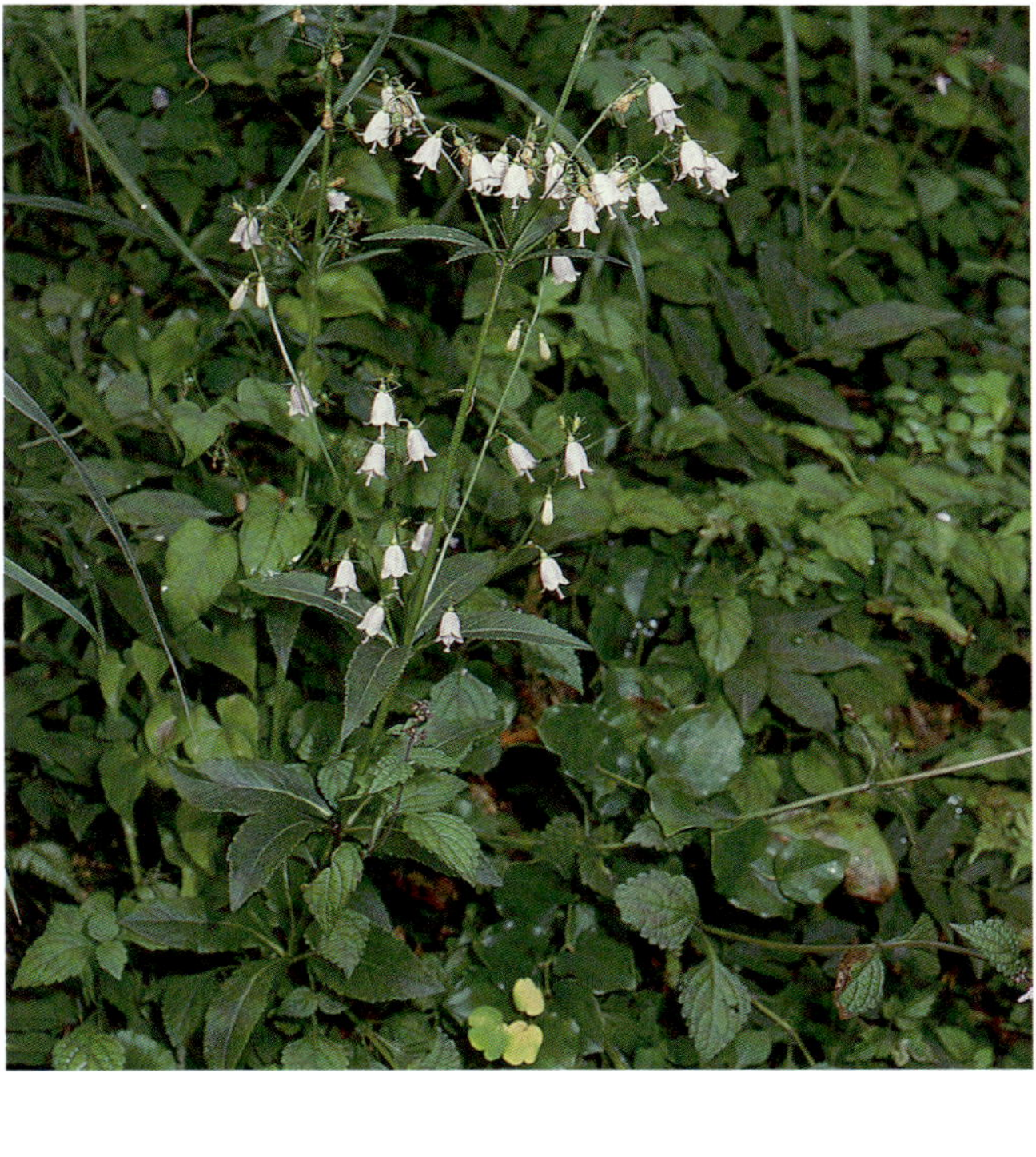

●別名／トトキ、トトキニンジン、ヤマダイコン、チョウチンバナ、ツリガネソウ
●生育場所／野原、土手、山林、高原
●薬用／〈部分〉根
〈採取時期〉8〜9月
●食用／〈部分〉若苗、若茎葉、花、根
〈採取時期〉若苗、茎葉は春、花は秋、根は一年じゅう

特徴　全国各地に自生する多年草。草丈30～60㎝で、茎の節の部分から、ギザギザのある楕円形の葉を輪生させる。8～9月ごろ、茎の上のほうに花茎を輪生する。一つの花は、釣り鐘状の花冠で、先が5裂し、薄紫色で下向きに下がって咲く。葉も花茎も茎に対生し、細毛が多いのもある。根はキキョウの根に似て深く伸び、直径3㎝ほどのゴボウ状になるが、キキョウよりも横じわが多く、褐色がかっている。「山でうまいのは　オケラに　トトキ　嫁にやるのも　おしござる」という俚謡がある。（オケラは169ページ参照）トトキはツリガネニンジンの古い呼び名である。春先の若芽は俚謡のように美味で、山菜料理の横綱格。

名前の由来　花冠が釣り鐘に似て、根はニンジン（薬用人参）に似ているので、この名となった。

生薬・沙参は中国産　わが国で市販されているほとんどは中国産で、わが国自生のツリガネニンジンとは別のものから採取した根である。

成分　サポニン、イヌリンを含む。

薬用

採取法　夏の終わりに根を掘り、水で洗って日干しに。乾燥を早めるため、生のうちに薄切りか、こまかく刻んで干す。かびやすいので、保存に注意。

痰切りに　1日量として乾燥した根（沙参《しゃじん》）8～12gを200㎖の水で半量に煎じ、毎食後3回、あたためて服用。苦みやえぐみが強いので、沙参の半量の甘草を加えるが、茶さじ1杯の砂糖を加えるとよい。

食用

採取法　若苗、葉はつめでちぎりとり、根は必要時に掘りとる。

料理　若芽、若苗、葉は塩一つまみを入れた熱湯でゆで、おひたし、各種あえ物、油いため、汁の実に。花は酢の物、根茎はこまかく切って水にさらし、塩ゆでにしてあえ物、きんぴらに。また塩漬けにし、さらにみそ漬けやかす漬けに加工しても。

ドクダミ

ドクダミ科
生薬名　十薬（じゅうやく）

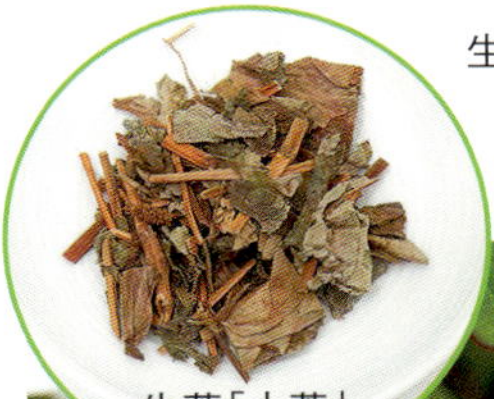

生薬「十薬」

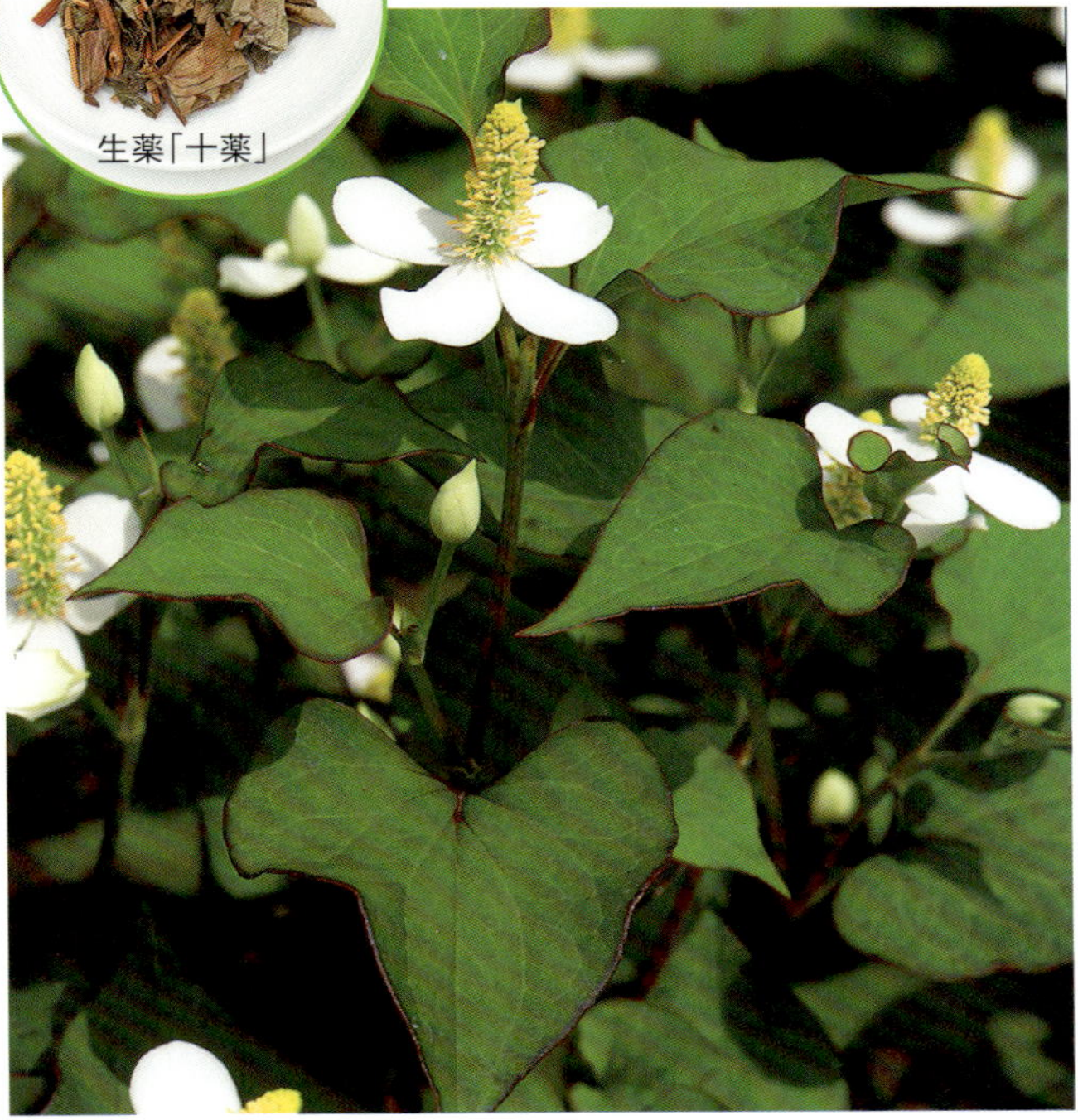

●別名／ドクダメ、ジュウヤク、スイダシグサ、イシャゴロシ、リビョウクサ
●生育場所／林の中、路傍、日陰の庭先
●薬用／〈部分〉全草
〈採取時期〉初夏
●食用／〈部分〉若苗、茎、地下茎
〈採取時期〉春から夏、地下茎は一年じゅう

特徴　北海道の南部から本州、四国、九州の陰地に普通に見かける多年草。初夏につける白い花（実は葉の変形）は清楚だが、独特のにおいをきらう人も多い。薬効が多いことから十薬《じゅうやく》の別名がある。４枚の白い花弁のように見えるのは、実は葉に近い性質の苞《ほう》で、真の花は中央に棒のように伸びた花茎の周囲に、花弁もがく片もなく、雄しべ、雌しべだけを持った小さな花が密生している。黄色に見えるのは、雄しべの先端の葯《やく》（花粉粒の袋）である。繁殖力が旺盛なのは、地下の細長い白色根茎の分裂によるほか、淡褐色の微細な種子にもよる。

名前の由来　生の全草には特有の臭気があるので、何か毒が入っているのかと、「ドクダメ」（毒溜め）の名から、つづいてこれがドクダミに変化した。

成分　葉にはクエルシトリン、花穂はイソクエルシトリンを多く含む。悪臭の元凶は、デカノイルアセトアルデヒドやラウリルアルデヒドによるもの。抗菌性があるが、乾燥すると悪臭は消える。

薬用

採取法　5〜6月の花が咲いているときに、根も含めた全草を採取し日干しに。生の葉は必要時につみとる。

化膿性のはれものに　新鮮な生の葉を水洗いし、遠火の火であぶり、やわらかくなったら、はれものの大きさに折って患部に当て、絆創膏で止めておくと、うみを吸い出し、はれもひく。

利尿・便通・高血圧予防に　乾燥した茎葉（十薬《じゅうやく》）20〜30g、薏苡仁（ハトムギの乾燥果実）10gを煎じ、お茶がわりに。

食用

採取法　春から夏に葉柄の途中からつめでちぎりとる。

料理　生の葉は揚げ物に。また、熱湯でゆで、水にさらして、あえ物に。

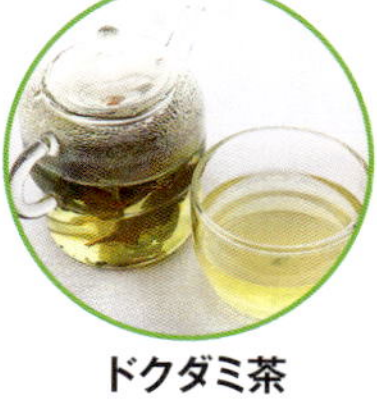

ドクダミ茶

ニワトコ

スイカズラ科
生薬名　接骨木（せっこつぼく）

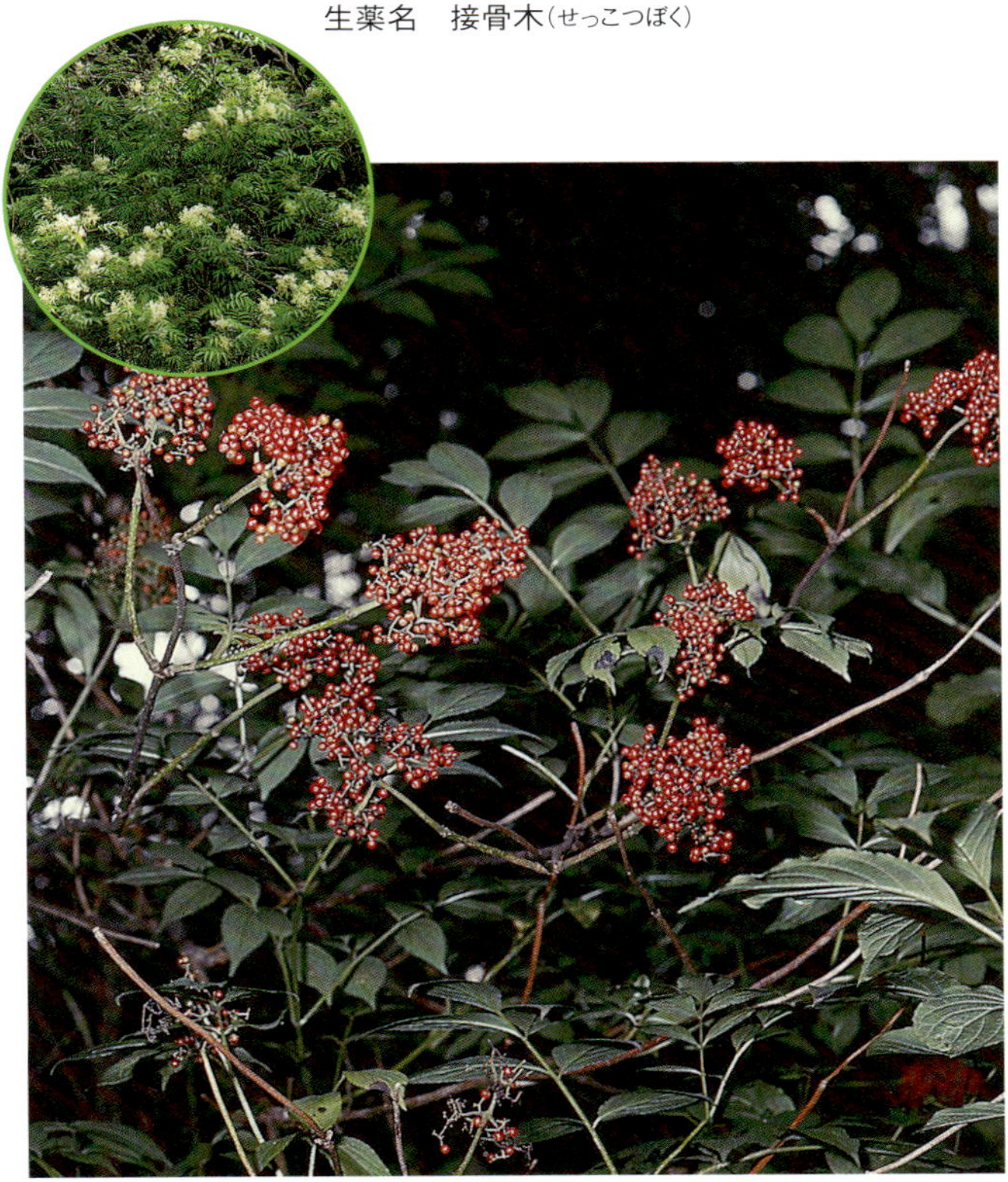

●別名／タヅノキ、ヤマタヅ、ハナノキ、ミヤトコ、ニワットコ
●生育場所／野原、丘陵、山林、山地
●薬用／〈部分〉花、枝葉
〈採取時期〉花は春、葉は夏
●食用／〈部分〉新芽、つぼみ
〈採取時期〉冬から早春

特徴　本州、四国、九州の山野に自生し、樹高5mほどになる落葉樹。葉は奇数羽状複葉で、小葉は5～7枚。1枚の小葉は長楕円形で、先端はとがり、基部は丸く短い葉柄があり、へりには鋸歯を持つ。4～5月、白色の小花多数を円錐花序に密集してつける。この花序にはいぼ状の突起が生えている。がくは5裂し、花冠は深く5裂。雄しべは5、雌しべは1。果実は径4㎜の球形で、熟すると紅色に。枝には太い髄が。

名前の由来　『和名抄《わみょうしょう》』（932）は、接骨木《せっこつぼく》の漢名をあげ、和名として美夜都古木《みやつこぎ》をあげている。この美夜都古木がミヤトコギ、さらに〝ギ〟を略してミヤトコに。これがなまってニワトコになったと考えられる。

成分　利尿作用のある硝酸カリウム、トリテルペン。

薬用

採取法　花は4～5月ごろ開花する直前に採取し、陰干しにする。枝葉は7～8月ごろ、なるべく細い枝を選んで採取し、枝と葉に分け、枝葉1㎝ほど輪切りにしてから陰干しにする。

発汗・解熱・むくみ・利尿に　1日量として乾燥した花（接骨木花《せっこつぼくか》）5gを煎服。ヨーロッパではセイヨウニワトコの花を、発汗・解熱の民間薬として使ってきた。

むくみ・利尿に　乾燥してこまかく刻んだ枝葉（接骨木）を10g、1日量として煎服する。

打ち身・打撲に　接骨木、黄柏《おうばく》（キハダの樹皮の内皮を乾燥したもの）を粉にして等量まぜ、水を加えてねったものを綿布に5㎜くらいの厚さに塗り、患部にはる。熱を吸収して乾いたら、はりかえる。

神経痛・リウマチに　乾燥した枝葉・花300gを木綿袋に入れ、鍋で煮出し、袋ごと入れて、入浴する。

食用

採取法　早春に4㎝ほど伸びた新芽を指でつみとる。つぼみは開かないものをつむ。多食は避けること。

料理　新芽、つぼみとも塩一つまみを入れた熱湯でゆで、しばらくの間水でさらして調理する。

ノカンゾウ・ヤブカンゾウ

ユリ科
生薬名　萱草（かんぞう）

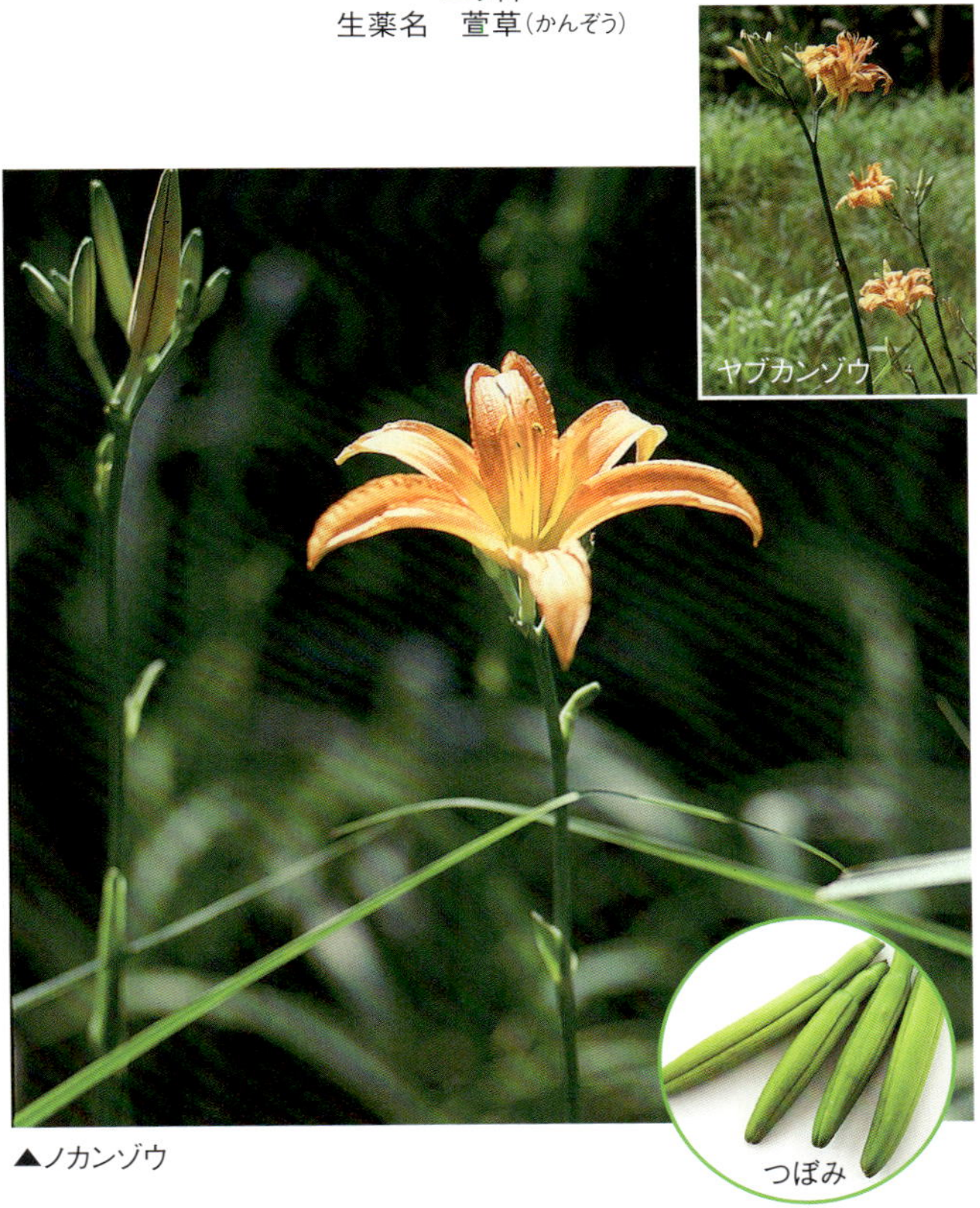

▲ノカンゾウ

●別名／ノカンゾウはカンゾウ、カンピョウ、カンノンソウ、
ヤブカンゾウはアマネ、カンゾウナ、ニンギョウソウ、タウエバナ

●生育場所／どちらも土手、野原、丘陵、山地、山林

●薬用／〈部分〉ノカンゾウ、ヤブカンゾウのつぼみ、ヤブカンゾウの根
〈採取時期〉つぼみは初夏、根は秋

●食用／〈部分〉どちらも若苗、つぼみ、花
〈採取時期〉苗は春から初夏、つぼみは初夏、花は夏

ノカンゾウの特徴　小川の縁や野原に生える多年草。葉は左右2列に並び、はかま状となり、7〜8月ごろ花茎を伸ばし、一重咲きの橙赤色の花を10個ほどつける。花被片6個は先のほうが外側にそり返るように咲く。花被片の下部は3〜4cm幅の細長い筒状に。

ヤブカンゾウの特徴　中国から渡来した帰化植物。食用、薬用の目的で栽培されていたのが野生化。葉幅がノカンゾウより倍以上広く、はかま状に並び、先はたれ下がる。7〜8月に花茎を伸ばし、黄赤色の八重咲きの花を数個つける。

ヤブカンゾウの原種の中国の萱草は、根を萱草根と呼んで利尿薬に。わが国でもホンカンゾウ（本萱草）、シナカンゾウ（支那萱草）の名で栽培。

成分　つぼみにヒドロオキシグルタミン酸、コハク酸、ベータ・シトステロールなど。根にアスパラギンなどを含む。

薬用

採取法　つぼみをつみとり、蒸して日干しにする。ヤブカンゾウの根は秋に掘りとり、水洗いしてから日干しにする。

解熱に　つぼみを乾燥させたもの1回量10〜15gを水400mlで半量に煎じ服用。

食用

採取法　若苗は小刀などで切りとる。生長葉は、根元の白い部分だけをとる。花、つぼみとも、くびからつめでちぎりとる。

料理　つぼみは、採取した日に蒸して日干し（金針《きんしん》菜《さい》）にし、貯蔵山菜にする。

金針菜の中華風炒め

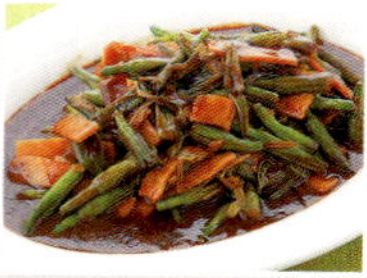

材料（2人分）

金針菜…100g　ハム…40g

にんにく（みじん切り）…小さじ½

ごま油…大さじ1

Ⓐ「甜麺醤、オイスターソース…各小さじ2
　「しょうゆ、コチュジャン…各小さじ⅔

作り方

❶ハムは短冊切りにする。

❷フライパンにごま油とにんにくを入れて火にかけ、にんにくの香りが出てきたら金針菜を炒め、ハムを加えてさらに炒め、Ⓐで調味する。

ノビル

ユリ科

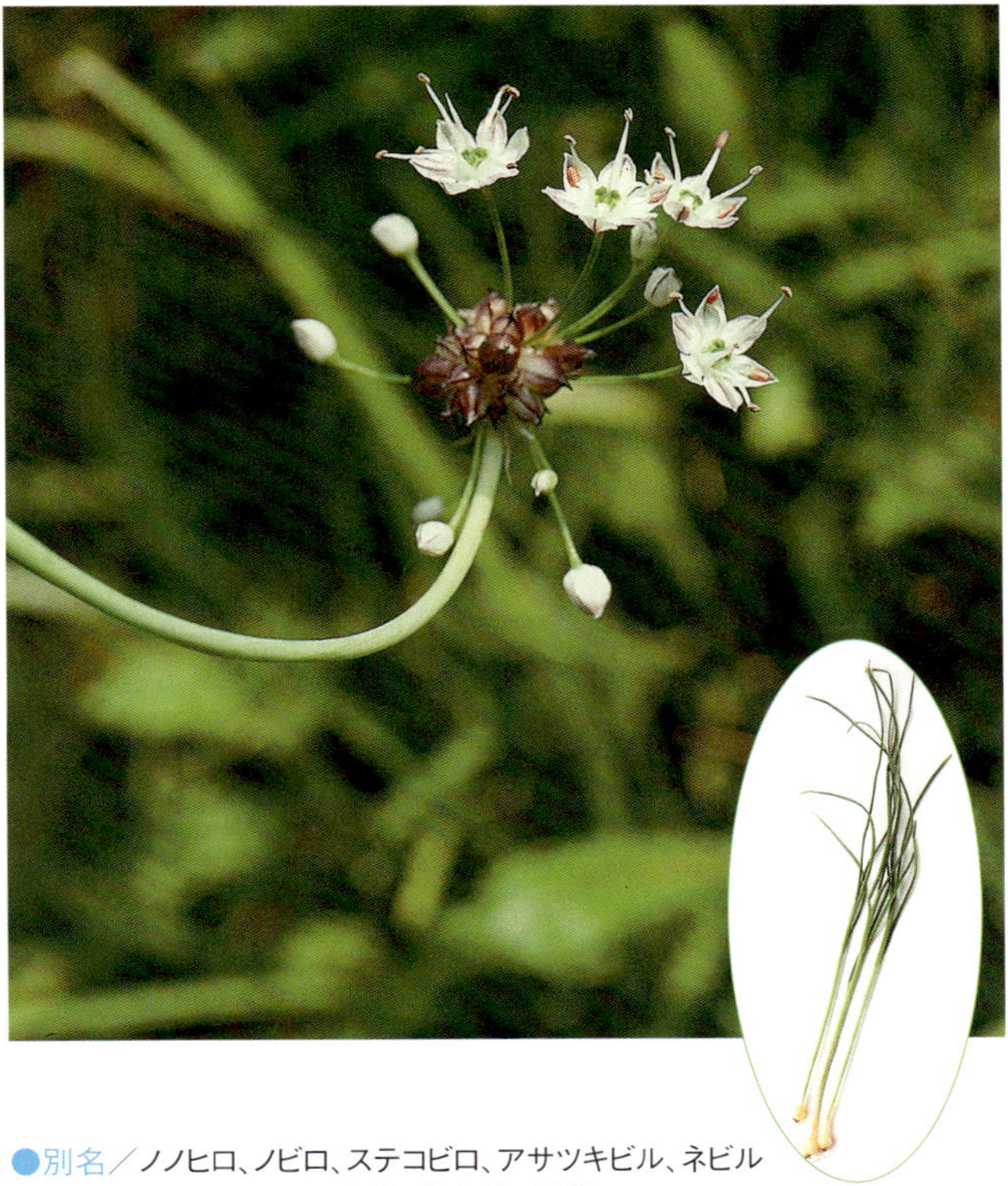

●別名／ノノヒロ、ノビロ、ステコビロ、アサツキビル、ネビル
●生育場所／畑、土手、路傍、雑木林、川岸
●薬用／〈部分〉鱗茎、全草
〈採取時期〉春から初夏
●食用／〈部分〉葉、球根
〈採取時期〉秋から初夏、主として冬

特徴　日のよく当たる路傍、堤防、草原などに生える多年草。地下の鱗茎は白く、広卵形か円形で、径1～2㎝。葉はやわらかく線状で、縦にへこんだ筋が。花茎は直立して高さ約60㎝に伸び、5～6月ごろ先端に白紫色の小花を散形花序につける。花序は袋状の苞に包まれ、花被片は6個、卵状披針形で先端はとがり、長さ4㎜ほど。雄しべ6個は花被片より長く突き出している。花序には開花せずにムカゴになるものが多く、秋にこぼれ落ち発芽し繁殖。全草ニラ臭が。

名前の由来　野にあるヒルの意。ヒルとは、かむと口の中がヒリヒリするもの。

山菜としての利用　花をつけない若い全草を鱗茎とともにとり、ぬた、雑炊、いため物などに。

薬用

採取法　春から秋に地下の鱗茎（球根）を掘りとり、そのまま水洗いして使用。

毒虫刺されに　鱗茎をつぶし、汁を患部に塗る。

はれものの痛みに　鱗茎、葉をつけた全草を金網で黒く焼き、粉末にしてごま油でねり、患部に塗る。

食用

採取法　根元から束ねて引き抜く。

料理　葉と球根は熱湯で軽くゆで、水にさらしておひたし、酢みそあえに。

ノビルのゆずみそがけ

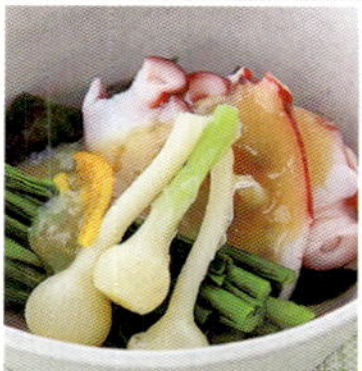

材料（1人分）

ノビル…5本
塩…適量
生わかめ…5g
たこ…10g

Ⓐ
- 白みそ…小さじ2
- 砂糖、酢…各小さじ1
- ゆずの皮のすりおろし…小さじ½
- ゆずの皮（飾り用）…適量

作り方

❶ノビルはひげ根は切り落とし、根と葉に切り分けて葉は食べやすい長さに切る。熱湯に塩を入れ、根、葉の順に入れてさっとゆで、手早く氷水で冷やす。
❷わかめは一口大に切り、たこは薄切りにする。
❸Ⓐを合わせてゆずみそを作る。
❹①と②を器に盛って③のゆずみそをかけ、ゆずの皮を飾る。

ハス

スイレン科
生薬名　蓮肉(れんにく)　蓮子(れんし)

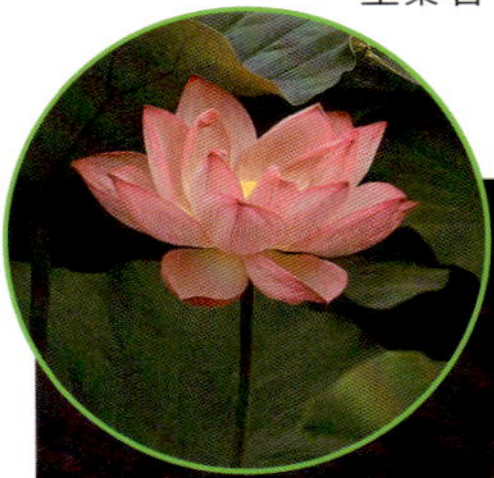

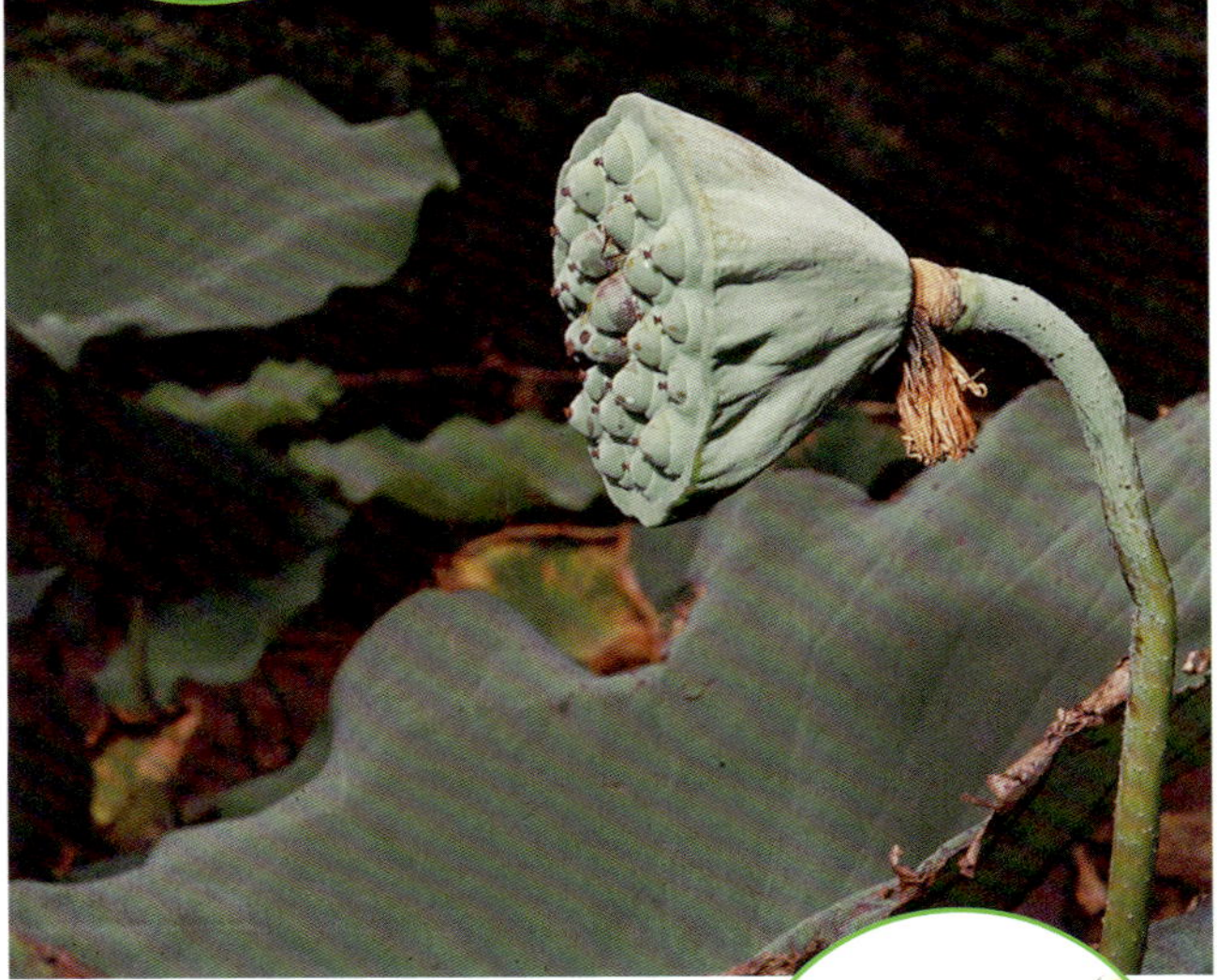

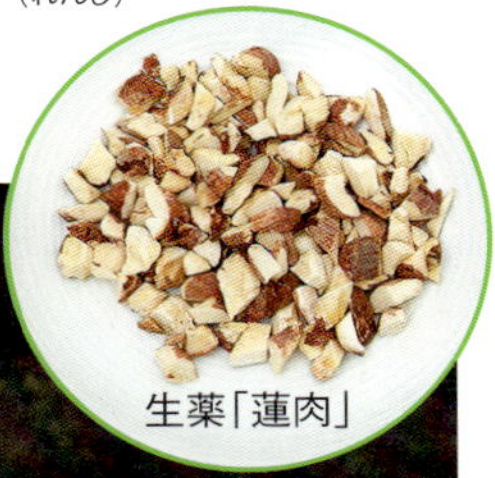

生薬「蓮肉」

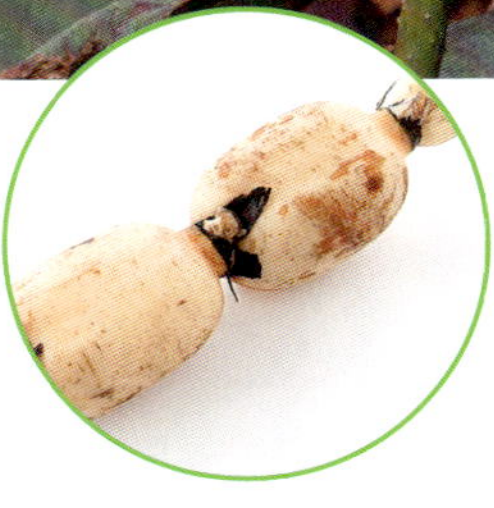

●生育場所／昔から日本に自生していたが、池や沼、水田に栽培されている。
●薬用／〈部分〉種子
〈採取時期〉秋
●食用／〈部分〉根
〈採取時期〉秋

特徴　7～8月ごろ、花茎の頂に薄紅色の大型の花1個が、朝日をうけて開花し、午後3時ごろに閉じる。これを毎日繰り返して4日目に散る。観賞用のハスは、花色もさまざまで、八重咲きのものも。

名前の由来　万葉のころにはハチスと呼んでいた。これは花が終わって果実になるころ、大きな花托《かたく》の平らの面に蜂の巣に似た穴があることから、蜂巣《はちす》という意味でこの名ができた。のちに、ハチスのチが短縮されてハスになったのである。

食用に　わが国では蓮根《れんこん》を食用にするが、熱帯アジアや中国では、蓮根とともに、果実や花托も食用にしている。

調整法　秋おそく、花托に含まれる果実をとり出し、皮をとり除き、種子だけを蒸してから陰干しにする。果実の皮つきを蓮実、皮を捨て去って、種子だけ乾燥したものを蓮肉《れんにく》、蓮子《れんし》と呼んでいる。

成分　蓮根中にはアミノ酸のアスパラギン、チロジン、果実にはアルカロイドのネルンビン、ロツジン、アノナイン、リインジニン、プロヌチフェリンが含まれる。

◆薬効と用い方

滋養・強壮・下痢に　よく乾燥した種子（蓮子、蓮肉）を15～20個ぐらい、フライパンでいって、3回に分けて食べる。

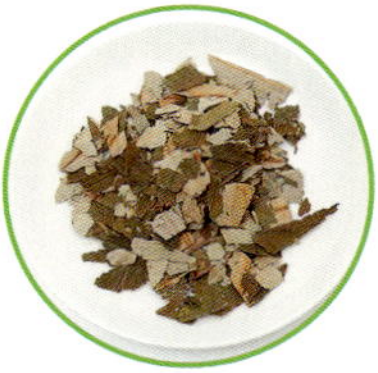

ハスの葉茶

辛子明太子レンコン

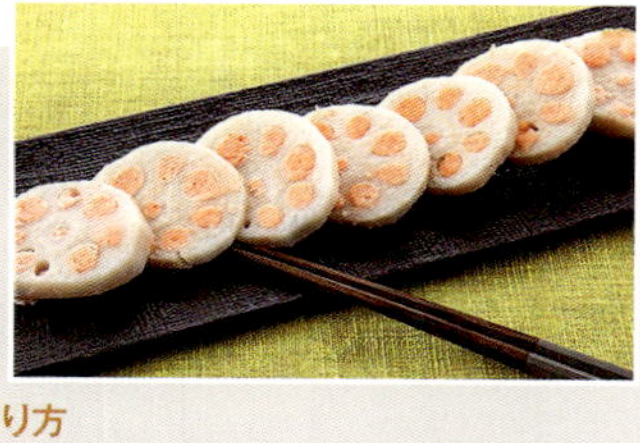

材料（4人分）
- レンコン…200g
- Ⓐ
  - はんぺん…1枚
  - 明太子…1本
  - マヨネーズ…大さじ1
  - 一味とうがらし…適量
- サラダ油…小さじ2

作り方
1. Ⓐをフードプロセッサーに入れて撹拌する。
2. レンコンは皮をむいて穴に①を詰め、薄切りにする。
3. フライパンに油を熱し②を焼く。

ハッカ

シソ科
生薬名　薄荷（はっか）

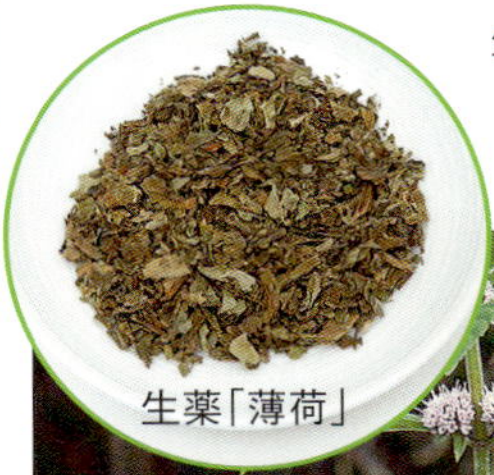
生薬「薄荷」

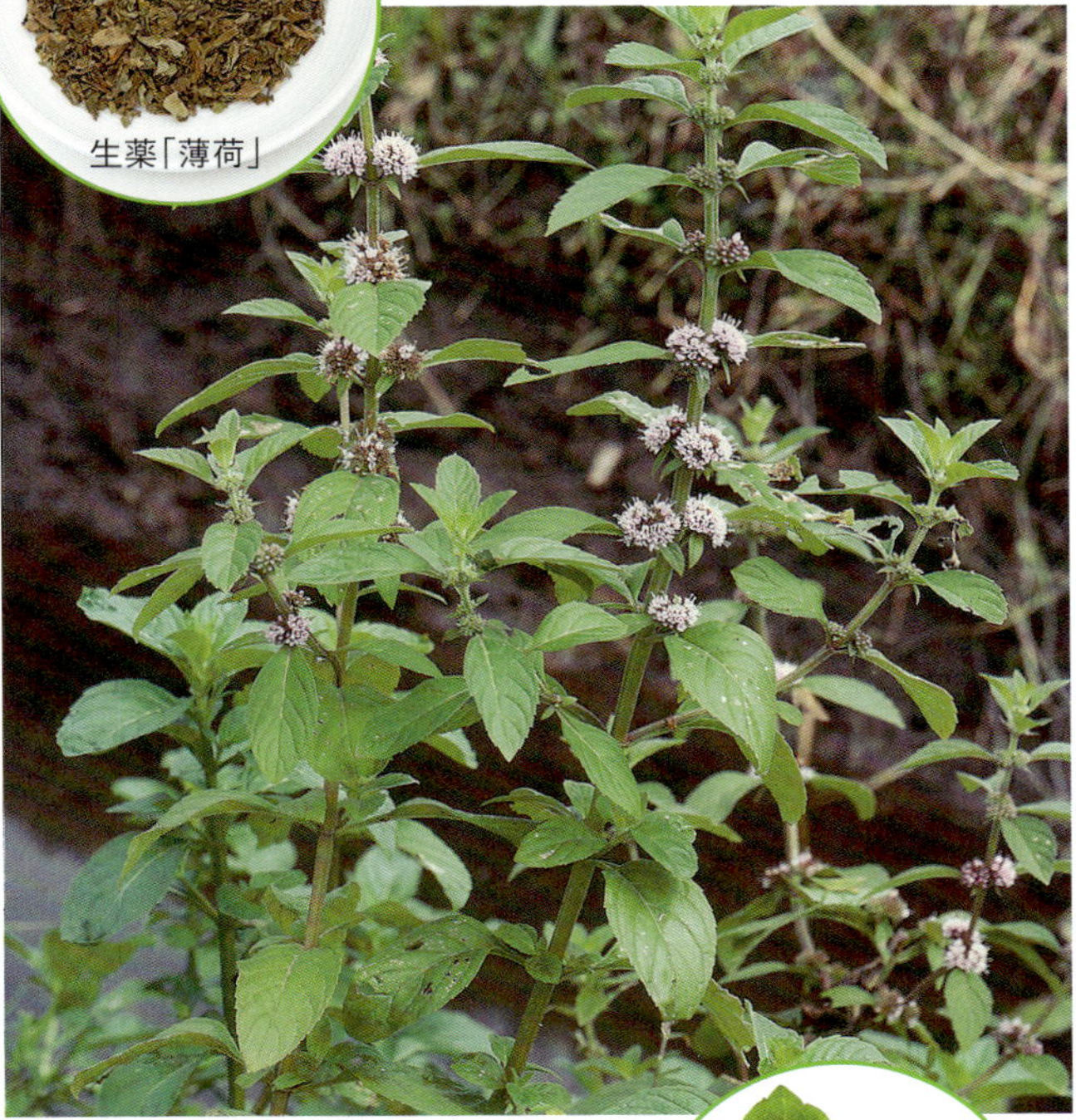

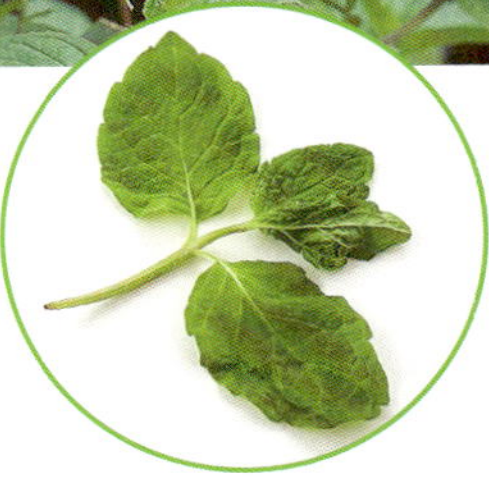

●別名／メグサ、ハッカグサ、メザメグサ
●生育場所／湿地、小川の縁
●薬用／〈部分〉根を除く地上の部分
〈採取時期〉9～11月
●食用／〈部分〉葉、茎
〈採取時期〉5～8月

特徴　わが国特産の多年草。多くは薬用の目的で栽培される。全国に自生するが特に北海道、広島、岡山などに多い。全株に特有な芳香がある。8～10月ごろにかけて薄紫色の小さな花をつける。

江戸時代から栽培　宮崎安貞《みやざきやすさだ》の『農業全書《のうぎょうぜんしょ》』（1697）に「薬に多く用ゆる物なり。作るべし。二種あり。一種は竜薄荷《りゅうはっか》として気味のよきあり。是を植ゆべし。又非薄荷《ひはっか》というあり。悪し。作るべからず。……かげ干しにして薬屋に売るべし。是初物の一つにして、古きをば用いず。若し二年にこゆるあらば捨てて売るべからず」と農家にハッカ作りをすすめた記事がある。

日本から輸出　ハッカの主成分メントールは、日本産ハッカに最も多く含有されている。合成メントールができるまでは、日本のハッカからとった天然メントールが世界中に輸出された。

成分　芳香はメントールによるもので、ほかにピネン、カンフェン、リモーネネン。

薬用

採取法　秋に地上部を採取し、日干しにする。

健胃に　乾燥した茎葉を刻み、茶さじ山盛り1杯分に熱湯を注ぎ、食前か食後に。

ガスの放出に　おなかが張るときに飲むと、ガスが出て気分がよくなる。

食用

採取法　手で地上部をつむ。

健康酒　洗って水けをとり、3倍量のホワイトリカーに漬け、約6カ月で熟成。淡黄色で香気高い美しい酒に。葉の汁をしぼり、飲み物やお菓子の香りづけに。

薄荷ティー

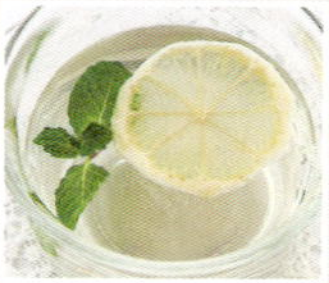

材料（2人分）

ハッカ…ひとつかみ
レモン…½個
はちみつ…大さじ1

作り方

1. ハッカは水洗いして、包丁の背でたたく。レモンは皮をむいて輪切りにする。
2. ポットに①を入れて湯300㎖を注ぎ、8分ほど蒸らす。
3. はちみつを入れ、カップに注ぐ。

ハトムギ

イネ科
生薬名　薏苡仁（よくいにん）

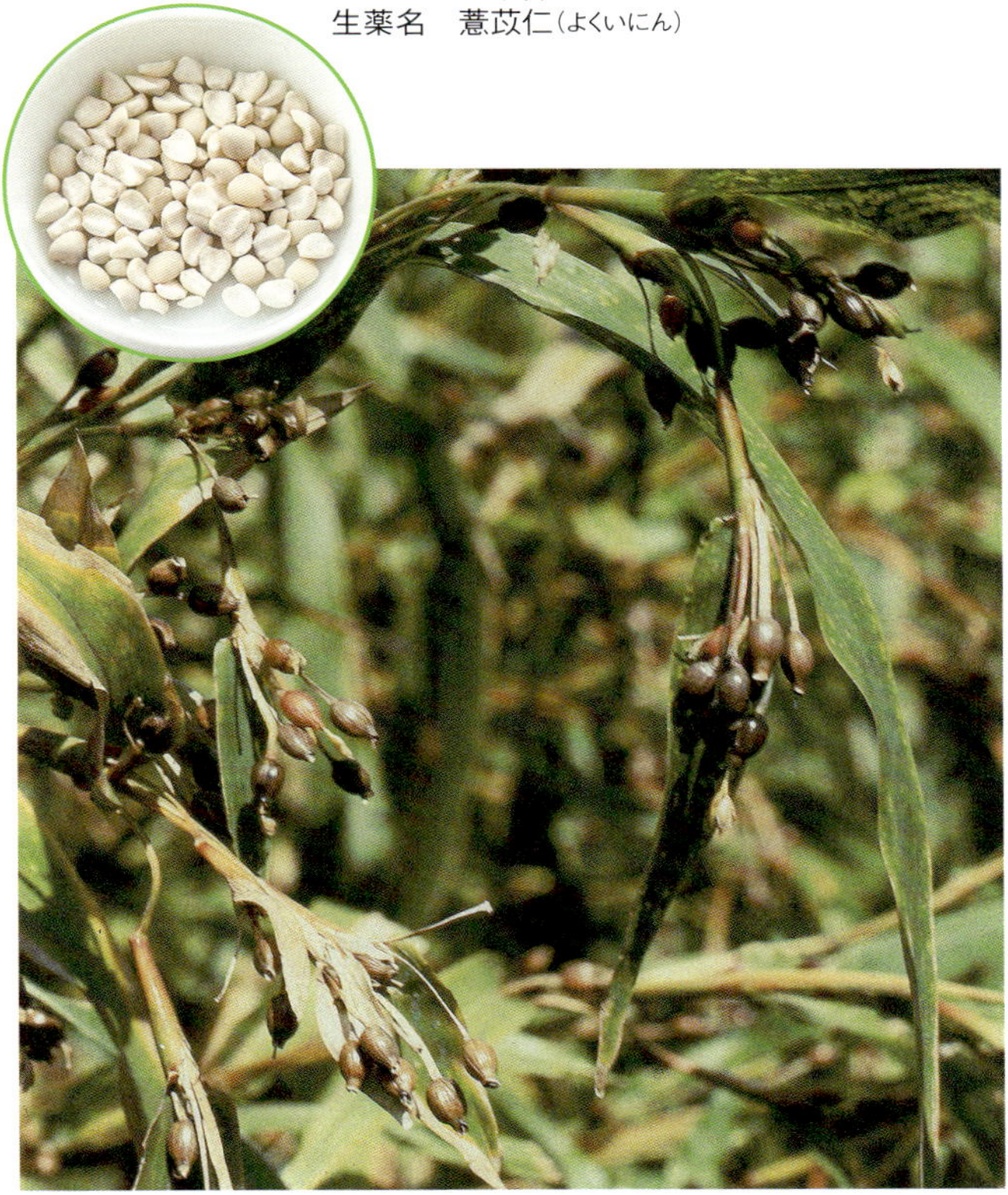

●別名／シコクムギ、チョウセンムギ、トウムギ、薏苡（よくい）
●生育場所／熱帯アジア原産の一年草で、各地に栽培される。
●薬用／〈部分〉種子
〈採取時期〉10月
●食用／〈部分〉種子
〈採取時期〉10月

特徴　熱帯アジア原産の一年草で、各地に栽培。6～7月ごろ葉の間から花穂を出し、楕円形で淡褐色の実を結ぶ。ハトムギの名は明治からで、それ以前は「シコクムギ」「チョウセンムギ」「トウムギ」または、「薏《よく》苡《い》」の漢名で呼ばれた。ハトムギはハトがその実を食べることから。

栽培と調整法　4月上～下旬に、30cm間隔で3粒ずつ種子をまき、2cmぐらいの厚さに土をかぶせる。1～2週間で発芽。麦と同じように肥料を与える。9～10月ごろに刈りとって、殻を手でむいてから、日干しにする。

成分　デンプン、タンパク質、脂肪油がある。ほかにシュヨウ抑制作用のあるコイクセラノイドも含んでいる。

◆薬効と用い方

いぼとりと美肌に　乾燥した種子の薏苡仁10～30gを1日量として煎じ、お茶がわりに飲む。

高血圧症に　薏苡仁10g、十薬（ドクダミ）20～30gを煎じてお茶がわりに。

はと麦の炊き込みご飯

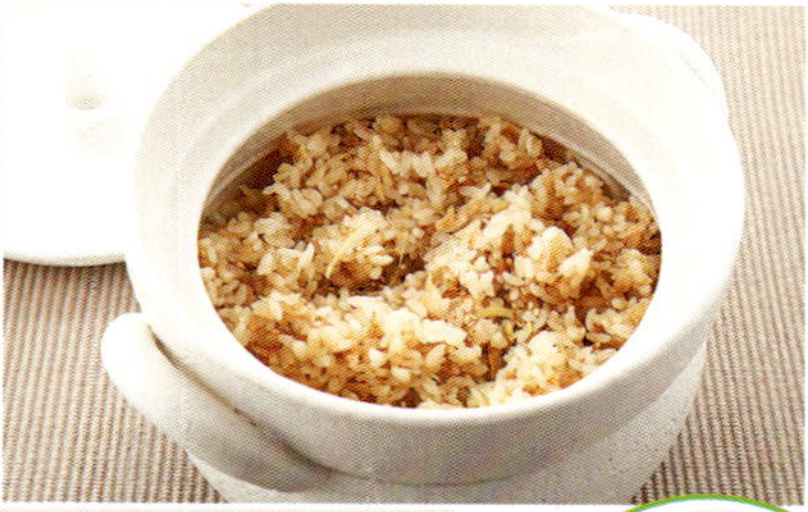

材料（4人分）

米…2合
はと麦…大さじ4
油揚げ…20g
しょうが…1かけ
Ⓐ しょうゆ…大さじ2
　 酒…大さじ1
　 顆粒だし…8g
　 塩…少々
白ごま…小さじ2

作り方

1. はと麦は一晩水に浸しておく。
2. 米は洗って1時間ほど浸水する。
3. 油揚げ、しょうがはせん切りにする。
4. 炊飯器に①と②を入れてⒶを加え、2合の目盛りまで水を加える。
5. ③を加えて炊飯し、炊き上がったら白ごまをふりかけてまぜ込む。

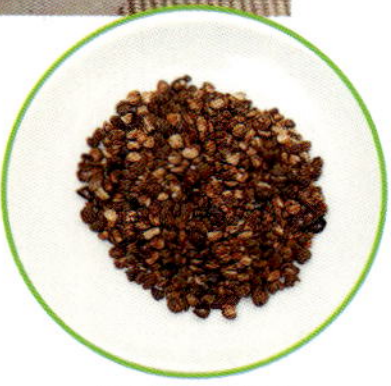

はとむぎ茶

ハマボウフウ

セリ科

生薬名　浜防風（はまぼうふう）、
八百屋防風（やおやぼうふう）

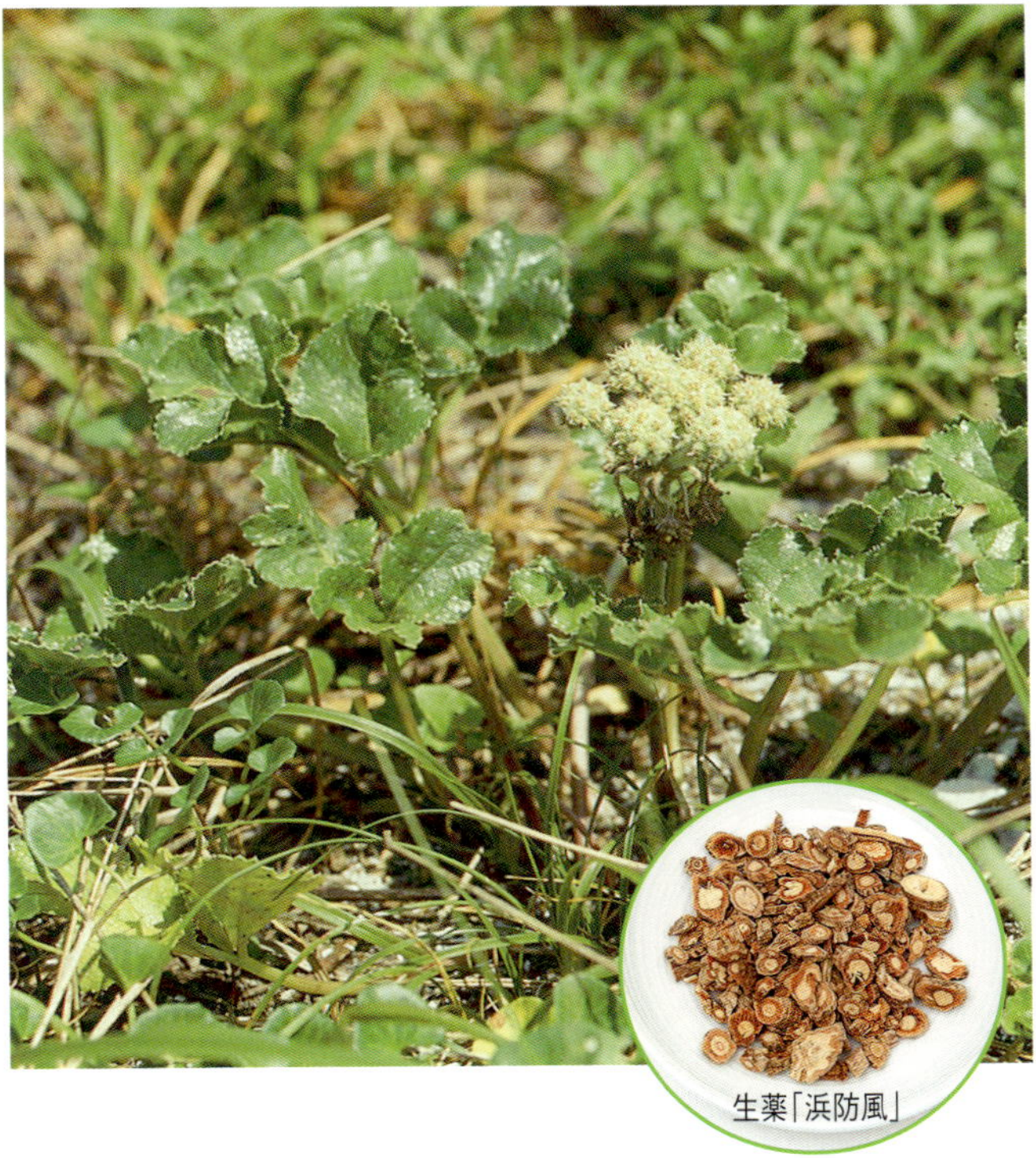

生薬「浜防風」

●別名／ヤオヤボウフウ、ボウフウ、ハマキク、ハマゴボウ

●生育場所／海岸沿いの砂地

●薬用／〈部分〉根
〈採取時期〉夏

●食用／〈部分〉若葉、つぼみ
〈採取時期〉春

特徴　北海道より沖縄まで各地の海岸砂地に自生する。葉は砂地に平伏するように展開し、2回3出複葉で葉質は厚く、光沢があり、縁に鋸歯があって葉とともに全株に軟毛を密生する。多年草で根は太く長い。花は5月下旬より7月ごろまで白い小花を複散形花序につける。がく片は披針形、花弁は白色、倒卵形で小さく、それぞれ5、雄しべ5。果実は楕円形で長さ4㎜、軟毛を密生している。

名前の由来　浜防風《はまぼうふう》は、浜の砂地に野生するのでこの名が。防風は中国産セリ科のもので、浜防風はそれとはやや違うが、根に芳香のある点が似ている。薬として防風の代用になるというので、生薬の浜防風の名ができた。また、料理のつまに使用され、八百屋の店頭に並ぶので、別名「八百屋防風《やおやぼうふう》」とも呼ぶ。

成分　根のエタノールエキスをウサギで実験したところ、解熱、鎮痛作用のあることがわかっている。

薬用

採取法　真夏の気温の高いときに根を採取。水洗いして、風通しのよいところに陰干し。かびやすいので、陰干しで乾燥後、仕上げの意味で日干しを。なお、乾燥を早めるために、根をこまかく刻むとよい。

かぜに　１日量として乾燥した根（浜防風）５～８gを２００㎖の水で半量に煎じ、熱いうちに服用。発汗して熱が下がる。熱がないときは、防風ぶろに入ると、血行をよくし、湯冷めをしない。浜防風３００～５００gを木綿の袋に入れ、鍋で煮出し、入浴直前に袋ごとふろに入れる。

食用

採取法　春、砂を掘って、根ぎわから葉柄を引きはがすようにしてとる。

料理　刺身のつまやサラダにして食べる。刻んで汁の実、椀だねに。ゆでておひたし、酢みそあえに。

正月の屠蘇散《とそさん》に　おとそには、防風、白朮《びゃくじゅつ》、桔梗《ききょう》、山《さん》椒《しょう》、桂皮《けいひ》、大黄《だいおう》などが入っている。

ヒマワリ

キク科

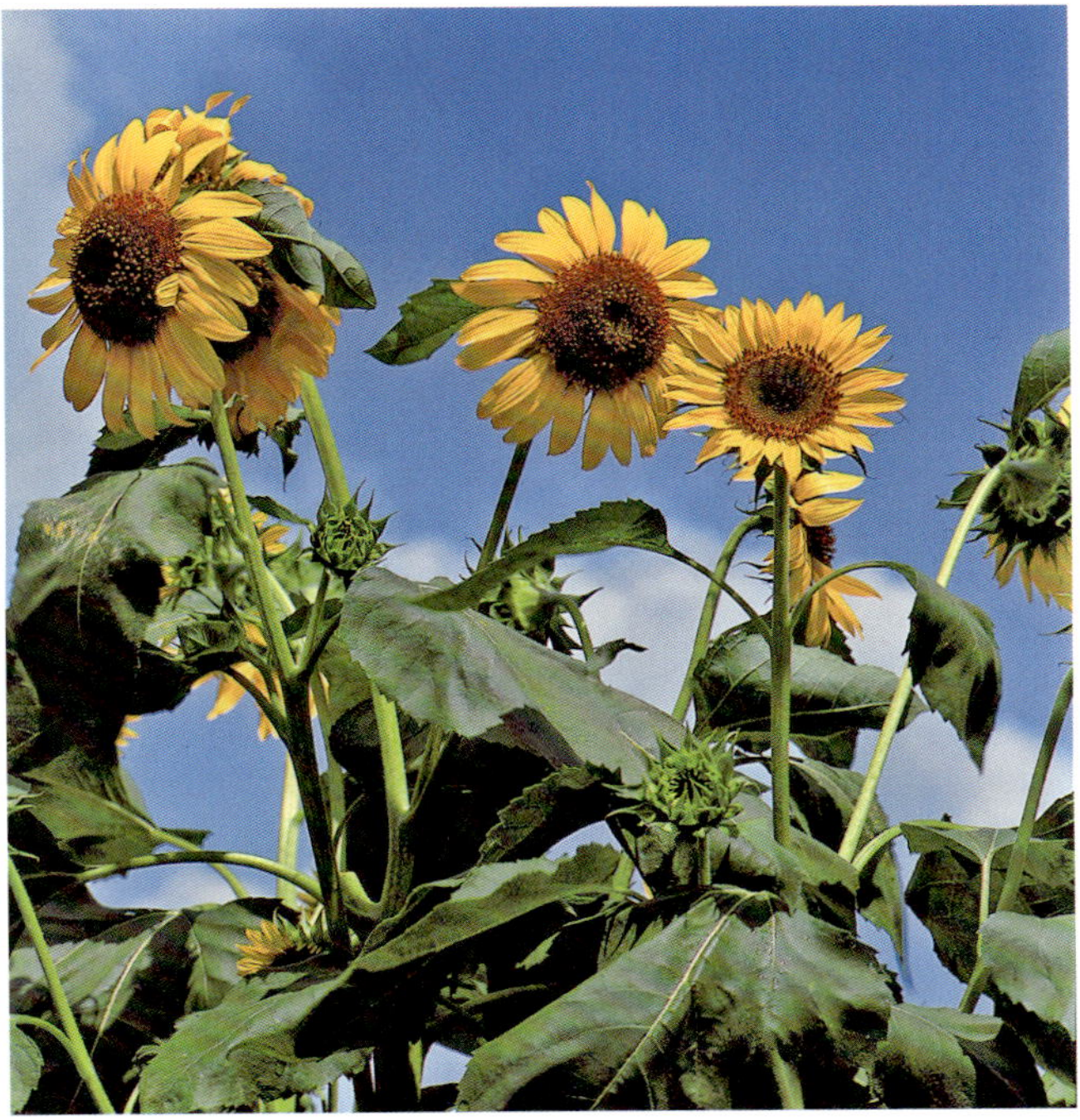

●薬用／〈部分〉種子
〈採取時期〉9月

特徴　太陽の光の方向に従って花が回るのでヒマワリだと言われているが、実際にそのようなことはない。しかし、英名はサン・フラワー、中国名は向日葵《シャンリークィ》、ラテン学名の属の名は、太陽（ヘリ）と花（アンツス）を合わせてヘリアンツスと言い、いずれも太陽の花の意味である。

ゴッホの絵で有名　画家ヴァン・ゴッホはヒマワリの花を好み、何枚も描いている。彼の描いた「ひまわり」の絵は、炎とか、太陽、情熱を感じさせ、真夏のやけつくような日ざしを思い出させる。ゴッホが燃える炎のように描いた黄色の花弁は、舌状花で、その中の淡褐色の部分に管状花がある。一つの頭花は横向きに咲き、径20～30㎝ぐらいの大きさになる。旧ソ連での改良種には、40～50㎝ぐらいに大きいものもある。果実は扁平で、卵円形、長さ0・8～1・2㎝ぐらいで、暗灰褐色をしている。

種子から採油　旧ソ連、中国、ヨーロッパの中部・東部、インド、ペルーなどでは採油の目的で栽培するところが多い。花も大きく、種子も大きくなる改良種が普及。種子の脂肪油は淡いコハク色。芳香があり、オリーブ油やアーモンド油と同様に用いられる。また灯火用とか、せっけんの原料に使用されたこともあった。

成分　大豆より脂肪油の含有量が20～30％も多い。カロリーもヒマワリの種子のほうが大豆より多い。タンパク質には、リジン、アルギニン、メチオニン、グルタミン酸など多くのアミノ酸類が知られ、脂肪油はオレイン酸、リノール酸などを含んでいる。このほかクロロゲン酸ジヒドロファルカリノン、スチグマステロールなどもある。

◆薬効と用い方

滋養に　一般家庭で搾油は無理なので、フライパンで種を焦げないようにいって、食べる。

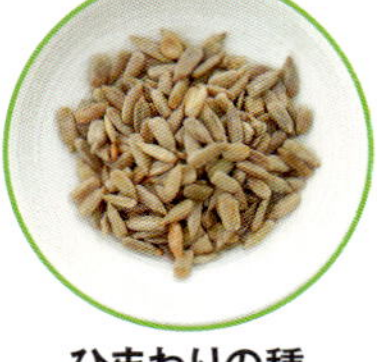

ひまわりの種

ヒメガマ

ガマ科
生薬名　蒲黄（ほおう）

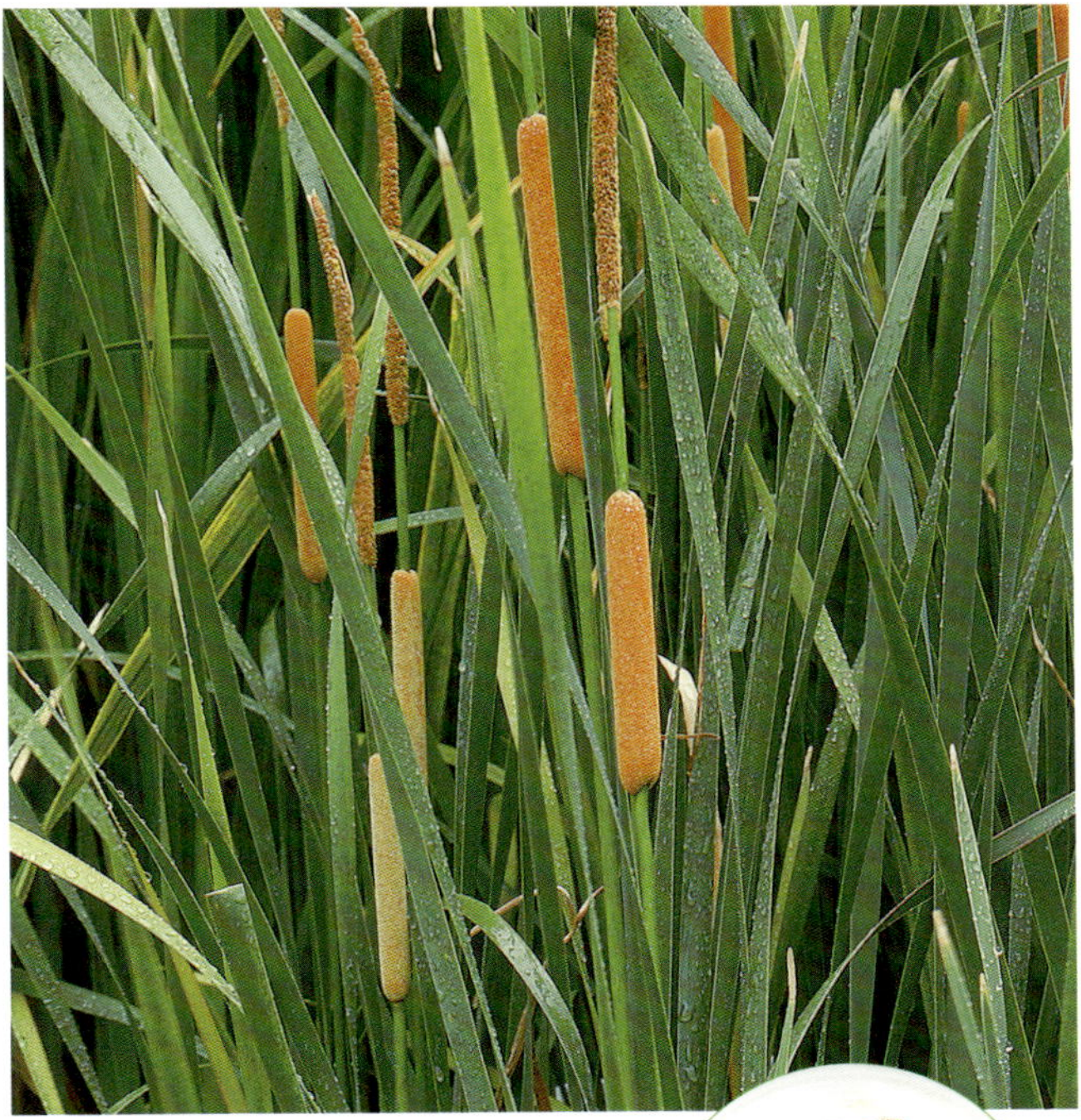

●別名／キツネノロウソク、カッポ
●生育場所／水辺、沼
●薬用／〈部分〉花粉
〈採取時期〉7月（開花期）

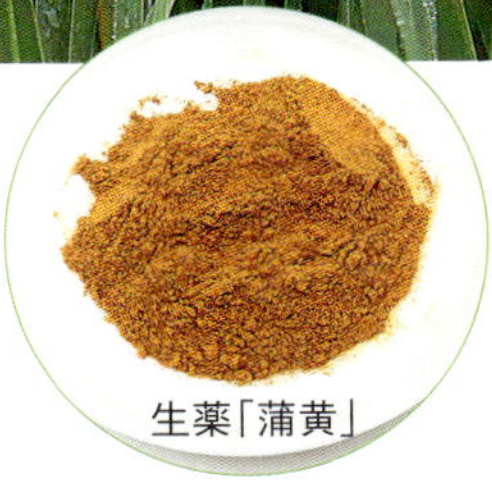

生薬「蒲黄」

特徴　日本全土をはじめ世界じゅうに分布する多年草。水辺や沼に多い。7月ごろ穂の上部に雄花、下に雌花がつく。ともに花が多く集まって穂になっている。

因幡《いなば》の白兎の時代から　日本の薬の歴史はこの植物から始まった。『古事記《こじき》』の「今急《すみやけ》く此の水門に往き、水を以《も》ちて汝《な》が身を洗い、即ち其水門の蒲黄《ほおう》を取り、敷き散らして、其上に輾転《こいまろ》わば、汝が身、本《もと》の膚《はだ》の如《ごと》、必ず差《いえ》なむ」のくだりで、因幡《いなば》の白兎は、ワニによって皮をむかれ赤裸になった体に、ガマの蒲黄をまぶすことを教えられたことが記されている。有名な神話ではあるが、この蒲黄とはガマの花粉であって、ガマの穂綿《ほわた》ではない。

似たもの3種　日本の水湿地に野生するガマには、ガマ、コガマ、ヒメガマの3種がある。いずれも茎の上に太円柱形の雌花穂があって、その上に雄花穂があるが、これらはたくさんの小花が集まってできている。雌雄の花はきわめて簡単で、雄花は2~3個の葯《やく》（花粉粒の袋）、雌花は1個の雌しべのみである。

ヒメガマ、コガマ、ガマの区別は左の図を参照。3種の花粉の薬効には、ほとんど差はない。

成分　脂肪油やフラボノイドのイソラムネチンを含む。

薬用

採取法　雄花穂だけを切り、布袋に入れ、たたいて花粉をとる。

口内出血など　1日4~8gの蒲黄粉末を3回に分けて服用する。

止血に　切り傷などには、蒲黄粉末を直接散布する。

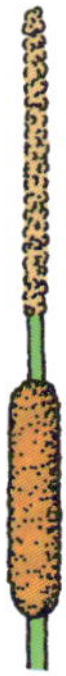

ヒメガマ　世界じゅうに分布

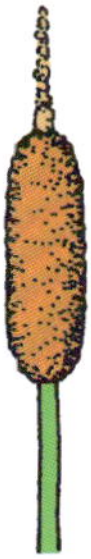

コガマ　本州、四国、九州を含む東アジアに分布

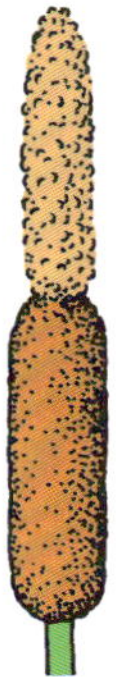

ガマ　九州以北の北半球に分布

ヒルガオ

ヒルガオ科
生薬名　旋花(せんか)

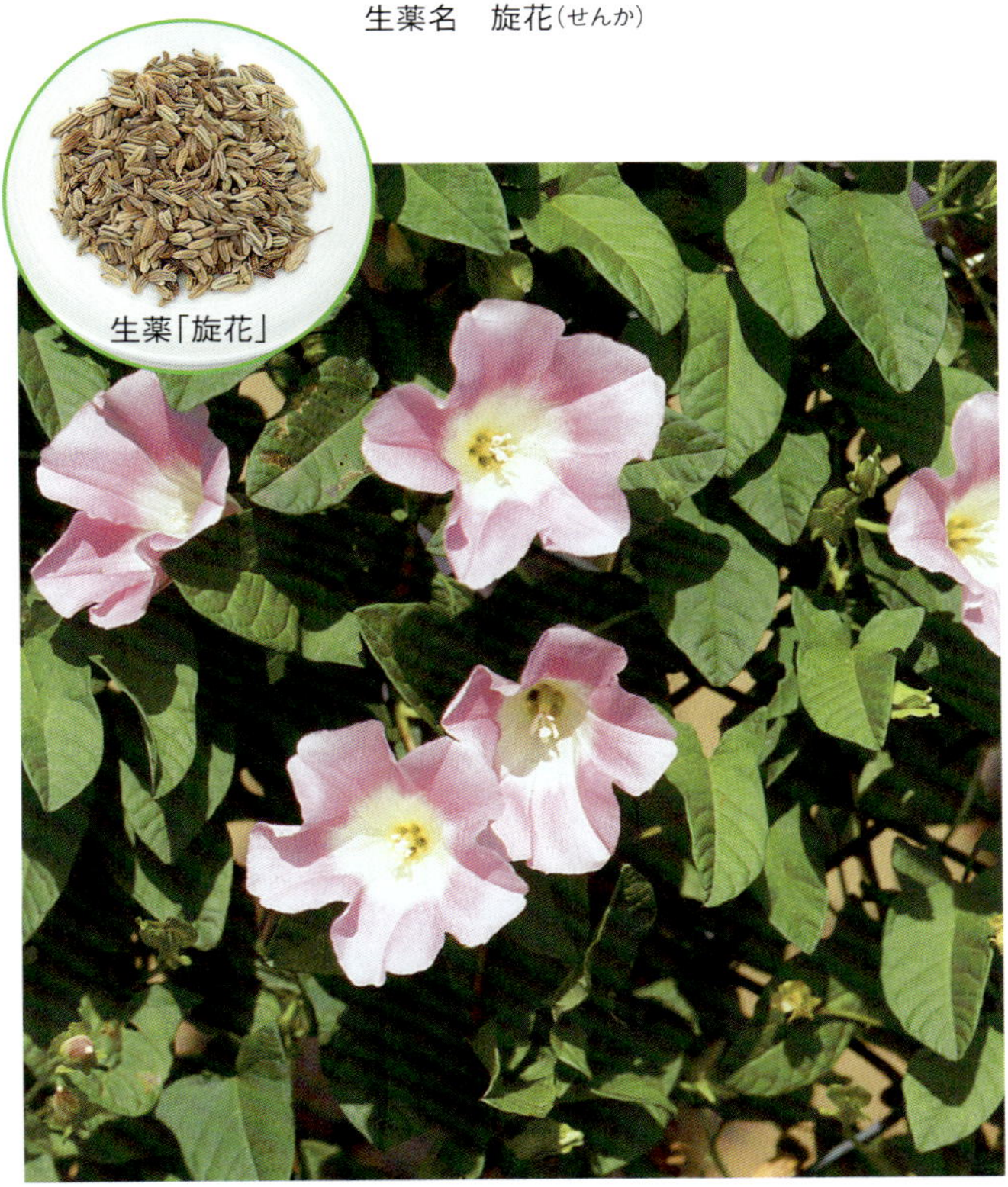

生薬「旋花」

●別名／アメフリアサガオ、アメフリバナ、チョコバナ
●生育場所／草原、路傍、土手
●薬用／〈部分〉全草
〈採取時期〉7〜8月
●食用／〈部分〉つる先、若葉、花、根
〈採取時期〉春から夏

特徴　北海道より九州まで、各地の畑、路傍など日の当たるところに自生するつる性多年草。朝鮮半島、中国にも分布する。畑地などではほうように伸び、また他の物に左巻きにからみつきながら大繁殖する。根茎は白色で、長く横に伸びるが切れやすく、これがまた新しい根茎となって伸びてゆく。葉は互生し、長さ5～10㎝の矛《ほこ》形で、基部の側片が張り出す。7～8月、葉腋より1個の大型漏斗《ろうと》状の花をつけ、午前10時ごろに開花し、夕方閉じる。花冠は淡紅色、がくは卵形で5個あるが、その外側に大型苞葉2片があるので、隠れて見えない。果実はほとんど結ばず、地下の根茎により繁殖する。

名前の由来　『本草和名《ほんぞうわみょう》』（９１８）、『和名抄《わみょうしょう》』（９３２）などではともに旋花《せんか》の漢名をあげ、和名をハヤヒトグサとしている。

『多識編《たしきへん》』（１６３１）はハヤヒトグサの名をあげ、これを今日ではヒルガオと呼ぶとしている。ヒルガオは昼顔。朝顔に対してつけられた。

似たものに　コヒルガオは本州より九州に自生、花柄の上部にしわのある翼がある。ハマヒルガオは北海道より九州まで各地の海岸砂地に自生し、葉質は厚く腎形で光沢がある。

成分　ケンフェロール配糖体を含む。

薬用

採取法　全草をとり日干しに。

利尿に　乾燥した全草（旋花《せんか》）を水４００㎖で1/3量に煎じて服用。

虫刺されに　生の葉のしぼり汁を患部に塗る。

食用

採取法　地下茎を掘りとり、そのほかはつめでちぎりとる。

料理　つる先と若葉はゆでておひたし、あえ物に。花は生でサラダ、酢を入れた熱湯でゆで三杯酢や椀だねに。根は生のまま揚げ物に。

ビワ

バラ科
生薬名　枇杷葉（びわよう）

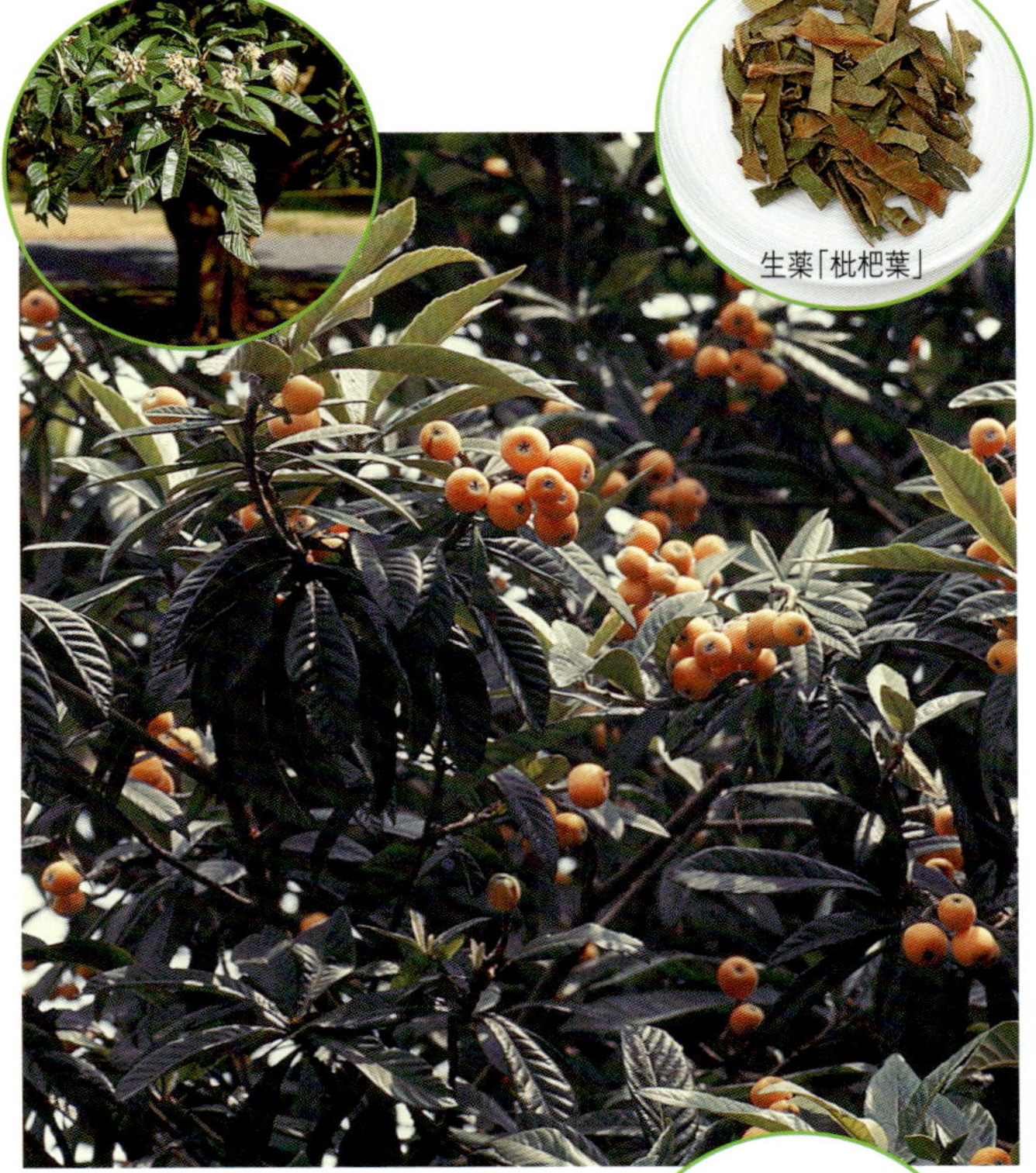

生薬「枇杷葉」

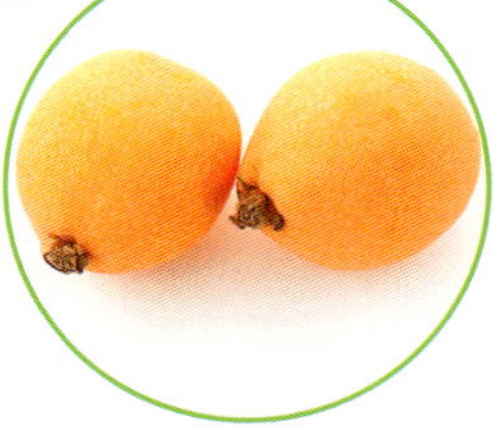

●薬用／〈部分〉葉、実
〈採取時期〉葉は必要時に、
実は6月

●食用／〈部分〉実
〈採取時期〉6月

特徴　江戸時代、夏の暑気払いに好んで飲まれた「枇杷葉湯」は、ビワの葉に肉桂《にっけい》、藿香《かっこう》、莪朮《がじゅつ》、呉茱《ごしゅ》萸《ゆ》、木香《もっこう》、甘草《かんぞう》の7品を同じ分量ずつブレンドし、煎じて作ったものである。

調整法　葉は必要なときにつみ、葉の裏の細毛を除き、水洗いし生のまま使用。

成分　ビワの種子には青酸配糖体のアミグダリンがあり、葉にも量は少ないが含まれている。アミグダリンには鎮咳作用がある。

◆薬効と用い方

あせもに　葉を約3枚分ちぎり、500㎖の水で煮出し、冷めた汁で患部を洗う。

打ち身・捻挫に　ビワ葉約30枚を水洗いし、1㎝ほどに刻み、水けをとってから広口びんに入れ、ホワイトリカーを葉がひたひたになるまで注ぎ、2〜3週間おいてこしたものを脱脂綿に浸して患部に当てる。その上に乾いたタオルをのせ、さらに懐炉であたためる。

せき止め・暑気あたり・胃腸病に　葉2枚をちぎり、400㎖の水で半量になるまで煎じ、適当なときに飲む。

疲労回復・食欲増進に　果実1kgを水洗いし、水きりしてからホワイトリカー1.8ℓにグラニュー糖150gと漬け、2〜6カ月後にこしてビワ酒に。1日3回、20㎖ずつ飲む。

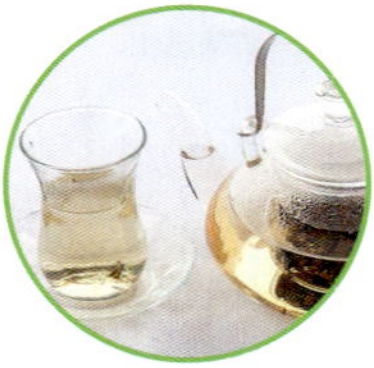

びわの葉茶

びわのコンポート

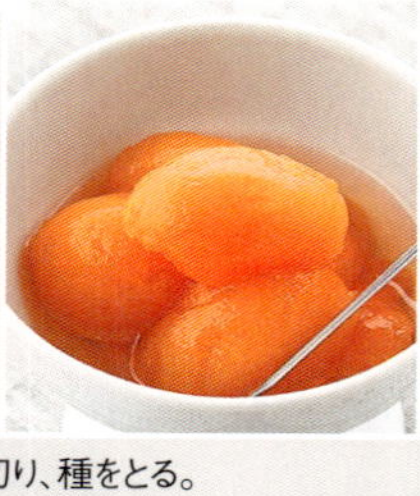

材料（1人分）

びわ…4個

Ⓐ
- 白ワイン…100㎖
- 砂糖、はちみつ…各20g
- レモン汁…½個分
- 水…100㎖

作り方

❶びわは皮をむいて縦半分に切り、種をとる。
❷鍋に①とⒶを入れて火にかけ、煮汁が半分くらいになるまで弱火で煮る。
❸あら熱をとり、冷蔵庫で冷やす。

ヘチマ

ウリ科
生薬名　糸瓜(しか)

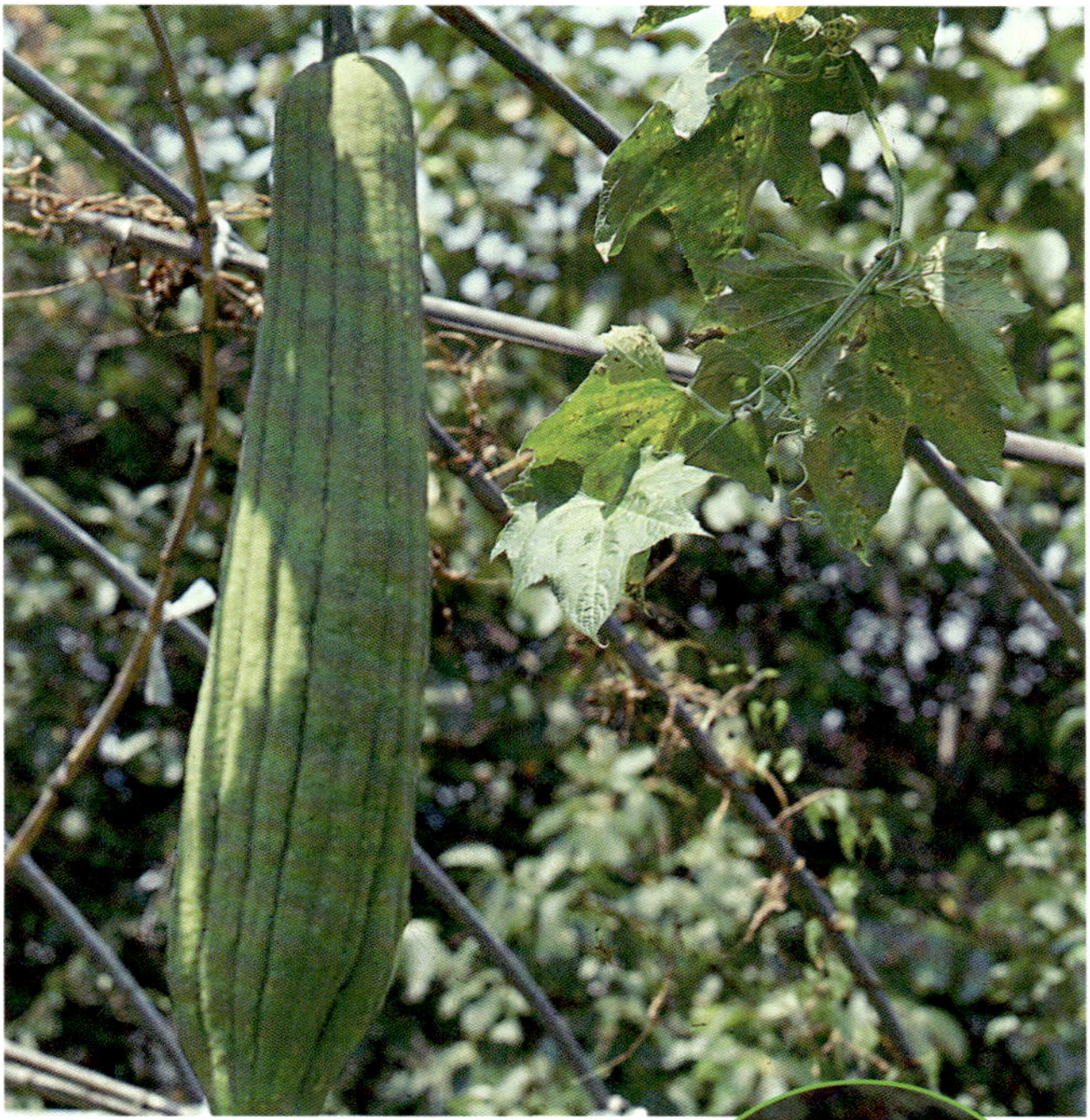

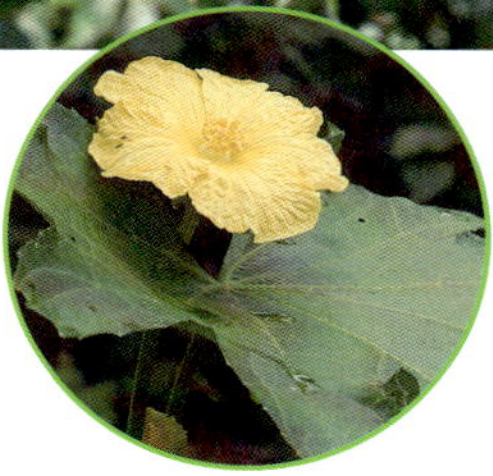

●薬用／〈部分〉ヘチマ水、果実
〈採取時期〉秋
●食用／〈部分〉果実
〈採取時期〉夏

特徴　江戸時代には、小石川御薬園では大奥の御用にこたえて、夏の終わりごろになると、大量の糸瓜水《しかすい》を採取しておさめていたという。大奥女中の化粧の水は、小石川御薬園「御製薬差上帳」の文政5年の文献によれば、一夏に一石一斗三升となっている。今日の18ℓ灯油缶に換算すれば、ざっと11缶になる量である。

広く使われたへちま水　秋になって地上30㎝ぐらいのところから、つるを切り、下のほうの切り口をびんにさし込んでおくと、へちま水がとれる。少々青くさい感じであるが、化粧に、洗濯にと用いられていたし、飲めばせき止めや、むくみのときの利尿薬にもなった。

果実の使い方　ぶら下がっている果実は、若いうちは苦みがないので食用になる。皮をむいて揚げ物や汁の実に。また、漬け物にしたり、皮をむいて日光に干して、「干し瓜」にしてから、保存食品として冬の間の汁の実などに使われていた。

つぼみを食用に　つぼみを、がくごととって天ぷらにするとおいしい。また、若葉も同じようにして食べられる。

成分　へちま水にはサポニン、硝酸カリウムが効果をあらわす。化粧水として肌をうるおすのは、両方の作用であろう。

◆薬効と用い方

化粧水に　へちま水100㎖に対して、ホウ酸0・5gの割で合わせ、よく振って、とかしてから用いる。

痰・せき・利尿に　生の果実を輪切りにして、そのまま煮てできた汁を飲む。

ヘチマの辛みそ炒め

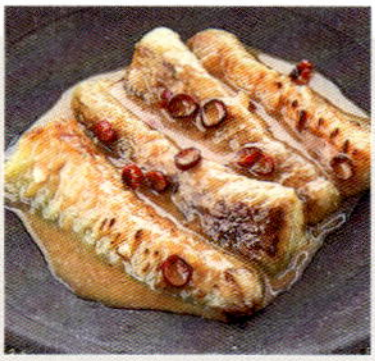

材料（2人分）

- ヘチマ…100g
- ごま油…大さじ1
- とうがらし…2本
- Ⓐ みそ、酒…各大さじ1
- Ⓐ みりん…小さじ2

作り方

1. ヘチマは皮をむき、縦に四等分にして長さを半分にする。
2. フライパンにごま油を熱して①を中火で炒め、とうがらしの輪切りを加える。
3. ヘチマに火が通ったらⒶを加え、軽く炒めて味をからませる。

ベニバナ

キク科
生薬名　紅花（こうか）

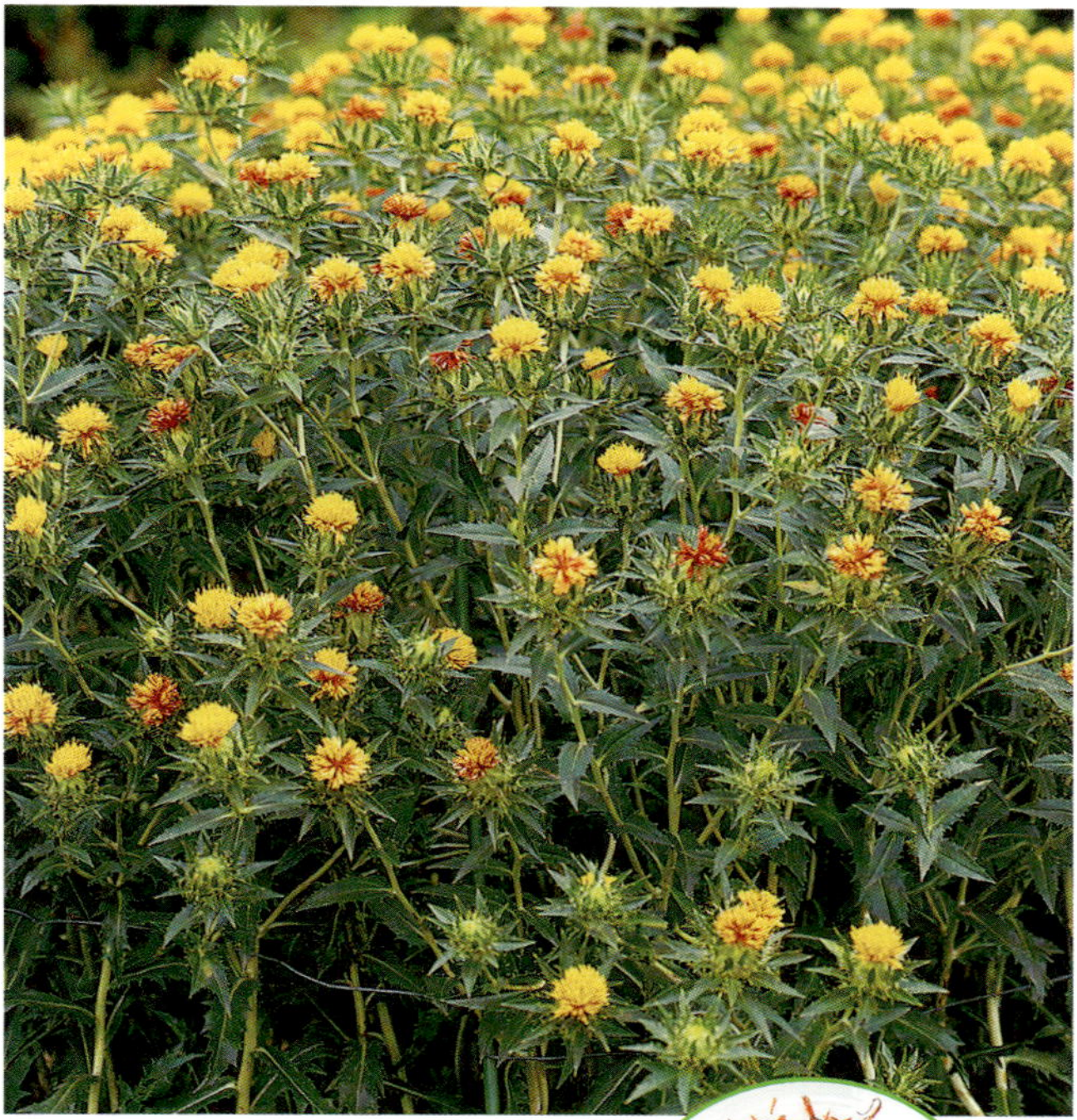

●薬用／〈部分〉管状花
〈採取時期〉6月ごろ

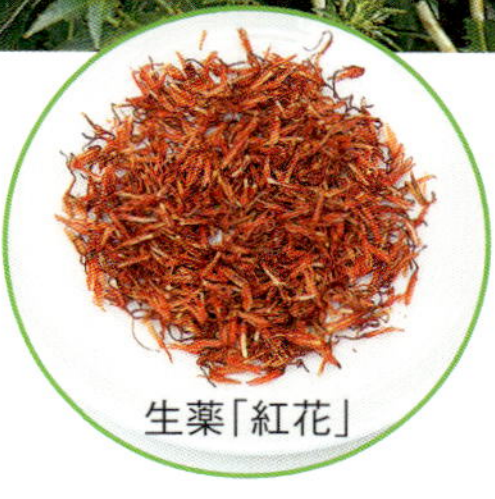

生薬「紅花」

特徴　エジプトの原産で、中国、朝鮮半島をへて、古い時代にわが国に入ってきた。

2種類の染料　ベニバナの花弁の中には、黄色と紅色の2種類の色素がいっしょに含まれている。黄色の色素をサフロールイエローと言うが、紅花染めをするときには、この黄色は使わぬがよい。これがあると真の紅色が出ない。ところが、うまくしたもので、サフロールイエローは花弁を水でもむととけて流れ出てしまう。紅色色素のカーサミンは水にとけず、花弁の中にそのままの形で残っている。これを応用したのが紅花染めである。

日本でのベニバナ　小野蘭山《おのらんざん》の『本草綱目啓蒙《ほんぞうこうもくけいもう》』（1803）には、ベニバナの品質について、「仙台より上品、次に出羽の山形、次に出羽谷智《やち》のものと磐城三春《みはる》が続く。

　これら紅花もちは筵《むしろ》と筵の間にはさんで銭形に作るが、肥後から出るものは竹筒の中に入れて固めたもので、円形であるがかたい。

薬にするのはこのようなものでなく、花弁をつんでそのまま乾燥させた『ツミナリ』というものを用いる」と記している。

　紅花もちから口紅が作られ、奈良・平安時代の千数百年昔から、日本女性の化粧料として使用されてきた。

　布染めのほうは明治になってヨーロッパから化学染料がはいるようになってすたれたが、口紅は大正の中ごろまでつづいていた。おちょこの内側に紅を塗ったもので、指先につばをつけてとかし、くちびるにつけたのである。

◆薬効と用い方

産前・産後・腹痛など婦人病

一般に　よく乾燥した花3～5gを1日量として煎じて服用。

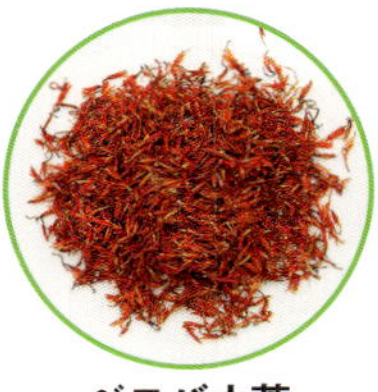

ベニバナ茶

ホオズキ

ナス科
生薬名　酸漿（さんしょう）
　　　　酸漿根（さんしょうこん）

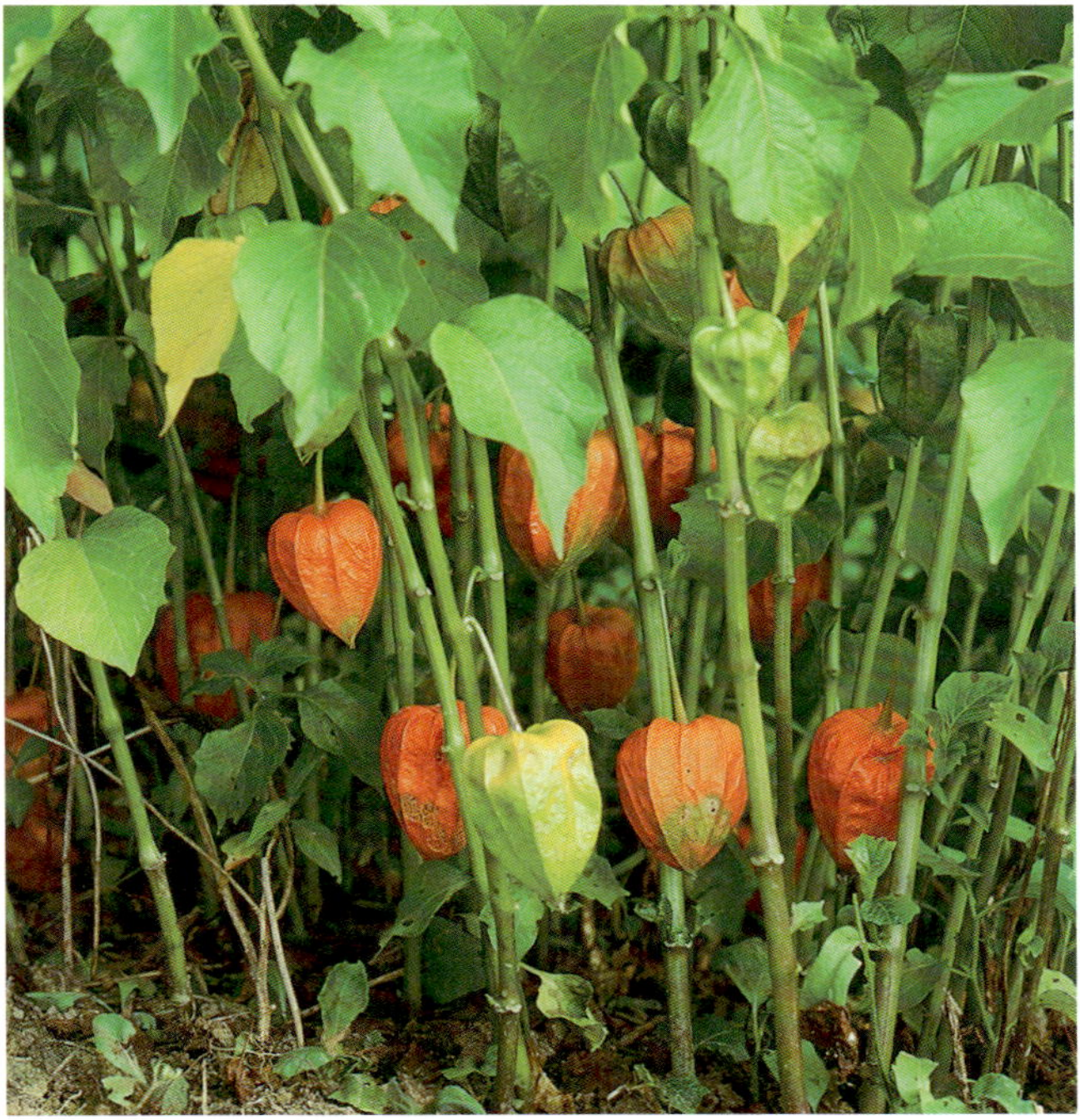

●薬用／〈部分〉根茎、茎葉
〈採取時期〉7〜8月

特徴　わが国のほか、朝鮮半島、中国にも自生する。

名前の由来　スサノオの尊《みこと》が退治した八岐大蛇《やまたのおろち》の目玉は赤加賀智《あかかがち》のようだったと、『日本書紀』に出てくる。アカカガチは赤いホオズキの意で、古代にはホオズキをカガチと呼んでいた。平安のころの呼び名は、ヌカヅキで、その後ホオズキになっている。『本草和名《ほんぞうわみょう》』(918)は酸漿の漢名に対し、和名を保保都岐《ほほつき》とし、一名奴加都岐《ぬかつき》としてある。ホオズキの語源について『大和本草《やまとほんぞう》』(1708)は、ホオという臭虫(カメ虫の一種か)が好んでこの葉を食べるからだと述べている。小野蘭山《おのらんざん》はこれはおかしいとしているが、『牧野新日本植物図鑑』(1977)は『大和本草』の説をのせている。少女とホオズキの組み合わせから、頬突という説もあるが、はっきりしていない。中国名では少女にからむ名が多く、紅姑娘《べにクーニャン》、紅娘子《べにニャンシ》、花姑娘《はなクーニャン》などがある。

ほおずき市の由来　浅草のほおずき市は薬とは無関係で、7月9～10日のほおずき市に参詣すると、四万六千日お参りしたのと同じ功徳があるということから。ホオズキ売りは文化初年ごろ、芝愛宕《しばあたご》神社の御神託によって売り出され、のちに浅草にお株をとられたかたちとなったもの。そもそも雷よけが始まりだった。

採取時期と調整法　7～8月ごろの開花中に、地下の根茎を含めた地上の茎葉をとって水洗いし、日干しにする。

成分　鎮咳《ちんがい》作用のあるフィザリン、利尿作用のあるフラボンのルテオリン。

◆薬効と用い方

せき止め・解熱・利尿に　1日量として、乾燥した全草を3～10g、水300mℓから半量に煎じて、3回に分けて服用する。ホオズキの赤みがついたときは無患子《むかんし》(ムクロジ)の皮か赤豆《あずき》の粉ですすぐときれいになる。

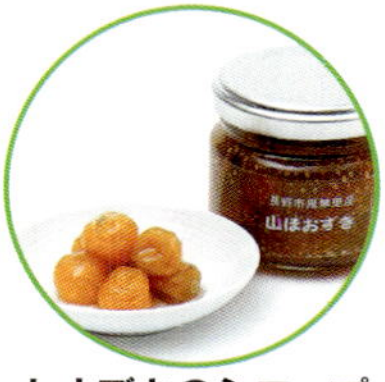

ホオズキのシロップ漬け、ホオズキジャム

ホオノキ

モクレン科
生薬名　厚朴（こうぼく）
　　　　和厚朴（わこうぼく）

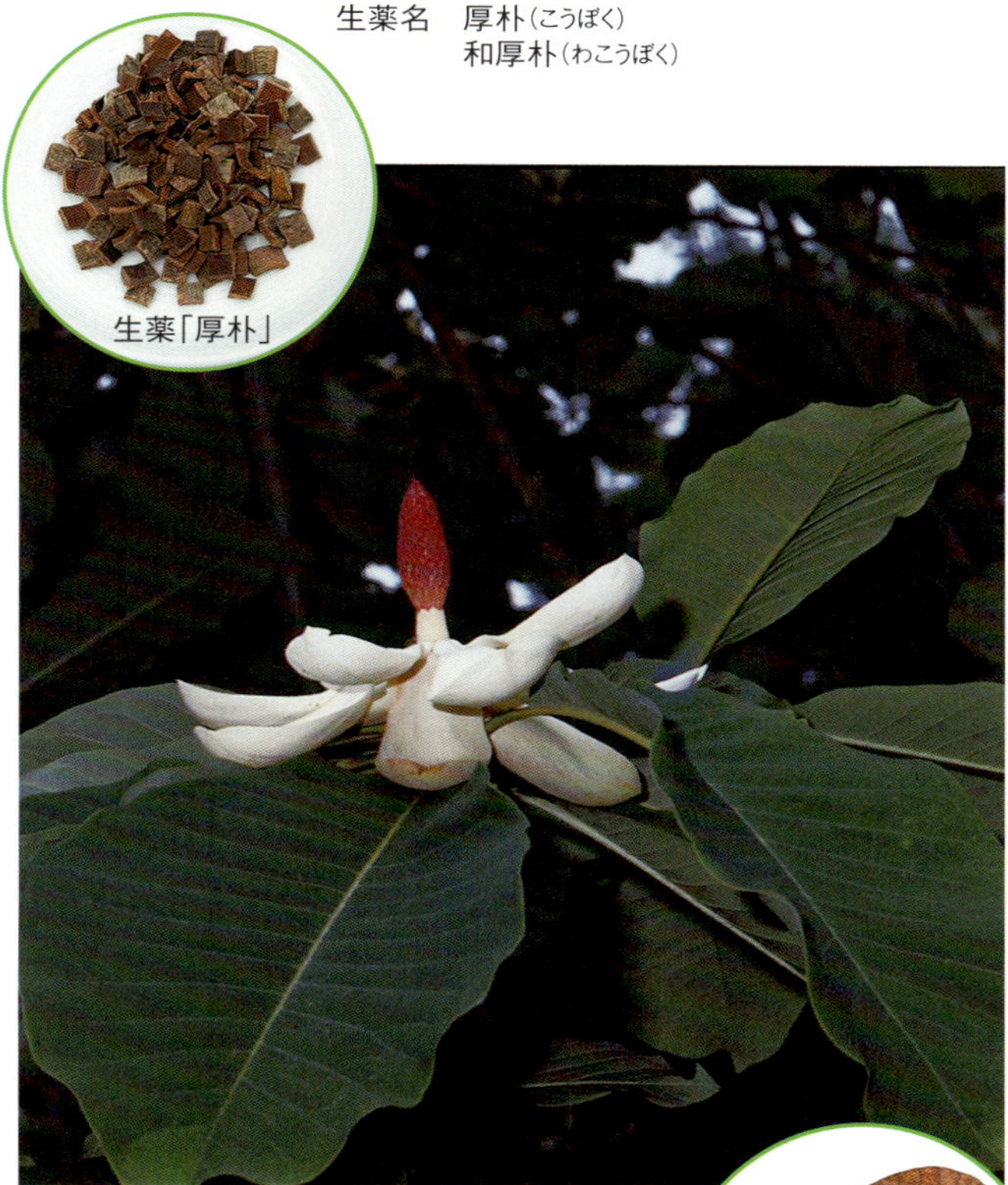

生薬「厚朴」

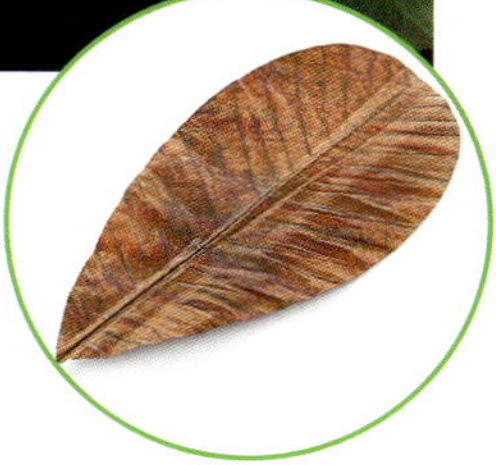

- 別名／ホオガシワ、ホオバノキ、キツネノカラカサ
- 生育場所／丘陵、山地、山林
- 薬用／〈部分〉樹皮
  〈採取時期〉夏の土用のころ
- 食用／〈部分〉つぼみ
  〈採取時期〉春

特徴　全国各地の日当たりのよい山野や丘陵に自生する、わが国特産の落葉高木。樹高は20mにもなる。葉は大きく、長さ30㎝もの長楕円形で、柄があり、枝先に集まって互生する。葉の上面は濃緑色、下面は白っぽく毛があり、質はやや肉厚。若葉は紅色を帯びている。若い葉に、おにぎりやすし、もちなどを包むとよい香りが移り、食欲をそそる。

生薬・厚朴《こうぼく》（和厚朴《わこうぼく》）　ホオノキの幹や枝の樹皮を乾燥させたものを生薬名で「厚朴」というが、中国産のカラホオノキの樹皮と区別するため、日本産という意味を含めて、「和厚朴」ともいう。

成分　アルカロイドのマグノクラリン、精油はマキロールとマグノロールなど。

薬用

採取法　夏の土用のころ、幹と枝の樹皮をはぎとり日干しに。

せき・つわり・神経性胃炎に　半夏《はんげ》厚朴湯《こうぼくとう》（半夏5g、茯苓《ぶくりょう》5g、厚朴3g、蘇葉《そよう》2g、生姜《しょうきょう》3gを1日量とする）を水400㎖で半量に煎じ、1日3回毎食後30分くらいに服用する。

便秘に　頑丈な体質の便秘に用いる小承気湯《しょうじょうきとう》（大黄2g、枳実2g、厚朴3gを1日量とする）を水400㎖で100㎖に煎じ3回に分けて空腹時に服用する。

朴葉みそ

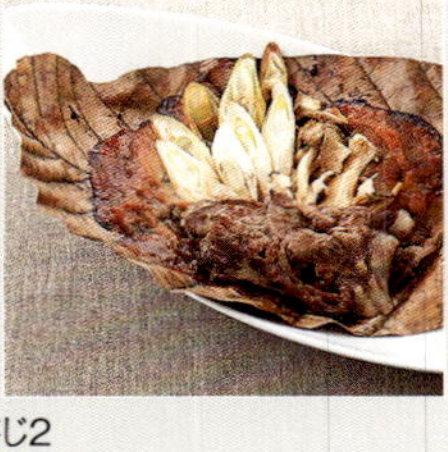

材料（2人分）

朴葉…2枚
牛バラ肉…100g
長ねぎ…10㎝
エリンギ…小1本
Ⓐ みそ、酒…各大さじ2
　 赤みそ…大さじ1
　 砂糖…小さじ2
　 みりん…小さじ1

作り方

❶朴葉は水に10分浸す。
❷牛肉は一口大に切る。長ねぎは斜め切りにする。エリンギは手でこまかく裂く。
❸アルミホイルの上に水けをきった①を置き、よくまぜたⒶを塗って②を並べる。
❹③をアルミホイルごとフライパンに移して火をかけ、牛肉に火が通るまで弱火で焼く。

マタタビ

マタタビ科
生薬名　木天蓼(もくてんりょう)

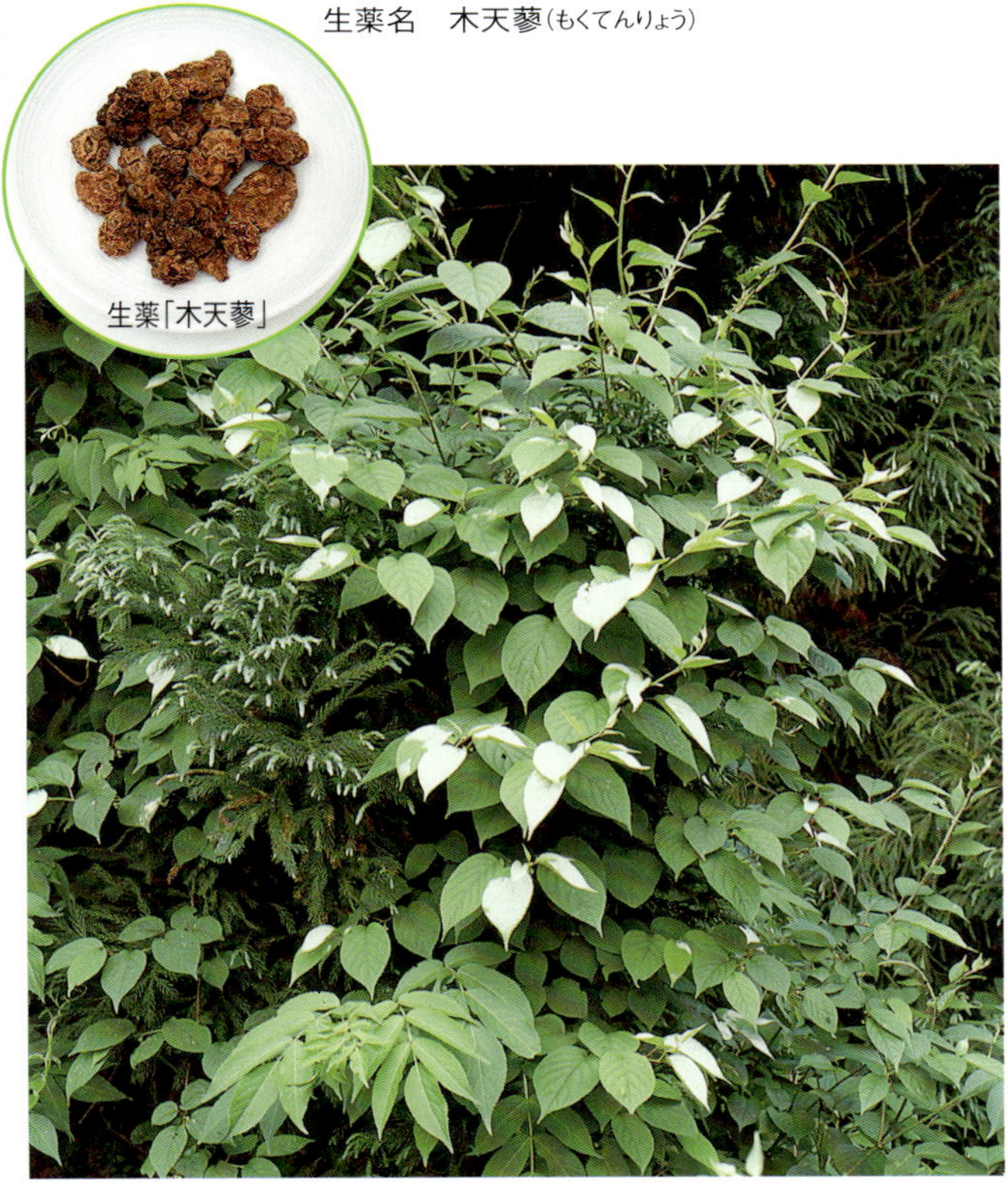

生薬「木天蓼」

●別名／ナツウメ、ワタタビ、マタタブ
●生育場所／谷筋、山麓のやぶ、林のへり
●薬用／〈部分〉虫こぶ
〈採取時期〉10月
●食用／〈部分〉新芽、若茎葉、花、果実
〈採取時期〉新芽、若茎葉、花は晩春から夏、果実は夏から秋

特徴　北海道、本州、四国、九州の山地に自生するつる性の落葉植物。雌雄別株。茎は褐色で他の樹木に巻きつきながら長く伸びる。葉は長さ10㎝の先がとがった卵円形で、鋸歯があり、茎に互生する。夏、葉のつけ根からウメに似た純白の5弁花を下向きにつけるが、花の咲く時期に、葉の先が半分だけ白く変色する性質があり、遠方からでもよく目立つ。花が終わると、いつの間にか白変は消える。花には芳香がある。

生薬・木天蓼　つぼみのころから開花直前に、花の中心の子房にマタタビノアブラムシという小さな昆虫が産卵する。卵を産みつけられた子房は、正常な果実になれず、異常発育して虫こぶ状のものになってしまう。これを生薬では「木天蓼」と呼び、薬に用いる。虫こぶにならない正常な果実は、食用にするが薬効はない。

成分　マタタビラクトンは猫が好み、興奮を示す物質の総称。イリドミルメシン、イソイリドミルメシン、ネオネペタラクトンなどよりなる。ポリガモールも含む。

薬用

採取法　10月ごろ虫こぶを採取し、必ずその日のうちに熱湯を注ぐか、鍋でさっと沸騰させ、中の幼虫を殺したあと、日干しにする。

冷え症・利尿・強心・神経痛に木天蓼酒　乾燥した虫こぶ（木天蓼）100gをホワイトリカー720㎖に2〜6カ月漬け、布でこし、1回量15㎖を1日朝夕2回に服用する。グラニュー糖50gを加えてもよい。

猫の病気に　木天蓼の粉末をえさにまぜて与える。

食用

採取法　葉はやわらかい若々しいものを枝先からつみとる。果実は完熟前に。

料理　葉と花は多めに塩を入れた熱湯でゆで、水にさらして、おひたしに。果実は塩漬けにして酒の肴に。

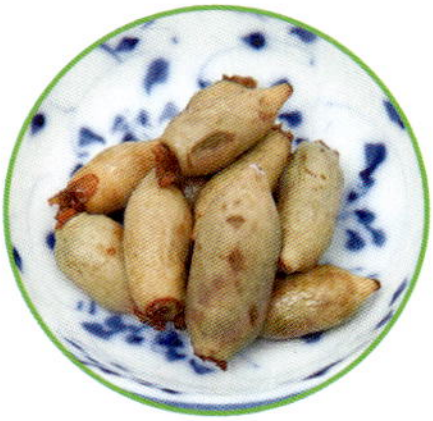

またたびの塩漬け

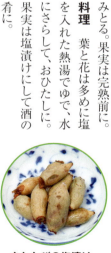

ミツバ

セリ科
生薬名　鴨子芹(かもこぜり)

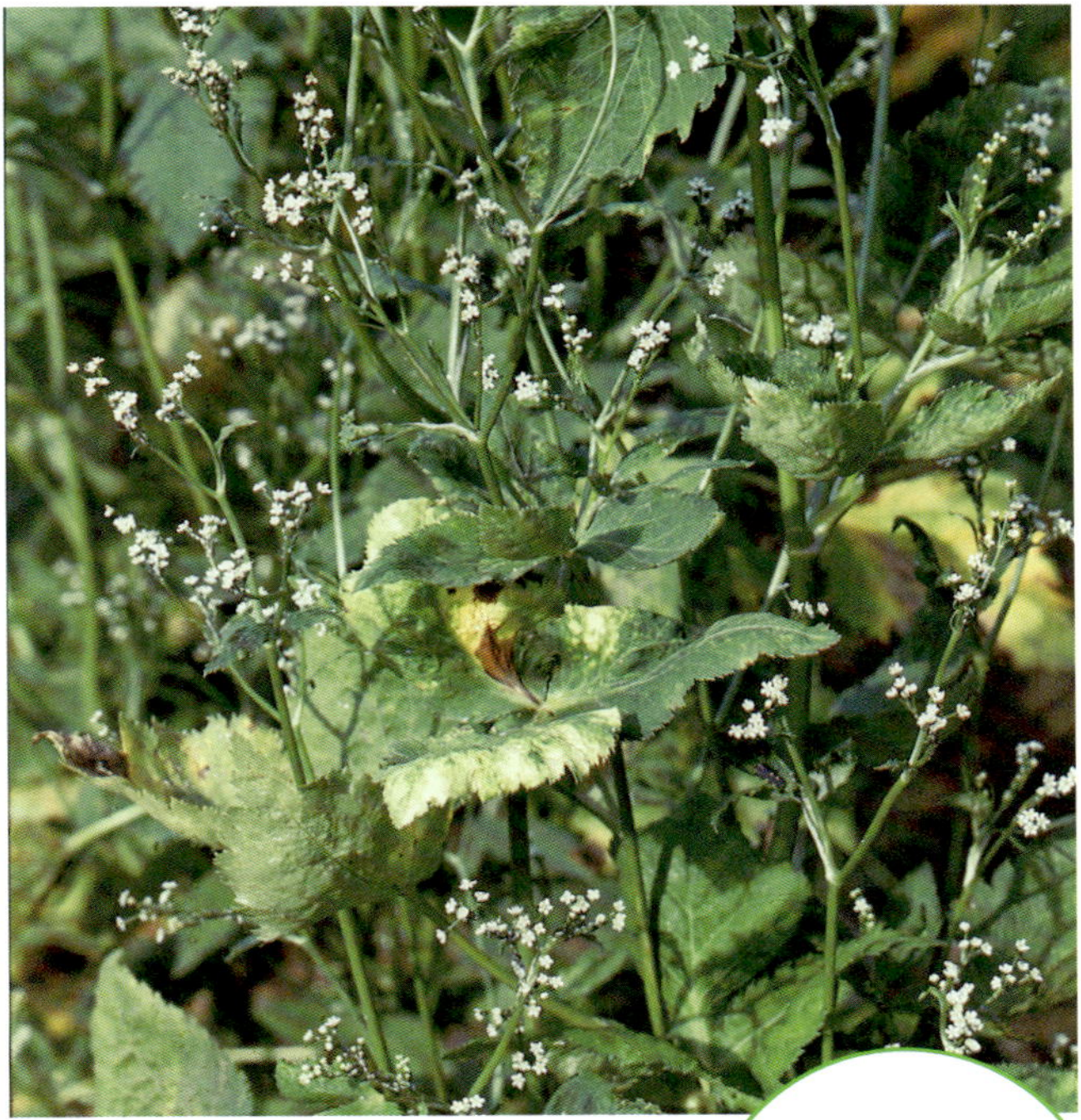

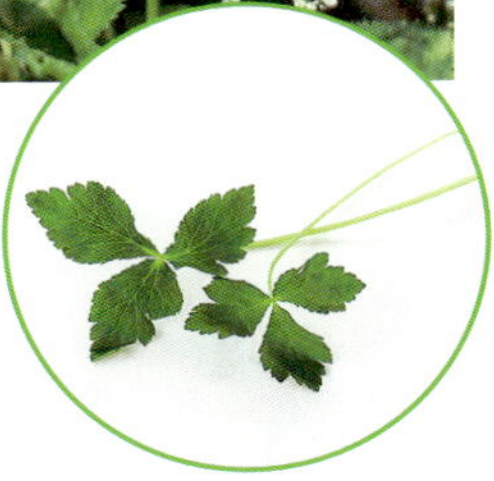

●別名／ミツバゼリ、ミツバセ、ミツッパ
●生育場所／路傍、土手、林の中などの湿地
●薬用／〈部分〉全草
〈採取時期〉6～8月の開花期
●食用／〈部分〉若芽、若葉
〈採取時期〉冬から春

特徴　北海道、本州、四国、九州の湿地などに自生し、水田、畑などに栽培される多年草。茎は30～90㎝。根元から出る葉は、切れ込みの深い3枚の小葉からなる複葉で、長い柄がある。ミツバの名は、3枚の小葉があることに由来する。小葉は長さ3～7㎝の先がとがった卵形。葉は初めは長い柄を出して束生するが、茎が伸びると柄はしだいに短くなり、節ごとに互生する。6～8月ごろ、枝立ちして先が枝分かれし、小さな白色の5弁花をつける。全草に独特の香気がある。

古くから薬草に　酒に浸し去痰に用いたり、小児の夜泣きに葉汁を飲ませたり、二日酔いに生ミツバを酢みそで食べる民間療法が古くから行われていた。

成分　特有な芳香は精油中にクリプトテーネンとミツバエンがあるから。

薬用

採取法　6～8月の花のあるときに全草をとり、水洗いしてから陰干しに。また生のものをそのまま使う。

はれものに　生の葉に塩少々を加えてよくもみ、もんだ葉を患部にはる。

消炎解毒（はれものなど）・血行促進に　乾燥した全草1日量10～15gを水300～400㎖から1/3量に煎じ、3回に分服。

食用

採取法　冬から春にかけて、若芽とつぼんだ葉をつみとる。

料理　ゆですぎ、さらしすぎは香気、歯ざわりがなくなる。熱湯をかける程度に。

みつばの卵とじ

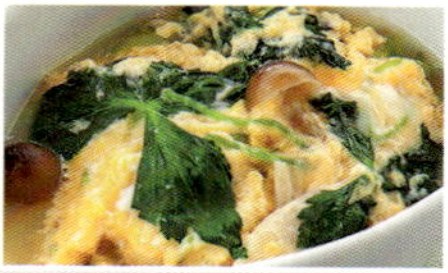

材料（1人分）

みつば…20g
しめじ…10g
卵…1個
Ⓐ だし汁…100㎖
　 みりん…小さじ2
　 しょうゆ…小さじ1

作り方

1. みつばは根を切り落として2㎝長さに切る。しめじは小房に分ける。卵はときほぐす。
2. 鍋にⒶを入れ強火で沸騰させ、みつばとしめじを加えて軽く煮る。
3. 卵を回し入れて蓋をし、中火で1分ほど加熱する。

ミョウガ

ショウガ科
生薬名　蘘荷（みょうが）

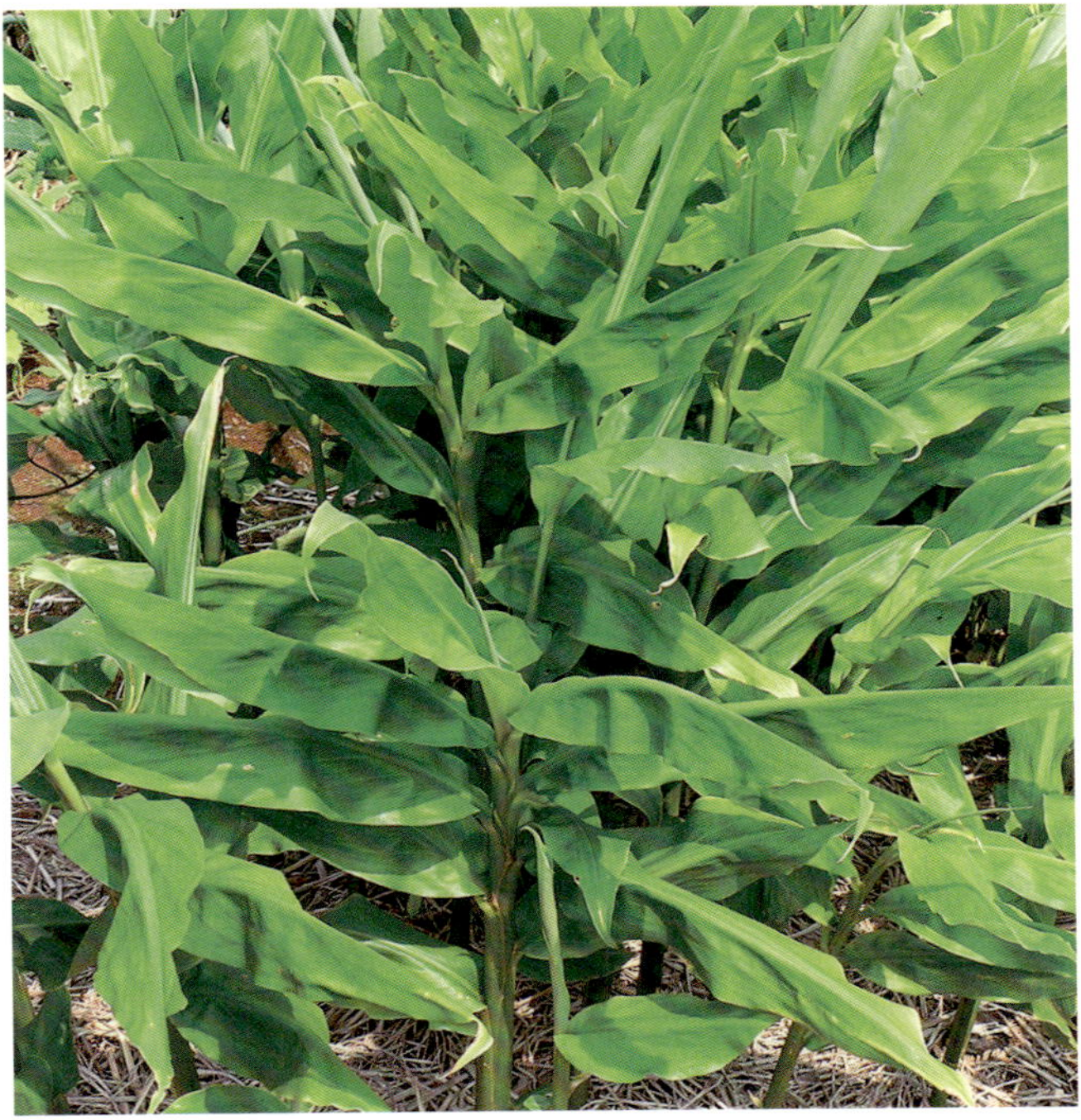

● 別名／オコナ、ミョウガダケ、バカ
● 生育場所／山野の樹木の下
● 薬用／〈部分〉花茎、根茎
〈採取時期〉花茎は夏から秋、根茎は一年じゅう
● 食用／〈部分〉若茎、花茎
〈採取時期〉若茎は春、花茎は夏から秋

特徴　中国東南部原産の多年草。わが国には古い時代の帰化植物として本州、四国、九州、沖縄各地の山野の樹木の下陰に自生する。

　地下の根茎は多肉質で横に伸び、ところどころから地上に芽を出す。葉は長さ30cmくらいの長楕円形で、葉柄は長く、互いに包みあって茎のように見える。8～10月ごろ、地下茎の先に鱗片葉に包まれた花序を出し、淡黄色の花をつけるが、花は1日でしぼむ。

　花穂はミョウガの子の名で知られ、辛み、芳香があり、古い時代から食用にされている。

成分　アルファ・ピネンなどを含む。

薬用

採取法　花茎は夏か秋にとり、生のまま用いる。根茎は必要時にとり、水洗いして陰干しに。

凍傷のかゆみに　乾燥した根茎（蘘荷《みょうが》）20～30gを水400mlで半量に煎じ、煎汁で洗う。

消化促進に　ミョウガの子を食べる。

食用

採取法　まだ葉の巻いている若茎は手でつみとり、花茎は根ぎわからもぎとる。

料理　生のまません切りにして刺身のつまに。こまかく切って薬味に。薄切りにして汁の実、二杯酢、各種漬け物、サラダなどに。二つに切り、薄い衣をつけて天ぷらにしてもおいしい。

みょうがのワンタンスープ

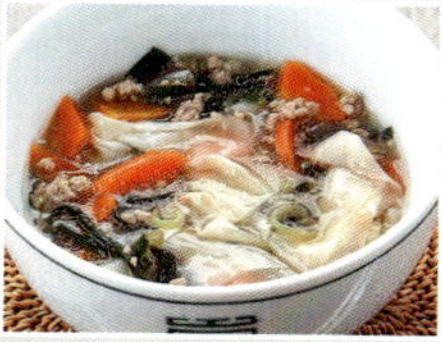

材料（1人分）

みょうが…1個
ひき肉…60g
ニラ…½束
にんじん…10g
中華だし…大さじ1
ワンタンの皮…7枚

作り方

1. みょうがは小口切りにして水にさらす。ニラは3cm長さに、にんじんはいちょう切りにする。
2. 鍋に水300mlとにんじんを入れて火にかけ、にんじんがやわらかくなったら、ひき肉とみょうが、ニラを加える。
3. 中華だしを加えて味をととのえ、ワンタンの皮を重ならないように入れる。

ユキノシタ

ユキノシタ科
生薬名　虎耳草(こじそう)

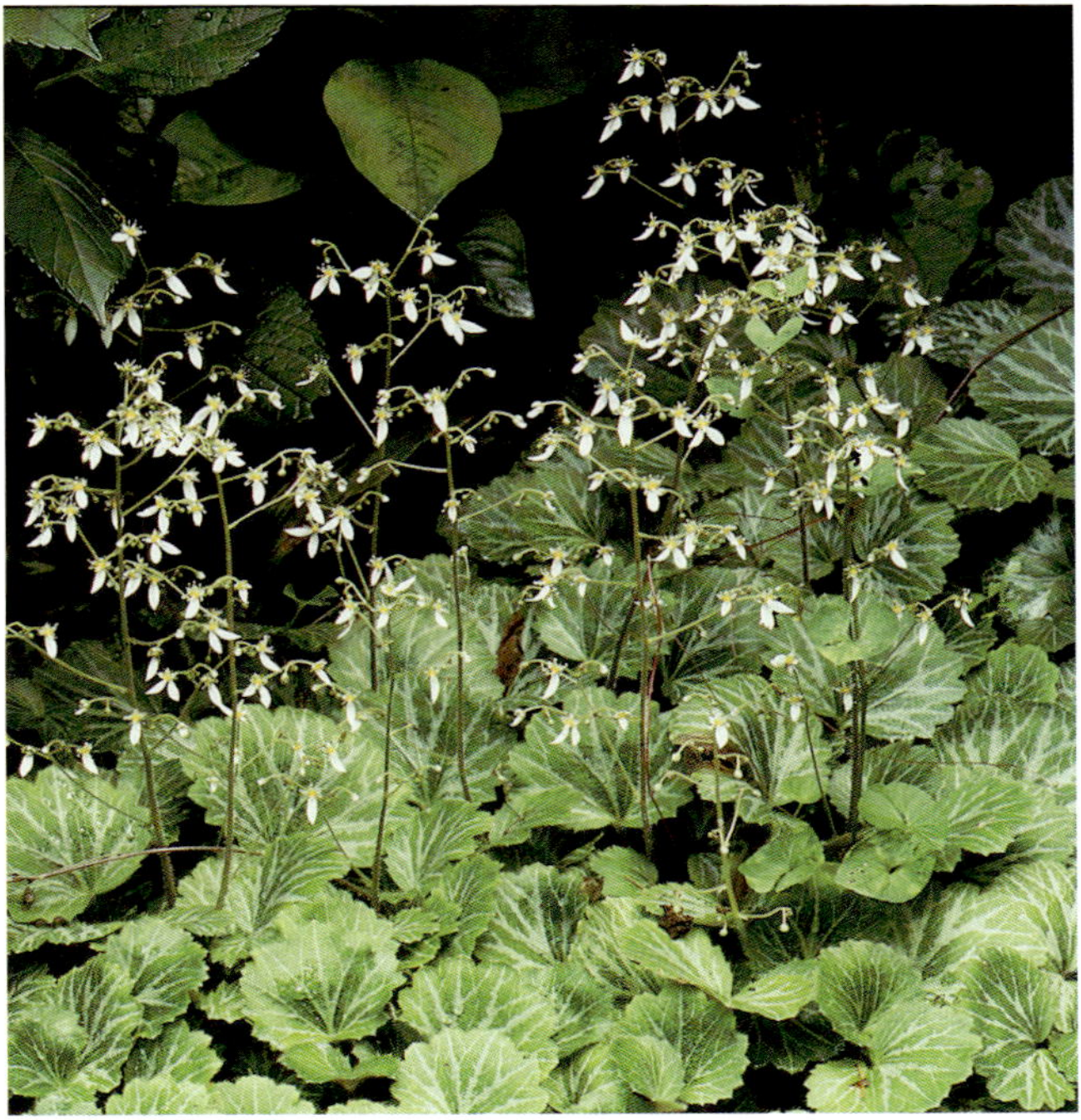

●別名／ミミダレグサ、キジンソウ、キンギンソウ
●生育場所／岩の上、渓側、雑木林、庭
●薬用／〈部分〉葉
〈採取時期〉5〜7月
●食用／〈部分〉葉
〈採取時期〉一年じゅう

特徴　北海道を除く全国の陰地に自生する常緑の多年草。庭先でも栽培される。葉は多肉で腎円形、表面にあらい毛が生え、表は緑色、裏面は赤い。葉柄の根元から紅紫色の糸のように細い走出枝を出し、その先端に根を出し、新しい苗を作って繁殖していく。5〜7月ごろ、茎の先に円錐形の花序をつける。白色の花は上の3弁は卵形で小さく、下にはそれより長い披針形で長さ不同の2弁が左右に開くように下がっている。

名前の由来　谷川士清《たにがわことすが》編『和訓栞《わくんのしおり》・後編』（巻十七）には、「ゆきのした、雪の下の義、金線草なり」とし、さらに石荷の漢名をあげた。その後、葉の上に雪が積もった様子を称したとか、白い花を雪にたとえるとかの解説がなされる一方、下の花弁が突き出ているので、下ではなく舌ではないか、との説まで出た。

成分　利尿作用のある硝酸カリウム、塩化カリウム、解毒作用のあるベルゲニン。

薬用

採取法　花の時期に、葉をとって陰干しに。生の葉は必要に応じて随時つみとる。

小児のひきつけに　新鮮な生の葉を水洗いして食塩を少し振りかけて、もみだした汁を口に含ませる。

中耳炎に　ミミダレグサと呼ぶ方言が残っているように、古くから耳の薬として有名。痛んだり、うみが出るという中耳炎に、水洗いした新鮮な葉をもんで、出た汁を数滴、直接耳孔にたらし込む。

はれものに　新鮮な生の葉を水洗いして火にかざし、やわらかくして直接患部にはると、自然にうみが出る。

軽いむくみに　乾燥した葉1日量10gを煎じて飲む。

痔の痛みに　乾燥した葉10gを煎じ、その汁を脱脂綿に浸して、患部を軽くなでるようにして洗う。

食用

採取法　葉は柄のつくところから、つめでちぎりとり、花茎は茎の部分から、つめでちぎるか、引き抜く。

料理　葉に薄めの衣をつけて揚げ物に。

ヨモギ

キク科
生薬名　艾葉（がいよう）

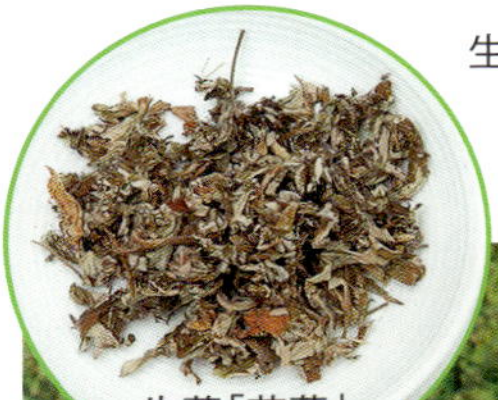
生薬「艾葉」

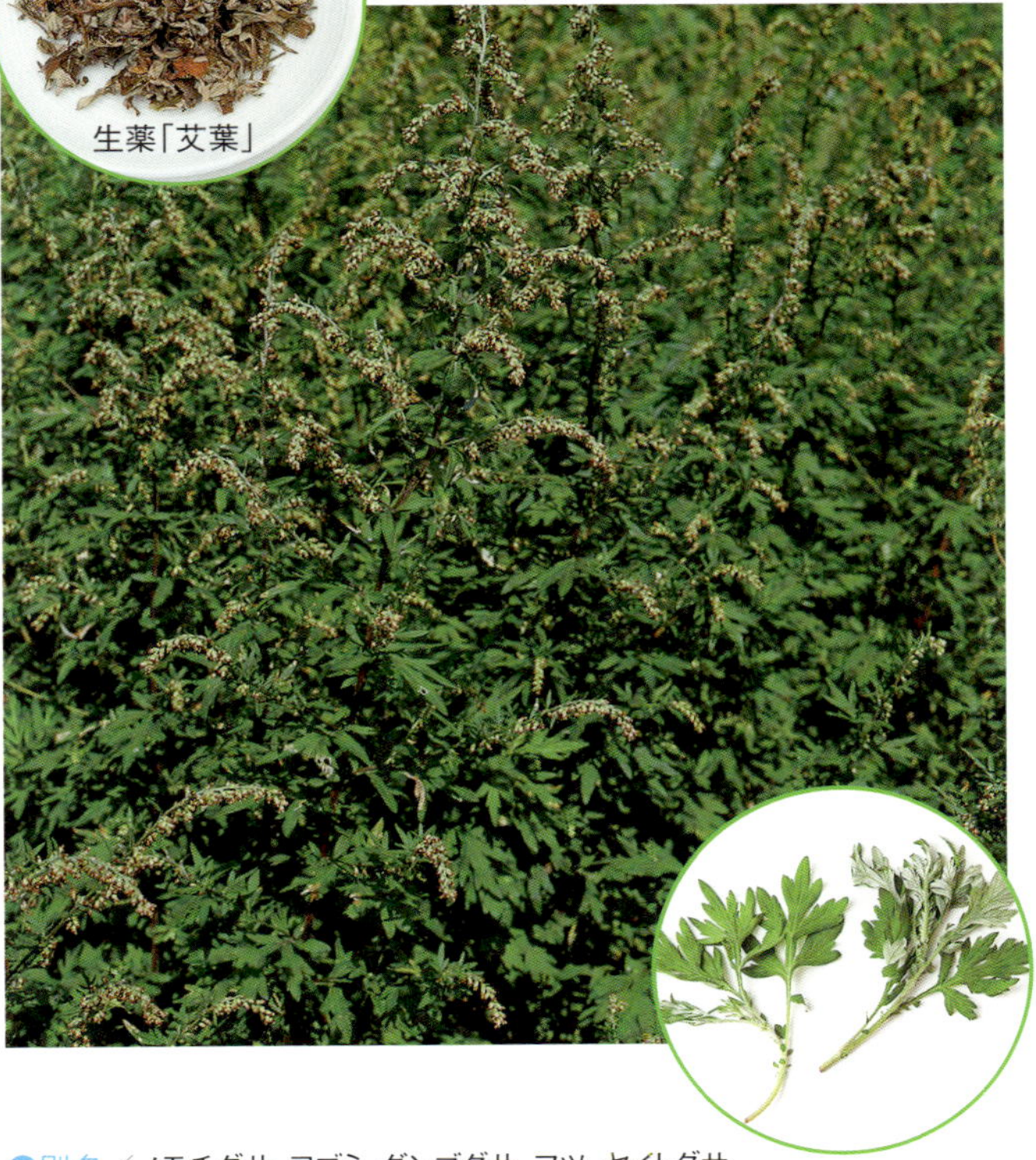

●別名／ノモチグサ、ヨゴミ、ダンゴグサ、フツ、ヤイトグサ
●生育場所／路傍、土手、野原
●薬用／〈部分〉根、葉
〈採取時期〉根は一年じゅう、葉は6～7月
●食用／〈部分〉若苗、若葉
〈採取時期〉春

特徴　日当たりのよい路傍や野原に自生する日本原産の多年草。草丈50～100cm。葉は深く切れ込んだ形で、表面は緑色、裏面は白い綿毛が密生。夏の終わりから秋にかけ、茎の上方に穂状に黄褐色の小さな花を。

名前の由来　草もちにするので、もち草の名が。

成分　葉には精油のシネオール、アルファツヨン、セスキテルペン。アデニン、コリンなども含まれている。

薬用

採取法　葉は6～7月ごろに採取し、日干しにする。根は必要なときに採取。

ゼンソクにヨモギ酒　根300gを1.8ℓの清酒に漬け、半年以上熟成し、こす。1回20mℓ、1日3回服用。

健胃・貧血に　艾葉《がいよう》5～8gを1日量として水400mℓで半量に煎じて飲む。

健胃・貧血の補血・強壮に艾葉酒　乾燥したヨモギの葉（艾葉）100gは小さくちぎり、グラニュー糖100gとホワイトリカー1.8ℓとともに漬け、密閉して冷暗所におく。2～3カ月後にこして用いる。1回量20～40mℓを夜、休む直前に飲む。

腰痛・腹痛・痔にヨモギぶろ　艾葉300gか、生の葉600g～1kgを木綿の袋に入れ、水から沸かす。体のしんからあたたまり、痛みが薄れる。

下痢止めに　艾葉1.5gに生姜《しょうきょう》4gを入れ煎服。

食用

採取法　早春の若芽の時期に刈りとる。葉と梢はつみとる。

料理　ゆでて水にさらし、ごまあえ、酢みそあえに。

よもぎアイス

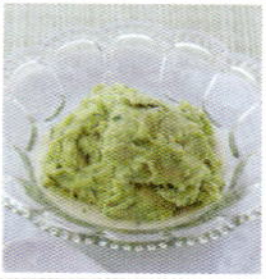

材料（4個分）

よもぎ…2本　牛乳…100g
砂糖…60g　生クリーム…100g
卵黄…2個　バニラエッセンス…適量

作り方

1. よもぎはゆでて、ミキサーかすり鉢でペースト状にする。
2. ボウルに砂糖と卵黄を入れてよくまぜ、牛乳を加えてさらによくまぜる。なじんだら生クリームを加えて泡立て器でまぜ、①とバニラエッセンスも加えてまぜる。
3. 冷凍庫へ入れ、とろみがついてきたら、大きめのスプーンで空気が入るようにまぜる。これを5回くらい繰り返す。

イチジク

クワ科

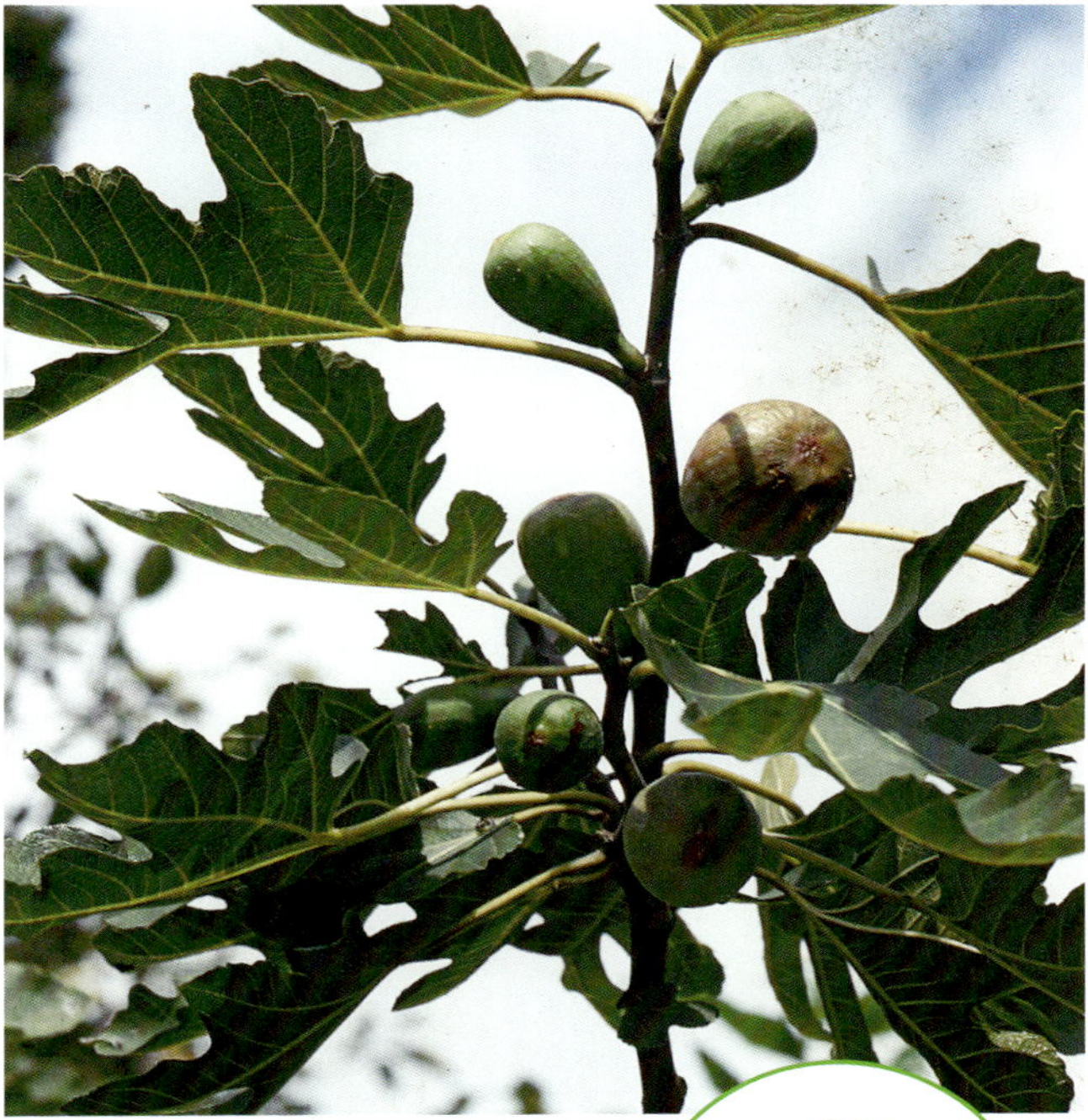

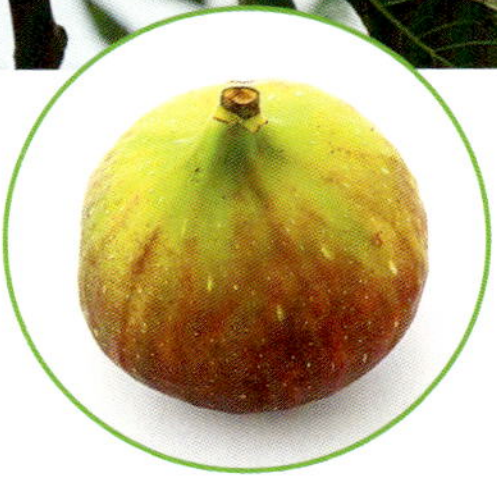

●生育場所／丘陵、山林、山地
●薬用／〈部分〉葉
〈採取時期〉8月
●食用／〈部分〉果実
〈採取時期〉夏、秋

特徴　シリア、ギリシアなどでは古く紀元前から栽培されており、日本には江戸時代の寛永年間（1624〜1644）に、中国から長崎に入ったのが始まりと伝えられている。当時は無花果の名のように、花が無くて実を結ぶとされた。花は外から見えない所に多数集まってついている。花のつく花軸がへこんだ形で、口がつぼまったような小さな壺の内側に、雄花、雌花が集まりついているので、外から見えない。なすび型の花軸の変形したものを二つに切って内部を見れば、花のついている様子がわかる。

いろいろな種類　現在では、ホワイトゼノア、桝《ます》井《い》ドーフィンなどの園芸品種が栽培される。夏に熟す夏イチジク、秋に熟す秋イチジクがあるが、どちらも日もちが悪い果物で、冷蔵庫でもあまり長くはもたない。多くはジャムなどの加工品に。

調整法　真夏に葉を採取して、水洗いしてから日干しに。

成分　クマリン類のベルガプテン、プソラレエンが含まれている。プソラレエンには血圧降下作用がある。

◆薬効と用い方

血圧降下に　よく乾燥した葉20gを水400mℓで、半量に煎じて、1日3回、空腹時に飲む。

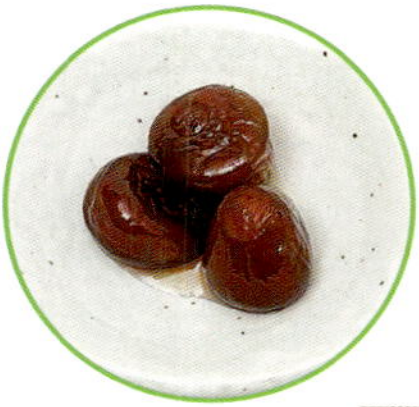

いちじく甘露煮
（秋田県）

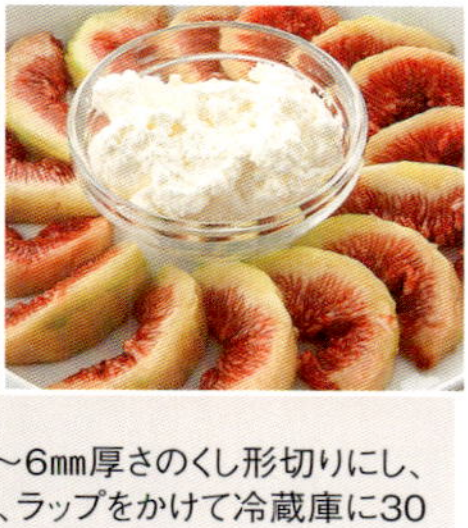

いちじくのマリネ

材料（作りやすい分量）
いちじく…5個
Ⓐ「グラニュー糖、キルシュ …各適量
生クリーム…100mℓ
グラニュー糖…小さじ2

作り方
❶いちじくは皮をむいて5〜6㎜厚さのくし形切りにし、バットに並べてⒶを振り、ラップをかけて冷蔵庫に30分間おく。
❷生クリームはグラニュー糖を加えて泡立てる。
❸器に①と②を盛りつける。

イラクサ・ミヤマイラクサ(アイコ)

イラクサ科
生薬名　蕁麻(じんま)

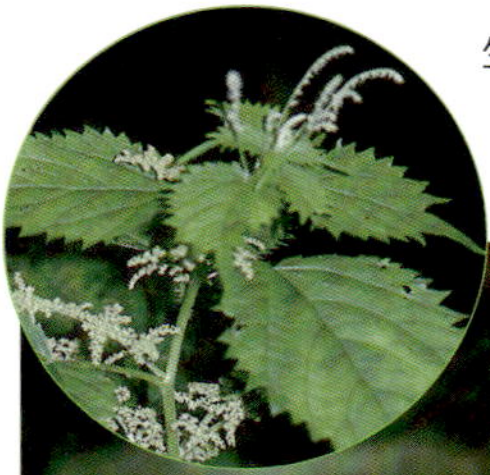

◀ミヤマイラクサ

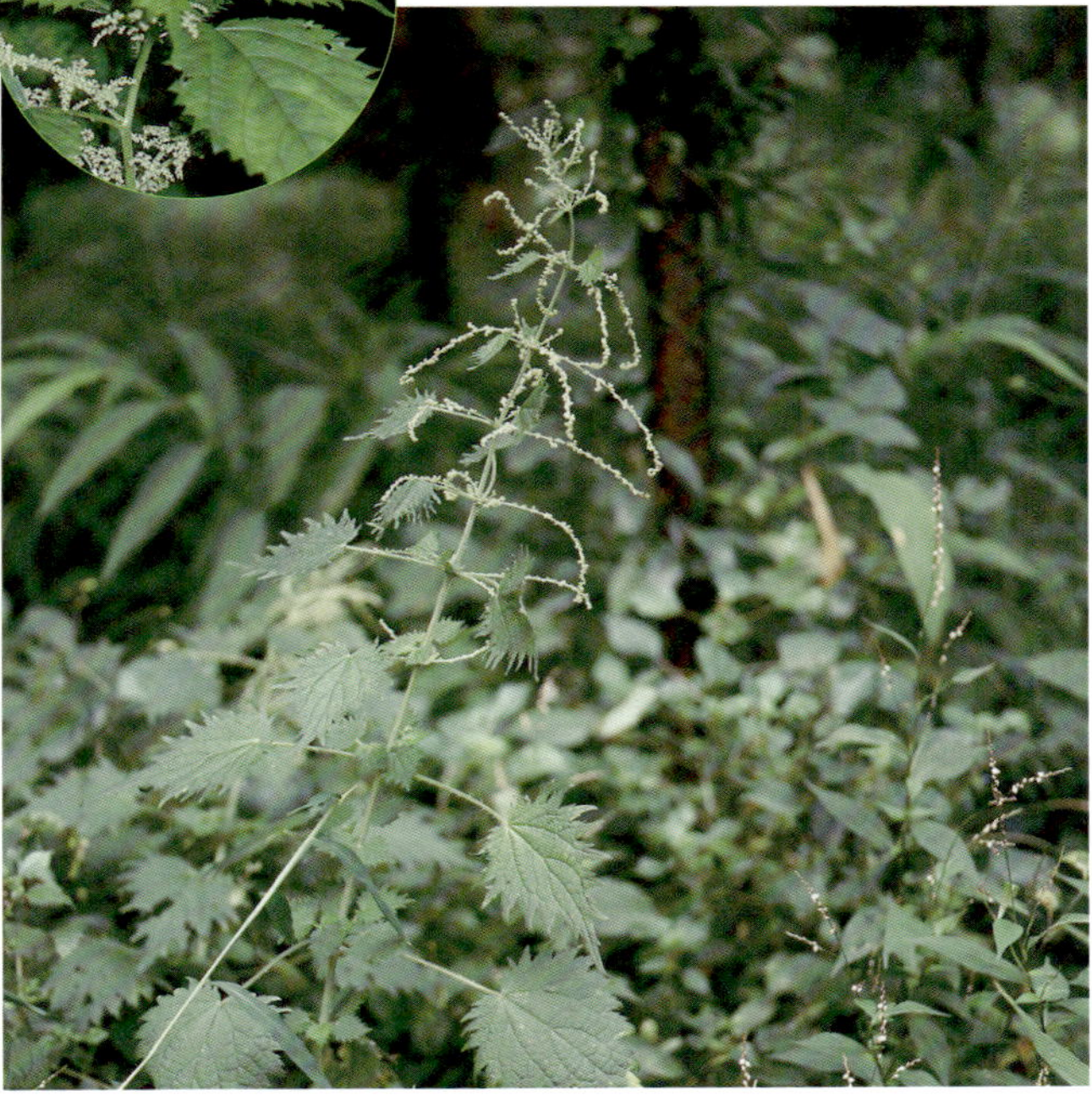

▲イラクサ

●別名／イラクサはイタイタクサ、アイカラムシ、イライラクサ。
ミヤマイラクサはアイコ、アイクサ、アイノコ、エアッコ
●生育場所／ともに山林の陰地、林の縁
●薬用／〈部分〉イラクサの全草
〈採取時期〉夏から秋
●食用／〈部分〉ミヤマイラクサの若苗
〈採取時期〉春先

イラクサの特徴　本州（関東以西）、四国、九州に自生し、朝鮮半島にも分布。山地の陰地などに自生する多年草。高さ30～80㎝になり、葉は先のとがった卵円形で対生し、あらい鋸歯《きょし》がある。茎や葉にも刺毛が生え、ふれると痛い。

ミヤマイラクサの特徴　北海道より九州までの山地の樹陰に生える多年草で、イラクサと同様に茎と葉に刺毛が多く、ふれると痛い。イラクサはイラクサ属、ミヤマイラクサはムカゴイラクサ属で、同じイラクサ科であるがその所属は異にする。イラクサ属は葉が対生するのに対しムカゴイラクサ属は互生する。

名前の由来　イラクサは、茎葉に生える刺毛にふれると痛むことから、イタイタクサ、またイライラクサの名になった。ミヤマイラクサは、イラクサより深山《みやま》に生えることから深山イラクサの名となった。東北地方の方言に、アエッコ、エアッコ、アイノコがあり、これらから関連し発生したと考えられるアイコの名がある。

蕁麻疹《じんましん》の名称のもと　イラクサもミヤマイラクサも刺毛が注射針のようになっていて、中に毒液を含んでいる。この刺毛に刺されると痛くはれるところから、蕁麻の漢名をとって、この症状に蕁麻疹の名称がつけられた。毒液の中のヒスタミンは、アレルギー反応によって蕁麻疹を起こすもととなる物質である。ただし、どちらもゆでてアクを抜き、水にさらすと毒成分は水にとけ、完全になくなる。ミヤマイラクサは、東北地方で春の山菜の女王として愛用されている。

薬用

採取法　イラクサの全草を手袋をはめてとり、日干しにする。

リウマチ・小児のひきつけに　乾燥したもの1日3～6gを水300㎖で1/3量に煎じ服用。

食用

採取法　ミヤマイラクサの新芽を、手袋をはめてとる。

料理　ゆでておひたし、あえ物、煮びたしに。

ウド

ウコギ科

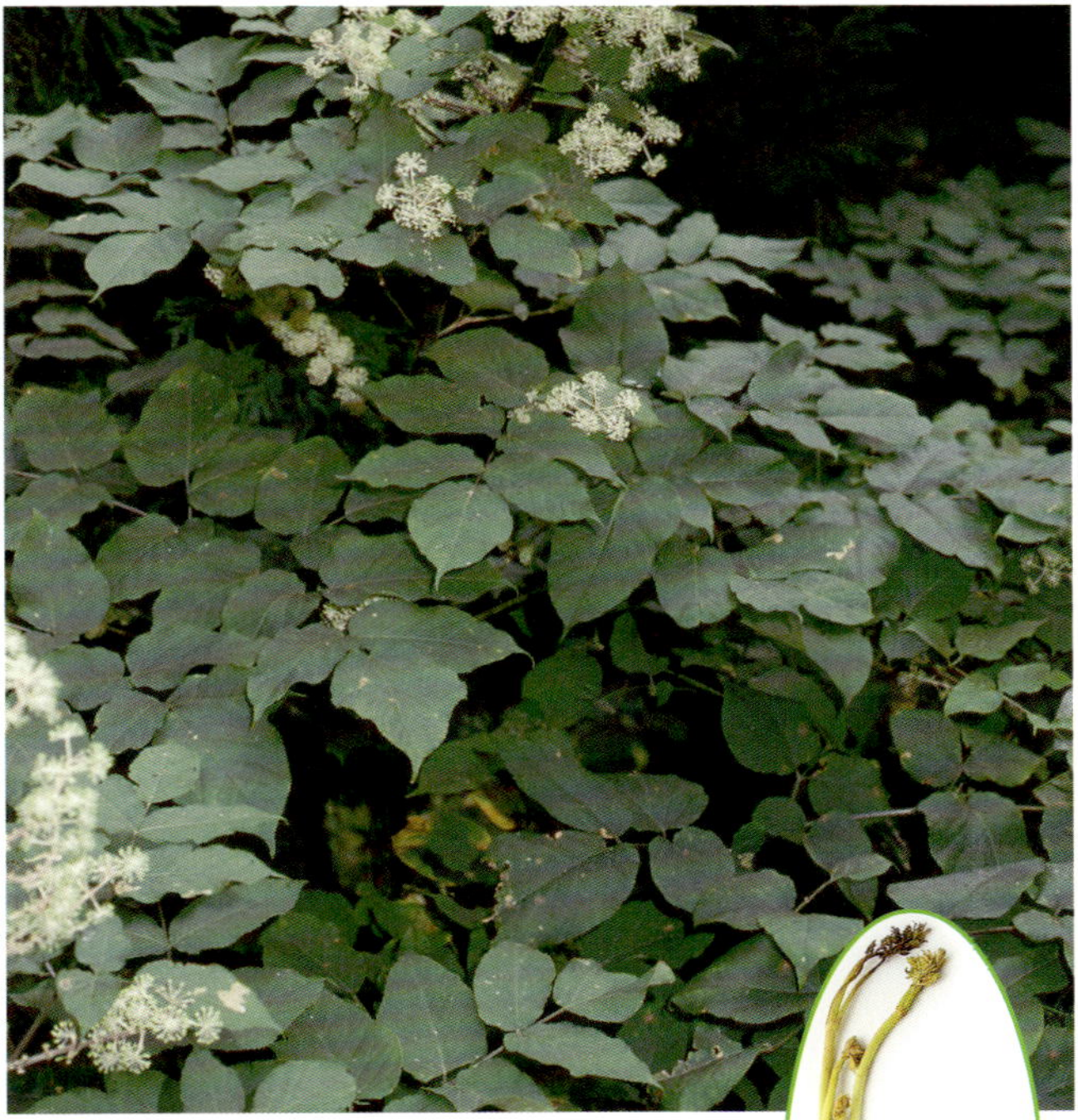

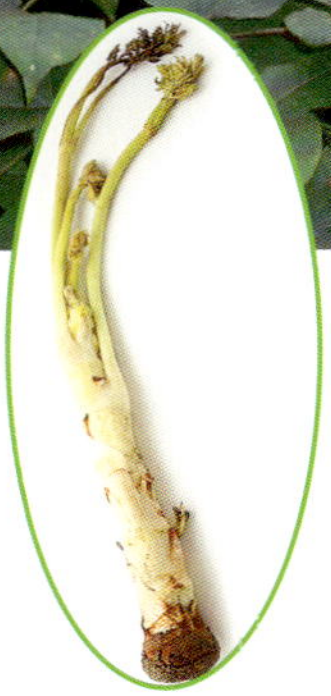

●別名／シガ、ドッカ、ヤマクジラ
●生育場所／丘陵、山麓、浅い雑木林
●薬用／〈部分〉根茎
〈採取時期〉秋
●食用／〈部分〉若茎、若苗、若葉
〈採取時期〉春から初夏

特徴　全国各地に自生する大型の多年草。よく育つと3m前後になり、茎は太い。葉は柄があり、節ごとに互生する羽状複葉で、長さ1mにもなる。夏に、茎の先に大きな散形花序を出し、緑色の小花を多数つける。果実は熟すと黒くなる。地上部は秋に枯れる。

食用のウド　ウドは野生が多いが、一般の八百屋の店頭に出るのは、温度25度くらいの室《むろ》で軟化栽培したもの。野生のもののほうが香りもアクも強い。

成分　ジテルペンアルデヒド、アミノ酸、タンニンなど。

薬用

採取法　秋に野生のウドの根茎を掘りとり、水洗いしてから薄く切片状にして、初め3～4日は日干しにする。そのあとで、風通しのよいところで陰干しをして乾燥させる。

頭痛・めまい・歯痛に　よく乾燥した根茎15gを1日量として、400mℓの水で半量に煎じて、1日3回に分けて服用する。食前、食後どちらに飲んでもよい。

食用

採取法　茎はナイフで切りとり、葉や若芽は指でつみとる。2～3mのがけや、土手の下に生えているものは、茎が深く土中に埋まっているので、根元に土がかぶっているようなところでさがすとよいウドがとれる。

料理　新鮮な歯ざわりと香気が生命なので、生でいただくのがいちばん。生食の場合は、皮をむいて、アクにつけておいてから、水洗いをし、酢水にさらして使う。みそを添えたり、酢の物、サラダに。

うどのきんぴら

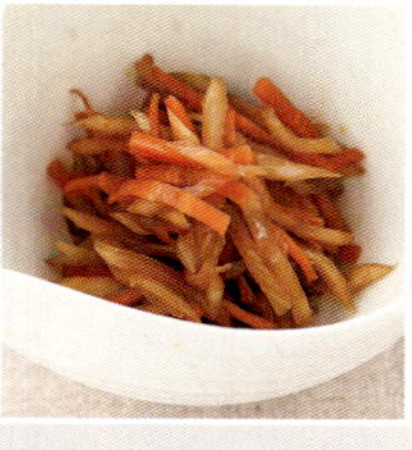

材料（2人分）
- うど…120g
- にんじん…30g
- ごま油…4g
- Ⓐ
  - だし汁…50mℓ
  - 砂糖…3g
  - みりん…6g
  - しょうゆ…6g
  - 酒…10mℓ

作り方
1. うどとにんじんはせん切りにし、うどは酢水（分量外）につけてあく抜きをする。
2. フライパンにごま油を熱し、①をしんなりするまで炒め、Ⓐを加えて煮汁が少なくなるまで煮詰める。

エゴマ

シソ科
生薬名　荏（え）

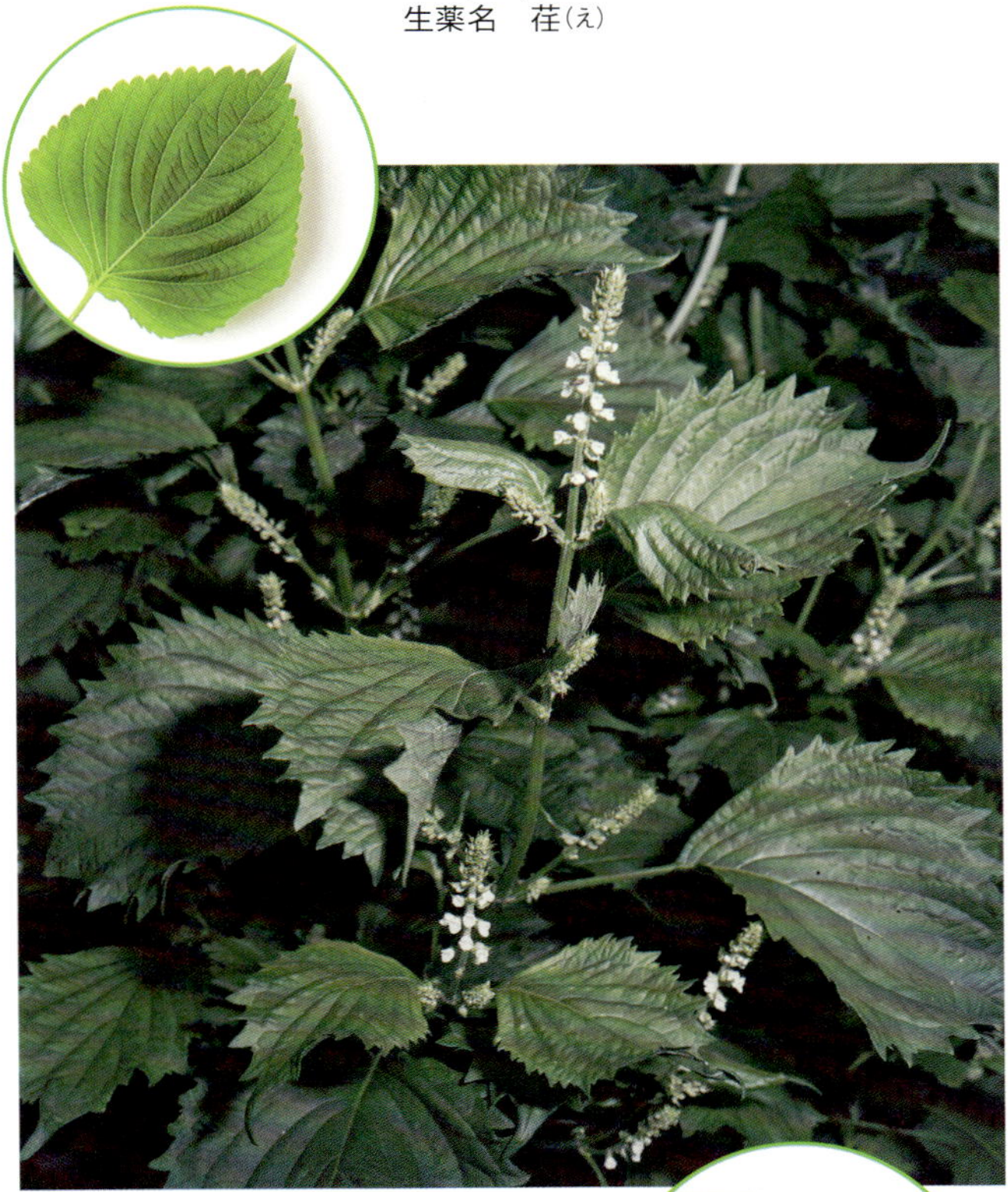

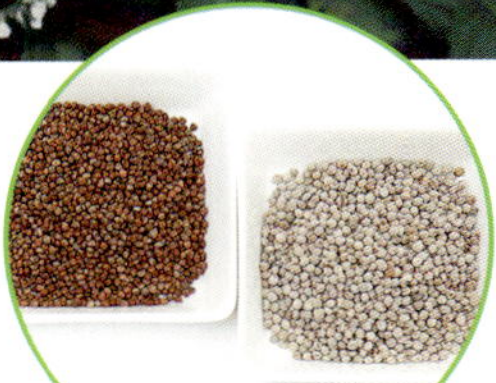
エゴマの種子

●別名／ジュウネ、アブラシソ、アブラエ
●生育場所／路傍、野原、山林、山地
●薬用／〈部分〉葉
〈採取時期〉秋
●食用／〈部分〉果実
〈採取時期〉9～10月

特徴　インドの高地から、中国中・南部が原産で、朝鮮半島をへて入ってきた一年草。弥生式時代の遺跡からエゴマの種子が出土しているので、そのころから栽培されていたらしい。草丈は80㎝前後、外観はシソによく似ているが、茎葉がやや大きく、シソのような香気はない。夏に葉腋および茎の頂部に生じる総状花穂には白い小花がたくさん開く。種子はシソよりもやや大きく、直径2㎝くらい。

エゴマ油として使用　『延喜式《えんぎしき》』（927）に東国《あずまのくに》から「荏油《えあぶら》」が貢進された記録があるが、これはエゴマの種子からしぼった油。以前はゴマ油が灯火用に使われていたが、エゴマが栽培や搾油の面で簡便なため、エゴマ油を使うようになり、東国（いまの関東地方）で盛んに栽培された。東京近隣に荏原、荏田などの地名が残るのは、荏を栽培した名残りか。

需要減で雑草化　昔は和紙にこの油を塗って、雨傘、雨ガッパなどにも使ったが、時代の変化で灯火もシソ油、ナタネ油と効率のよいものにかわるにつれて栽培することもなく、雑草化してしまった。

成分　殺菌性のペリラケトンを含む。

薬用

採取法　秋に葉をつみとる。

いんきん・たむしに　生の葉の青汁をしぼり、直接患部に塗る。

食用

採取法　果実は手でしごいてとる。

料理　生の実をしょうゆで煮てつくだ煮に。生のまま衣をつけてかき揚げに。

みそおにぎりのエゴマ巻き

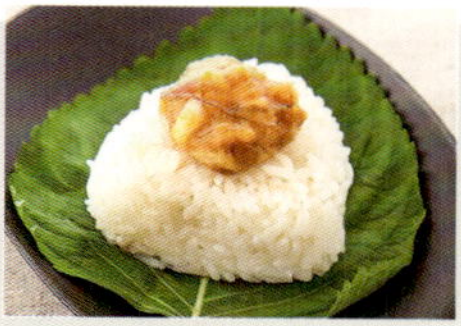

材料（2人分）
- エゴマ…2枚
- ねぎ…1/8本
- みょうが…2かけ
- Ⓐ八丁みそ、白みそ…各大さじ1
- Ⓐみりん…小さじ1.5
- おにぎり…2個

※おにぎりは、塩のついていないものを使用

作り方
1. ねぎ、みょうがはみじん切りにする。
2. ①とⒶをまぜ合わせる。
3. おにぎりの片面に②を塗り、エゴマの葉を巻く。

オケラ

キク科
生薬名　白朮（びゃくじゅつ）

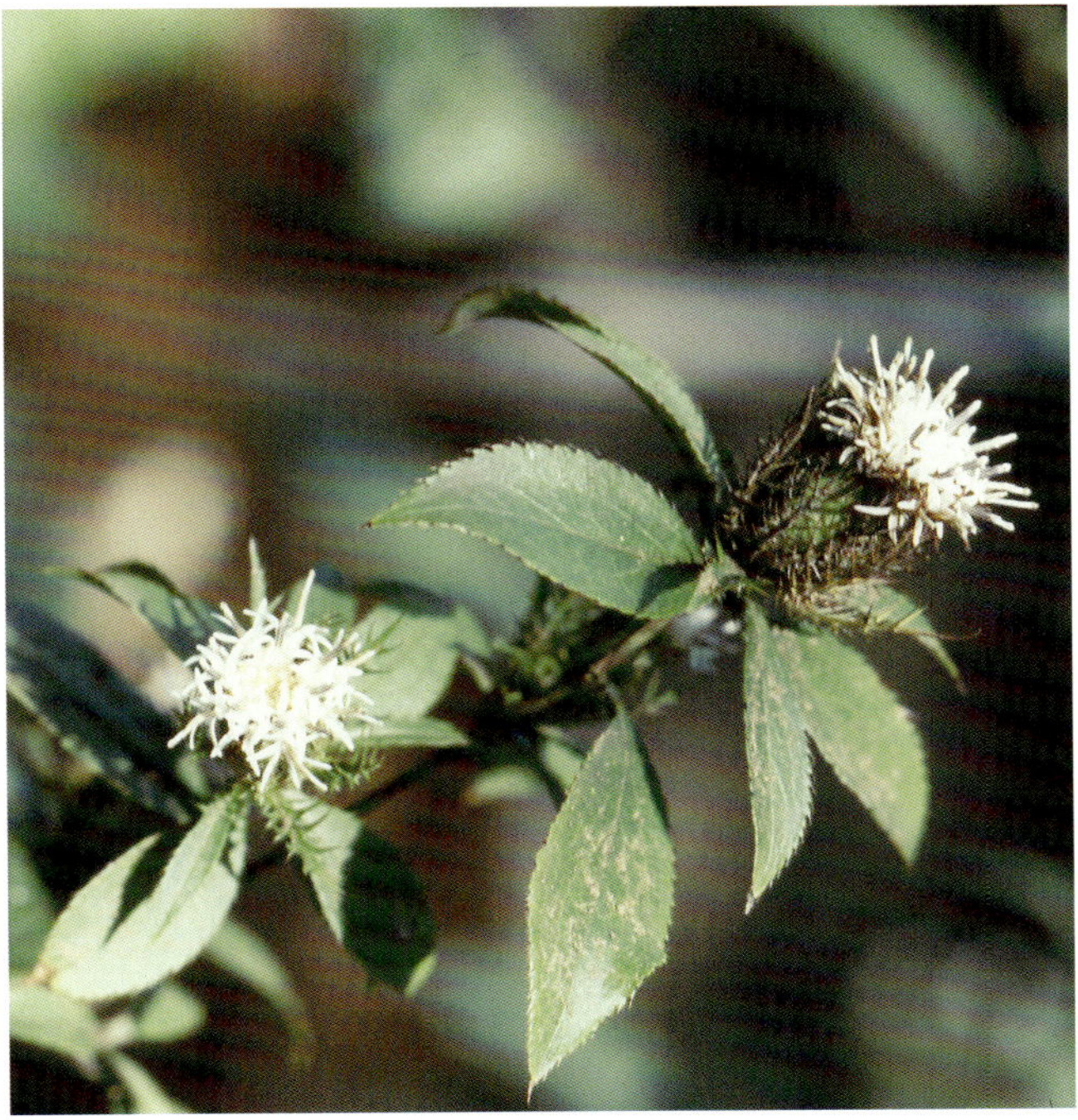

- 別名／ウケラ、カイブシコケラ、カイブシノキ
- 生育場所／丘陵、野原、雑木林、高原
- 薬用／〈部分〉根茎
  〈採取時期〉晩秋
- 食用／〈部分〉若芽、若葉
  〈採取時期〉春

特徴　北海道を除く日本各地に分布する多年草。草丈は50㎝〜1m。茎は細くてかたく、直立し羽状に3〜5裂するか、単葉を互生し、裂片は楕円形でへりに鋭い鋸歯があり、裏面に毛がある。秋に枝の先端にアザミに似た白い花をつける。根茎は太く長く、筋があって芳香がある。春早く芽を出したオケラは綿毛をかぶっているが、伸びてゆくうちにこの毛がとれる。このころが食べどき。邪気を除くものとして神事にも用いられ、京都、八坂神社のオケラ参りは有名。正月の屠蘇散《とそさん》の主原料としてもなじみ深い。

生薬の白朮と蒼朮　「日本薬局方」では、オケラの根茎の外皮を除いたものは白朮《びゃくじゅつ》。蒼朮は中国産のホソバオケラの根茎をそのまま、皮を除かずに乾燥したものと規定している。

成分　芳香は精油によるもので、精油中にアトラクチロンを約20%含んでいる。このアトラクチロンが嗅覚を刺激し、反射的に胃液の分泌を盛んにする。

薬用

採取法　秋の終わりごろ根茎を掘り上げ、細根をとり除き水洗い。根茎の外側の皮をナイフできれいにはぎとり、2〜3日ほど日干しにしたのち風通しのよいところで陰干しにし、湿けのない場所で保存。

健胃・整腸に　1日量として、乾燥した根茎（白朮）10gを水200㎖で半量に煎じ、3回に分け食前に服用。胃の中に水がたまったような不快感があるときにも。

神経質で、めまいや動悸、息切れ、頭痛のときに　乾燥した根茎3g、茯苓《ぶくりょう》6g、桂枝《けいし》4g、甘草《かんぞう》2g（1日量）を水200㎖で半量に煎じ空腹時に服用。

食用

採取法　春に若葉、若芽を手でつみとる。

料理　生のまま衣をつけて天ぷら、汁の実に。軽くゆでて水にさらし、おひたしやあえ物、酢の物に。また若芽は塩漬けにして保存しておき、必要量ずつ塩抜きして使用するとよい。

オニグルミ

クルミ科
生薬名　胡桃仁（ことうにん）

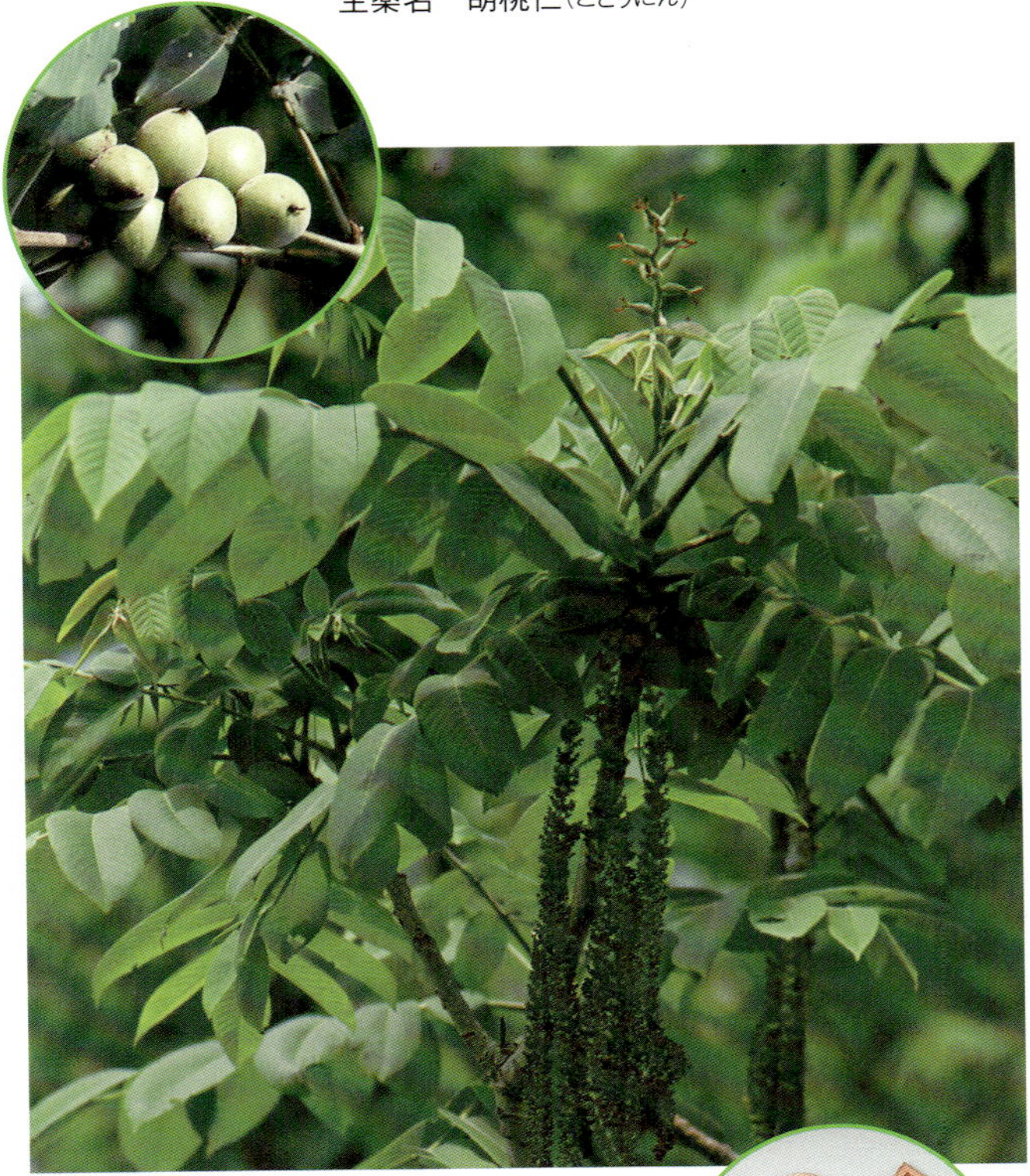

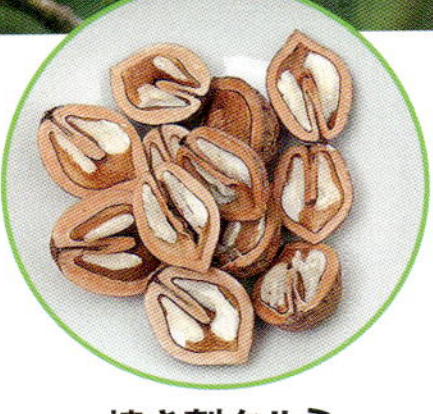

焼き割クルミ

●別名／クルミ、オグルミ
●生育場所／丘陵、山地、山林、高原
●薬用／〈部分〉果実の外果皮、種子
〈採取時期〉外果皮は夏、種子は秋
●食用／〈部分〉果実
〈採取時期〉秋

特徴　北海道、本州、四国、九州に分布。平地よりも山岳、丘陵などの川岸に自生する落葉高木で雌雄異株。樹高は20mを超え、幹の直径も1mにもなる。初夏、雄花は緑の花穂となって前の年につけた葉のつけ根から下がるが、雌花はことし出た枝の先端に、上向きに数個つく。果実は直径3cmくらいの球形、種子はしわのあるかたい殻に包まれ、その内部に薄い褐色の皮に包まれた子葉がある。

成分　未熟果皮にアルファ・ベータハイドロユグロン、ユグロン、タンニン、クエン酸、リンゴ酸など、種子と仁《にん》に脂肪油、タンパク質、ブドウ糖、ビタミンB_1などを含む。

薬用

採取法　夏、未熟な果実をとり、厚い外皮を金属製以外のおろし金ですりおろし、生のまま使用。種子は、殻をたたき割って中の実（子葉）をとり出し、日干しに。

強壮に　実を食べる。実は、脂肪油約50％を含み栄養価が高い。また、この脂肪油は、リノール酸、リノレン酸、オレイン酸が多く、コレステロールを除くのに役立つ。1日量はわずかでも、毎日食べるようすすめたい。

皮膚病に　かゆみのある寄生性（水虫など）のものには、未熟果実の皮をすりおろし、汁を患部にすり込むように塗る。

食用

採取法　熟して落ちた果実を集め、殻を割って実をとり出す。

料理　生のまますりつぶしてあえ物、菓子材料に。軽く炒《い》ってそのまま食べる。

くるみバー

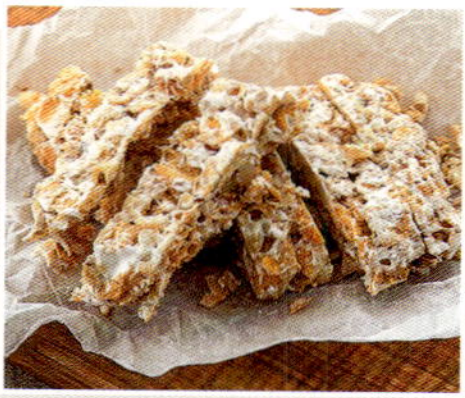

材料（1人分）
くるみ…30g
コーンフレーク…20g
マシュマロ…40g
サラダ油…適量

作り方
1. くるみは軽く炒り、半量はあらいみじん切りに。
2. フライパンにサラダ油を熱してマシュマロを入れ、とけたら①とコーンフレークを入れてまぜる。
3. ②をクッキングシートの上に平らにのばして冷蔵庫で冷やし、固まったら包丁で適当な大きさに切る。

オミナエシ

オミナエシ科
生薬名
敗醤（はいしょう）、黄花竜牙（きばなりゅうげ）

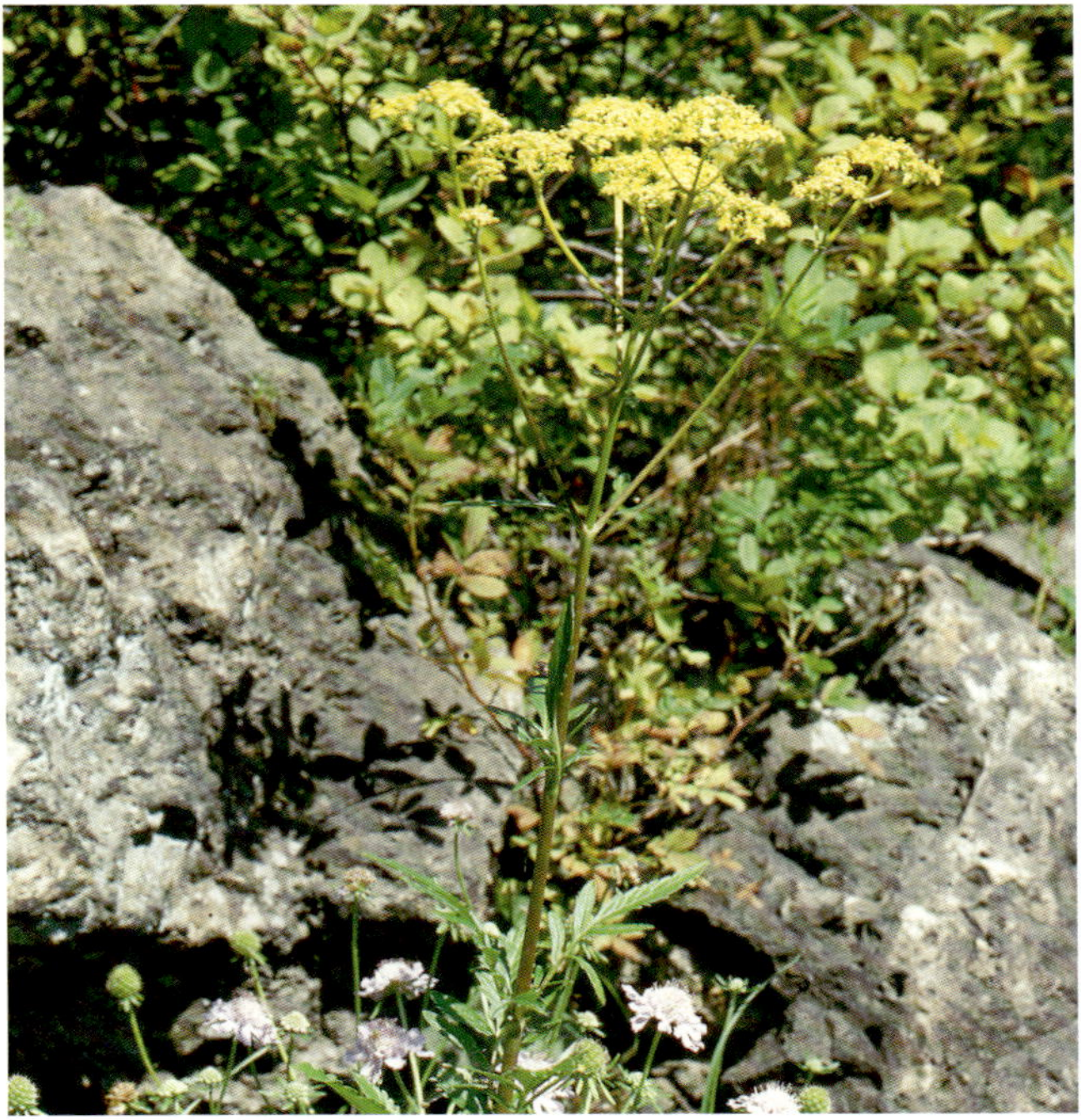

●別名／ボンバナ、アワバナ、オミナメシ、オンナメシ
●生育場所／山野、雑木林、高原
●薬用／〈部分〉根
〈採取時期〉秋
●食用／〈部分〉苗、若葉、根
〈採取時期〉若苗、葉は春、根は冬

特徴　秋の七草の一つで、お盆のころには盆花として利用される。全国各地に野生し、朝鮮半島、中国にも分布。8～10月ごろに米粒のような黄色の花を傘を開いたような形につける。

名前の由来　日本では古くから、この草をオミナエシとかチメグサと呼んでいたが、中国から漢字が入ってくると、『本草和名《ほんぞうわみょう》』(918)ではこれに敗醤《はいしょう》の字をあてた。

この少しあとの『和名抄《わみょうしょう》』(932)によれば、『新撰万葉集《まんようしゅう》』の歌の中には、「女郎花」と出ていると紹介している。「女郎花」は万葉歌人の創作した日本製の字で、漢字にはない。『源氏物語《げんじものがたり》』にもみな「女郎花」で書いてある。

日本では長く、オミナエシは敗醤であるとされてきた。これは、中国の文献に生の草はにおいがないが、刈りとって乾燥させている間に、わずかながらしょうゆの腐ったにおいがするので名づけられたとあることによる。

最近は、敗醤は別の植物の漢名であるとして、黄《き》花竜牙《ばなりゅうげ》をオミナエシにあてているが、漢方の専門家は何百年もの昔から、はれものやむくみによい「薏苡附《よくいぶ》子敗醤散《しはいしょうさん》」の配合に、オミナエシを使用している。

中国では、オトコエシを白花敗醤と呼ぶ。オミナエシは女飯《おんなめし》の詰まったものという説もあるが、これは定説ということではない。

成分　オレアノール酸を含む。そのほかは不明。

薬用

採取法　根を水洗いし日干しに。

はれもの・解毒・利尿に　乾燥した根2g、芍薬《しゃくやく》8gを水400㎖で半量に煎じ1日3回、空腹時に飲む。

食用

採取法　若苗は根ぎわを切りとる。若葉は手で、根は掘りとる。

料理　ゆでてあえ物、煮びたし、煮物にする。

カキ

カキノキ科

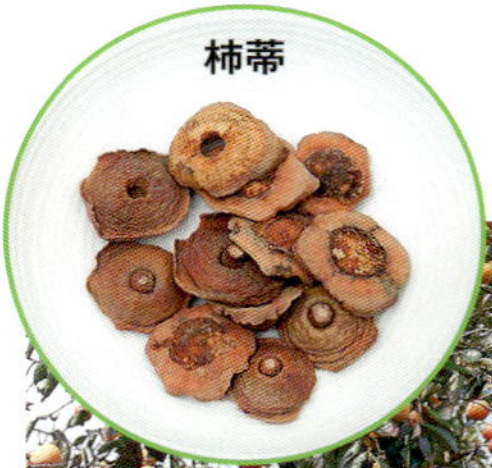

柿蒂

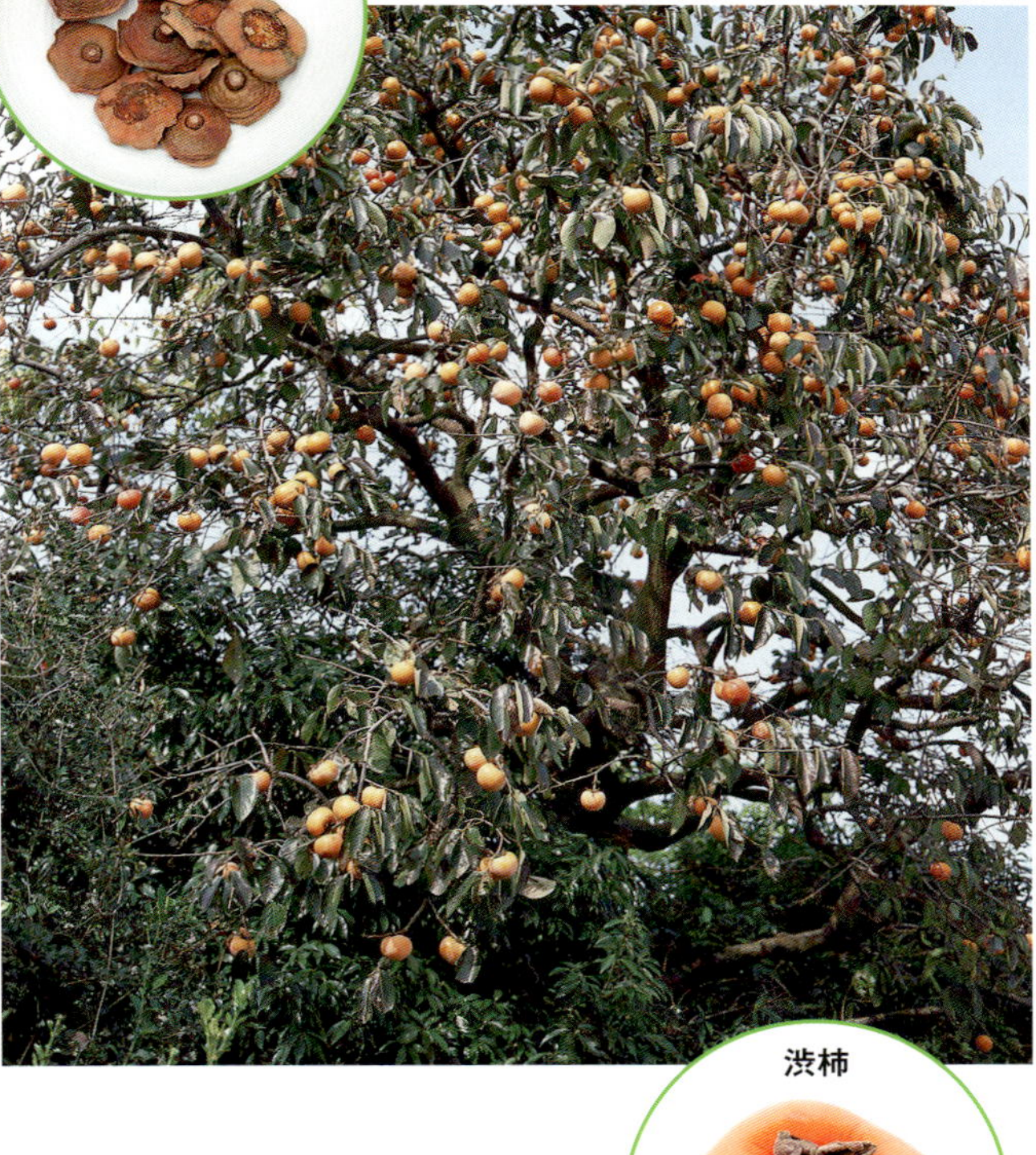

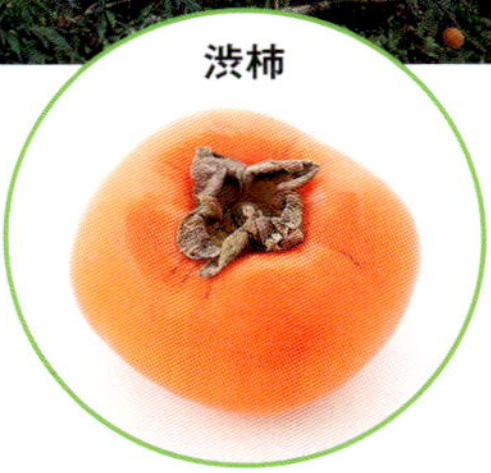

渋柿

●薬用／〈部分〉若葉、渋柿、へた
〈採取時期〉若葉は5〜6月。
渋柿は6〜7月。へたは秋

●食用／〈部分〉果実
〈採取時期〉秋

特徴　わが国独特のカキは、古い時代にそのもとになるカキの原種が、中国から朝鮮半島経由で日本に入り、日本で改良されたと見られている。

干し柿を甘味料に　天平宝字《てんぴょうほうじ》5年（761）の正倉院文書に、廿九文で柿子《かき》九条を買った記録が。『延喜《えんぎ》式《しき》』（927）の内膳司には、数多く「干柿子《ほしがき》何連」の記録が。内膳司は当時の天皇の食事をつかさどった役所で、干し柿を料理の甘味料に用いていたと考えられる。何個かのカキをひもに通して乾燥し、それを一連とか、一条と呼んで取り引きしたのであろう。

調整法　**柿渋**……渋みの強い青柿のへたをとり、金属以外の容器に入れて砕き、水を加えて、ときどきかきまぜながら5～6日おき、布でしぼって汁をびんに入れ、約半年間、栓を上にして土中に埋めておくと、褐色で渋みと特異な臭気が。これが柿渋。

へた（柿蔕《してい》）　柿を食べるときに集め日干しに。

成分　柿渋中には多量のタンニンを含み、これがビタミンPとよく似た化学構造で、血管の透過性を高め、高血圧を防ぐ。葉には血圧降下成分として、ケンフェロール・3・グルコサイド、クエルセチン・3・グルコサイド。へたにはウルソール酸を含む。

◆薬効と用い方

血圧降下に　柿渋さかずき1杯に大根おろしをまぜて、空腹時に1日3回服用。また、乾燥葉を1日20g、煎じてお茶がわりに飲むとよい。

しゃっくりに　へた5gに、ヒネショウガをほぼ同量加えて、水200㎖で煎じて飲む。

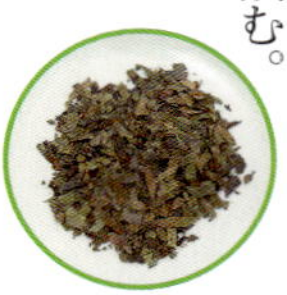

柿の葉茶

柿と大根のサラダ

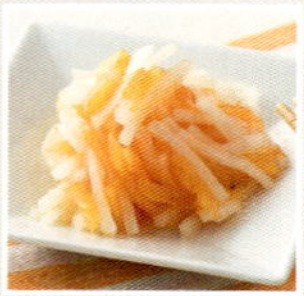

材料（1人分）

大根、柿（固めのもの）
　…各50g

Ⓐ 酢、サラダ油
　…各小さじ1
　塩、こしょう…各適量

作り方

❶大根はせん切りにし、軽く塩（分量外）でもんで水けをしぼる。
❷柿は大根と同じくらいのせん切りにする。
❸①と②を合わせ、Ⓐであえる。

カリン

バラ科

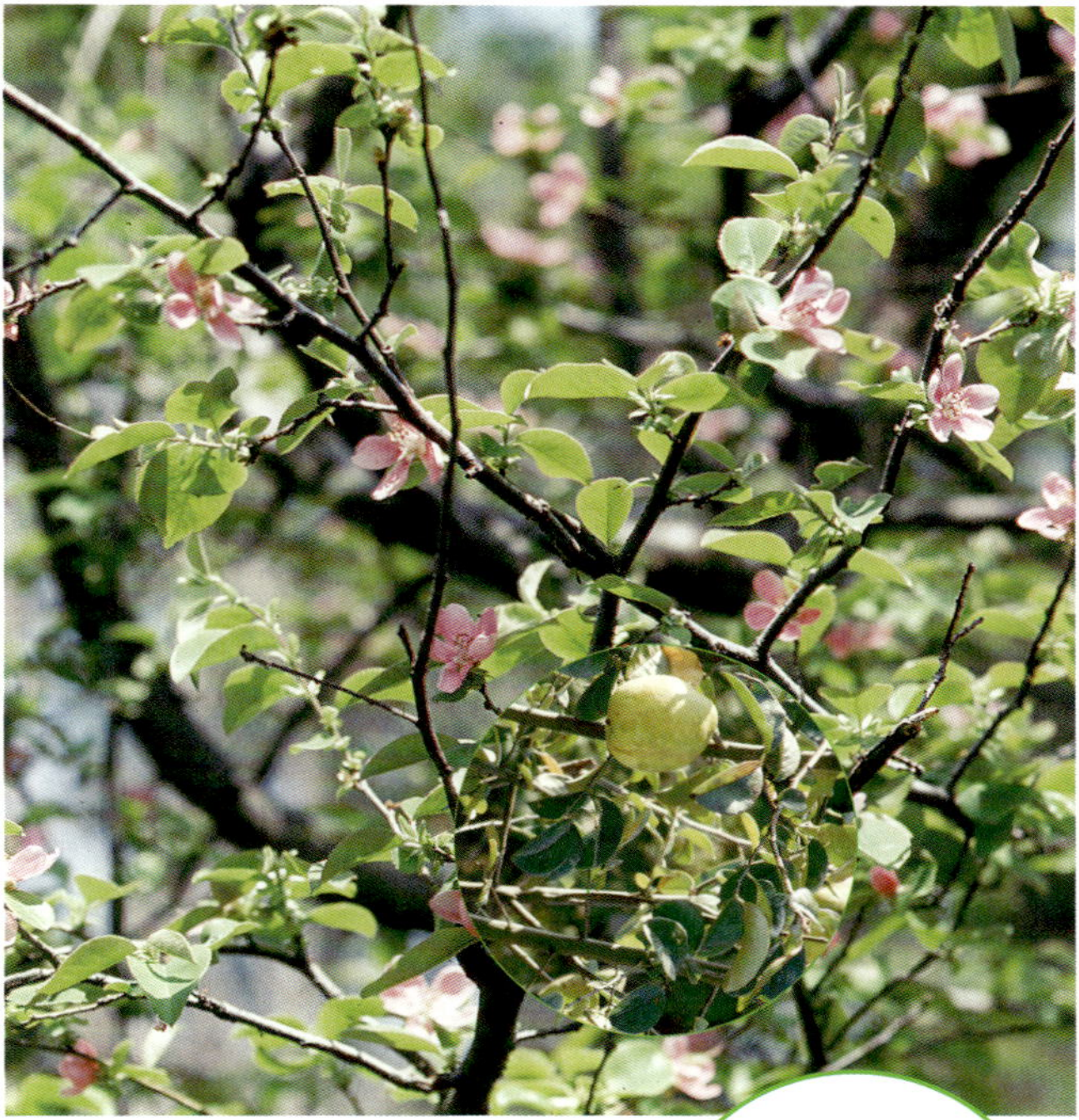

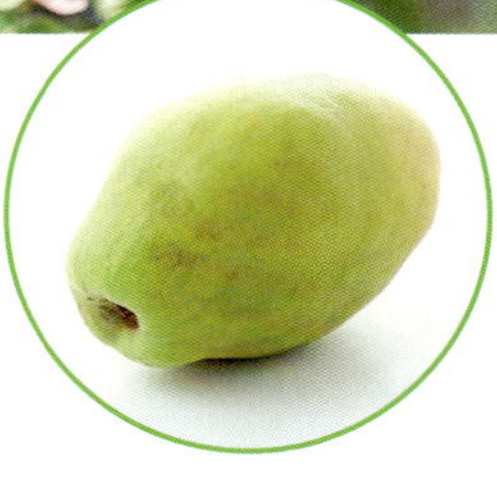

●薬用／〈部分〉果実
〈採取時期〉秋

●食用／〈部分〉果実
〈採取時期〉秋

特徴　中国原産で古く日本に入った落葉性の高木。葉は長さ8㎝ほどで倒卵形、下面は初め綿毛があるが、のち無毛となる。落葉性であるのにかかわらず質がかたく、葉縁から葉柄にかけて腺を持った鋸歯がある。4月ごろ、径2・5㎝ぐらいで薄紅色の花を開く。秋から冬にかけて落葉しかけた木に、黄色い果実が幾つもぶら下がるのはみごとで、遠くからも目立つ。果実は芳香はよいが、渋くて酸味が強く、かたい。

調整法　秋に果実をとり、輪切りにして日干しに。

成分　果実にはリンゴ酸、クエン酸などの有機酸があるとされている。

◆薬効と用い方

せき止めに　乾燥した果実を1日量5～10gに水200㎖と砂糖少量を加えて半量に煎じ、3回に服用する。

疲労回復に　生のとりたての果実1㎏を輪切りにし、グラニュー糖200gを加えてホワイトリカー1・8ℓに漬け、半年以上ねかせる。1回に30㎖ほどで日に2回飲む。

かりんシロップ

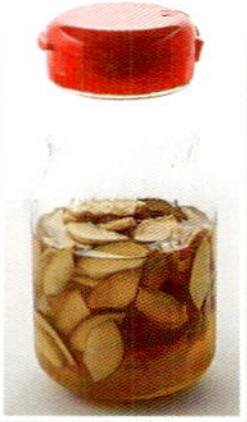

材料（作りやすい分量）
かりん…1個
はちみつ…適量

作り方
❶かりんは表面をよく洗って種の部分をとり除き、薄切りにする。種は集めてお茶パックに入れる。
❷煮沸消毒した容器に①を入れ、ひたひたになる程度のはちみつを加える。
❸2～3週間で完成。水や湯で薄めて飲む。

かりんのフルーツソース

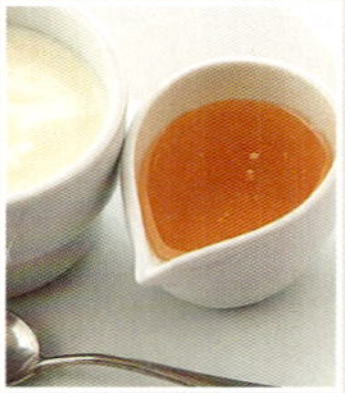

材料（作りやすい分量）
かりん…1個　砂糖…200g

作り方
❶かりんは表面をよく洗って半月切りにする。
❷鍋に①と水1ℓを入れて中火にかけ、アクを取りながらやわらかくなるまで煮る。
❸②を目のこまかいざるなどでこして鍋に入れ、砂糖を加えて火にかけ、アクを取りながら煮詰める。ヨーグルトなどにかけて食べる。

キンカン

ミカン科
生薬名　金橘(きんきつ)

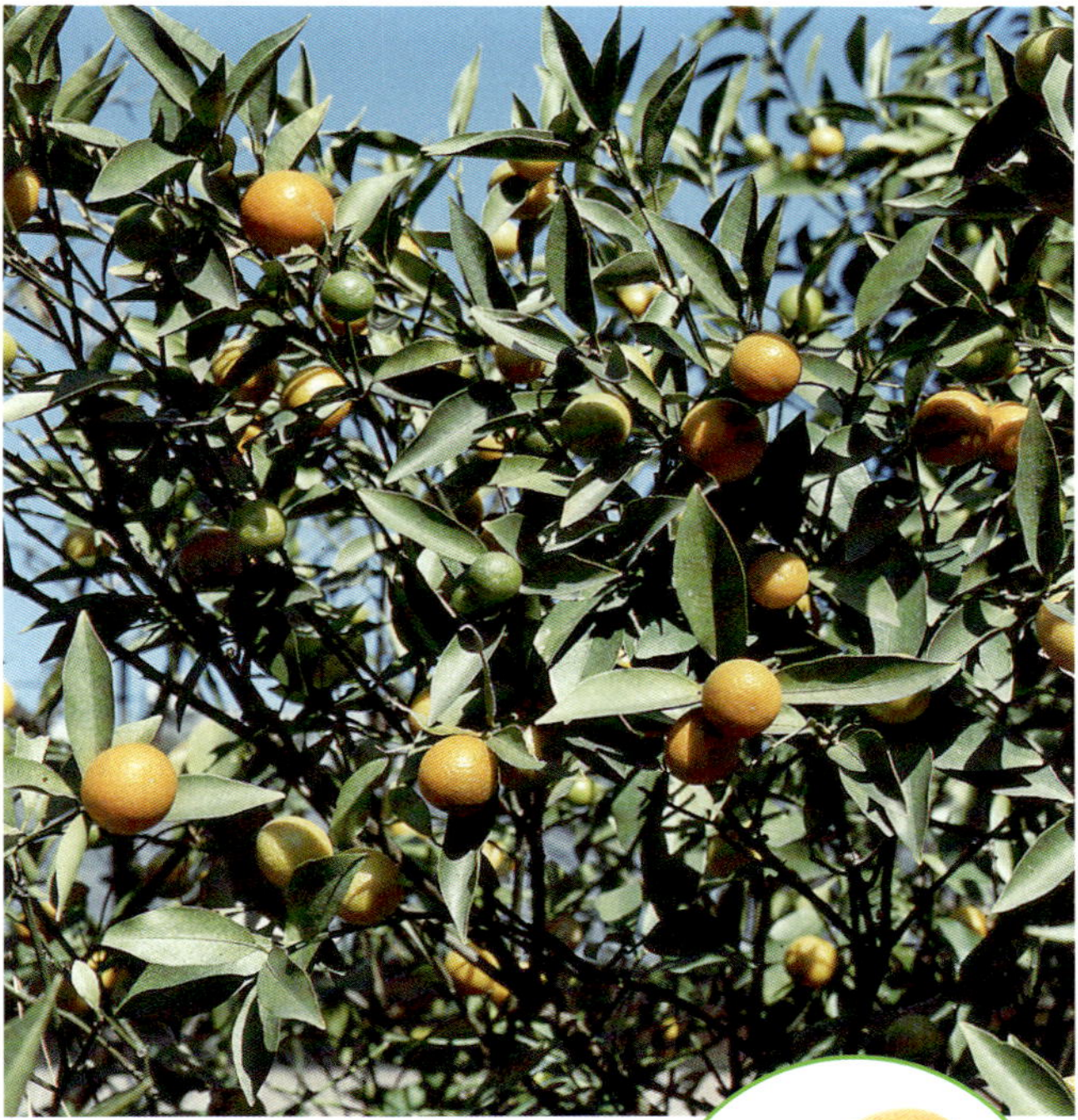

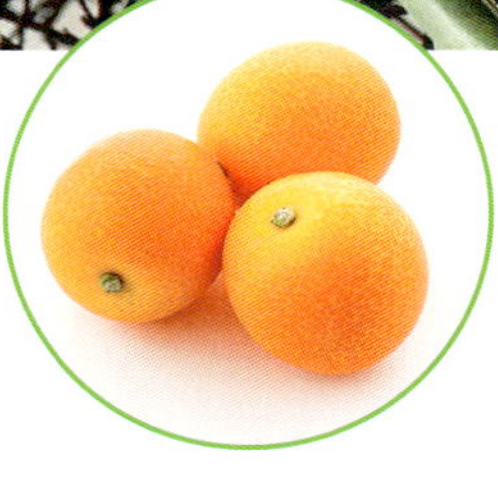

●薬用／〈部分〉果実
〈採取時期〉果実が熟したころ
●食用／〈部分〉果実
〈採取時期〉果実が熟したころ

特徴　中国から古い時代に入ってきた。普通に栽培されているのはナガキンカンで、一般にはこれをキンカンと呼んでいる。これに対して、果実が丸みを帯びているのをマルキンカンと呼んで区別する。ミカンは皮を捨てて果汁を食べるが、キンカンは皮を食べて、果肉をとり出しては食べない。皮つきのまま、砂糖漬けや砂糖煮に、また薬用に利用される。

調整法　生のままの果実を必要時に、水洗いして使用。

成分　果皮には、ガラクタン、ペントザンなどのほか、フラボノイドを含む。

◆薬効と用い方

せき止め、かぜに　熟したキンカン約10個をまるごと刻み、砂糖少量を加えて、水４００㎖の中に入れて煮る。沸騰したら火を止めて、あたたかいうちに煮汁を服用。適当なときに、何回かに分けて飲めばよい。これに、車前草（オオバコの全草を乾燥したもの）を5g加えてもよい。

疲労回復に　キンカン酒を作って飲むとよい。キンカン５００gを水洗いして、切らずにまるのまま、グラニュー糖２００gとともにホワイトリカー１・８ℓに漬け、２カ月以上、冷暗所にねかせておく。１日１回、夜、やすむ直前に、ぐい呑み１杯を限度に飲む。口当たりがよいので、飲みすぎないように注意すること。漬けたキンカンは捨てずに、１日数個ずつ食べるとよい。

キンカンのコンポート

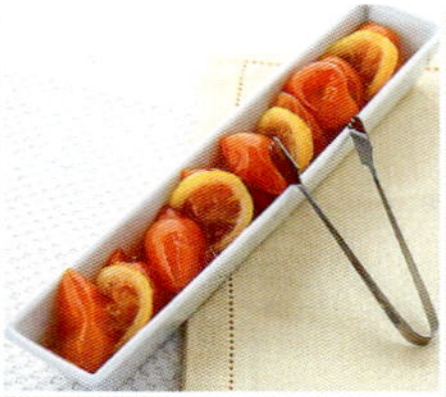

材料（1人分）

キンカン…4個
白ワイン…50㎖
グラニュー糖…大さじ4
レモン（スライス）…1枚
バニラエッセンス…少々

作り方

❶キンカンはヘタを取って横半分にカットし、中の種をとり除く。
❷鍋に白ワインを入れて火にかけ、沸騰したらグラニュー糖と水125㎖を加えて再び沸騰させ、①とレモン、バニラエッセンスを加えて、紙の落とし蓋をして15～20分煮る。
❸あら熱をとって冷蔵庫でよく冷やす。

クコ

ナス科
生薬名　枸杞葉(くこよう)　枸杞子(くこし)
地骨皮(じこっぴ)

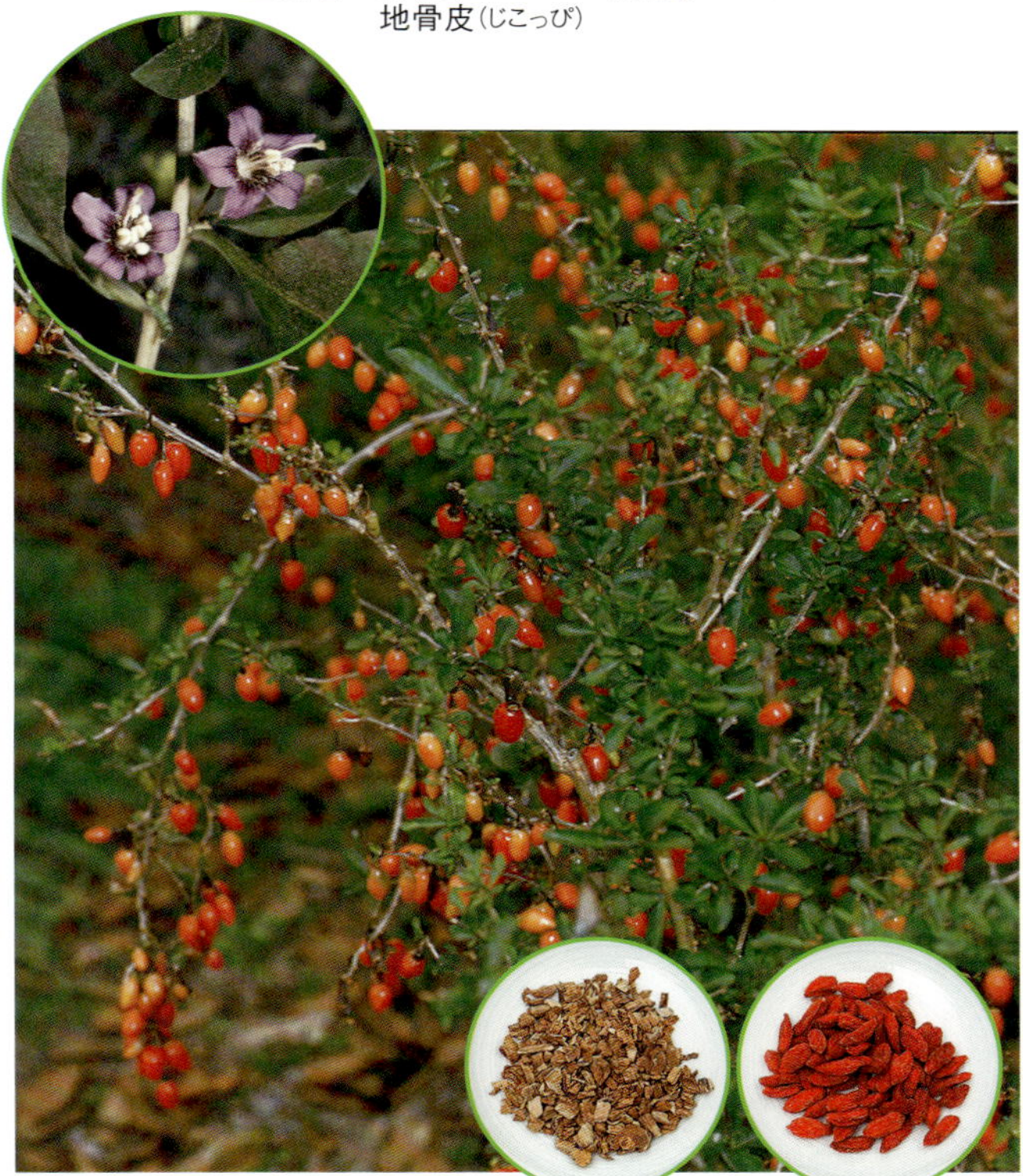

生薬「地骨皮」　生薬「枸杞子」

●生育場所／土手、野原、山地、川原、海岸
●薬用／〈部分〉葉、果実、根の皮
〈採取時期〉葉は夏、果実と根の皮は秋
●食用／〈部分〉若葉、新芽、果実
〈採取時期〉春から秋、果実は秋

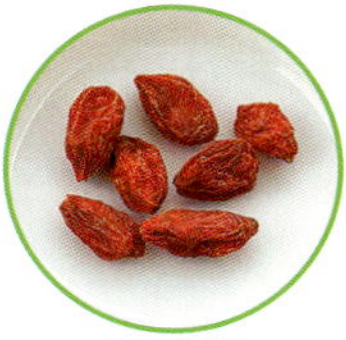

クコの実

特徴　川辺や野山に自生の落葉低木で、茎は斜めに伸び、高さ1〜1.5m。基部より多数の枝分かれをし、枝には稜角があり、しばしば小枝の先がとげ状となる。葉は長楕円形か倒披針形で、先端は鈍くとがり、全縁で無毛。8〜10月、茎腋より1〜数個の淡紫色の花を開く。秋に楕円形の赤い実を結ぶ。生薬の枸杞子《くこし》はクコの実、地骨皮《じこっぴ》は根を乾燥させたもの。

成分　果実には血行をよくするベタインやゼアキサンチン、葉には毛細血管などの血管壁を丈夫にして動脈硬化を防ぐビタミンC、そして根の皮にはベタインやリノール酸などが含まれている。

薬用

採取法　葉は夏の盛りに、果実と根の皮は秋にとり、乾かす。クコ茶の場合は若葉を日干しにして作る。

疲労回復に　クコの果実（枸杞子）200gに、グラニュー糖200gを加えて、ホワイトリカー1.8ℓに約2カ月漬けてから、毎日ワイングラスに1杯ほど飲むとよい。地骨皮も健康酒になる。

消炎・利尿に　クコの根の皮（地骨皮）を原料とする漢方薬の清心蓮子飲《せいしんれんしいん》（地骨皮・黄耆《おうぎ》各2g、甘草《かんぞう》1.5g、人参《にんじん》・車前子《しゃぜんし》・黄芩《おうごん》各3g、蓮肉《れんにく》・麦門冬《ばくもんどう》・茯苓《ぶくりょう》各4g）を煎じて服用する。

高血圧症に　乾燥したクコの葉（枸杞葉《くこよう》）5〜10gを煎じて服用する。

食用

採取法　つめでちぎれるかたさの枝先を葉ごと、果実は赤く熟したときにとる。

クコの実のホットはちみつ

材料（1人分）
クコの実（乾燥）…小さじ1
はちみつ…適量

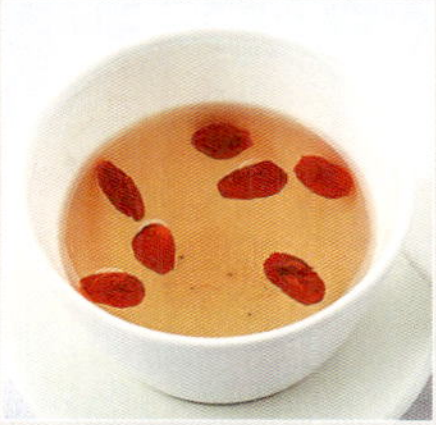

作り方
カップにクコの実とはちみつを入れ、湯150㎖をそそぐ。クコの実がふやけてきたころが飲みごろ。

クサスギカズラ

ユリ科
生薬名　天門冬（てんもんどう）

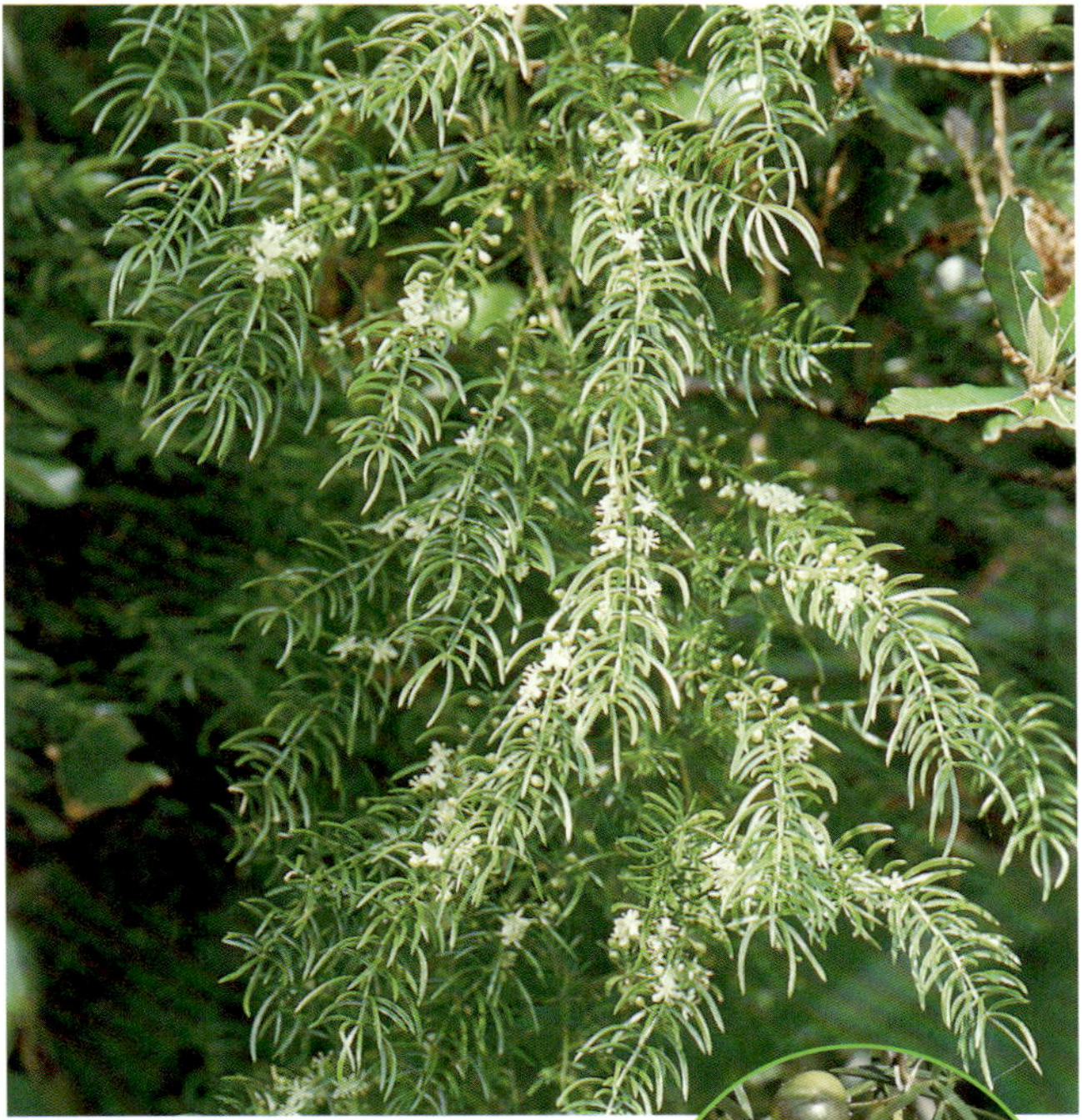

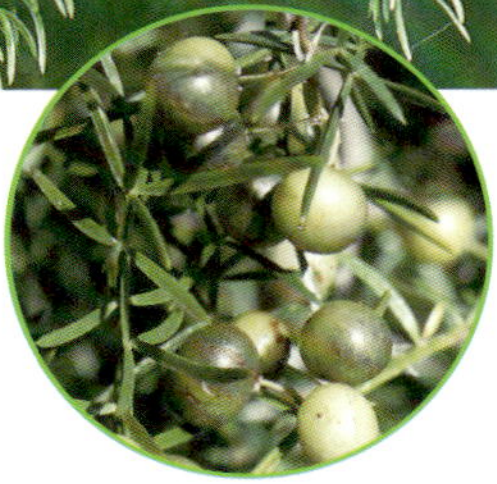

●別名／ゴクラクスギ
●生育場所／海岸の砂地
●薬用／〈部分〉根
〈採取時期〉5月
●食用／〈部分〉新芽、根
〈採取時期〉新芽は3～5月、根は一年じゅう

特徴　各地の海岸砂地に自生する多年草。中国、台湾にも分布。
　葉は細い枝状で膜質。つるが2mほどに伸び、6月上旬ごろ淡黄白色の花被6枚をほぼ水平に開き数個ずつ集まってつく。紡錘形をした貯蔵根は長さ3～15cm、1株に多数できる。果実は球状、他のクサスギカズラ属とは違い白色に熟するのが特徴。

枝で光合成を　クサスギカズラ属は、雌雄別株のものが多く、葉は退化して鱗片状になって、茎の節のところに小さくなってついている。このクサスギカズラ属は、葉が退化しているので、針のような緑の枝で光合成を営んでいる。類似植物は食用のアスパラガス。

成分　アスパラギン、ベータ・シトステロール、デンプン、ブドウ糖、果糖などを含む。

薬用

採取法　5月ごろ、根を掘り上げ、水洗いして外皮を除去して蒸し器で30分ぐらい蒸したのち、日干し。

滋養強壮に薬酒　干した根（天門冬《てんもんどう》）100g、グラニュー糖300gをホワイトリカー1.8ℓに漬け、2カ月で布でこして別びんに移す。1日量40mℓを限度とし、朝夕2回飲む。

強壮にハチミツ漬け　天門冬を広口びんに入れ、ハチミツをひたひたになるまで注ぐ。最低1～2カ月ぐらいのちに、1日2～3個を。

むくみのときの利尿に　天門冬1日10～15gを刻み、水200mℓで煎じ1日3回に分け服用。

せきに　先の天門冬のハチミツ漬け2～3個を刻み、水200mℓの中に入れ沸騰させて、冷めかげんのときに煎汁を2回に分けて飲む。

食用

　根は洗ってゆで水にさらしてアク抜きし、砂糖煮、砂糖漬けに。新芽は一つまみの塩を入れた熱湯でゆで、あえ物や油いために。

クズ

マメ科
生薬名　葛根（かっこん）

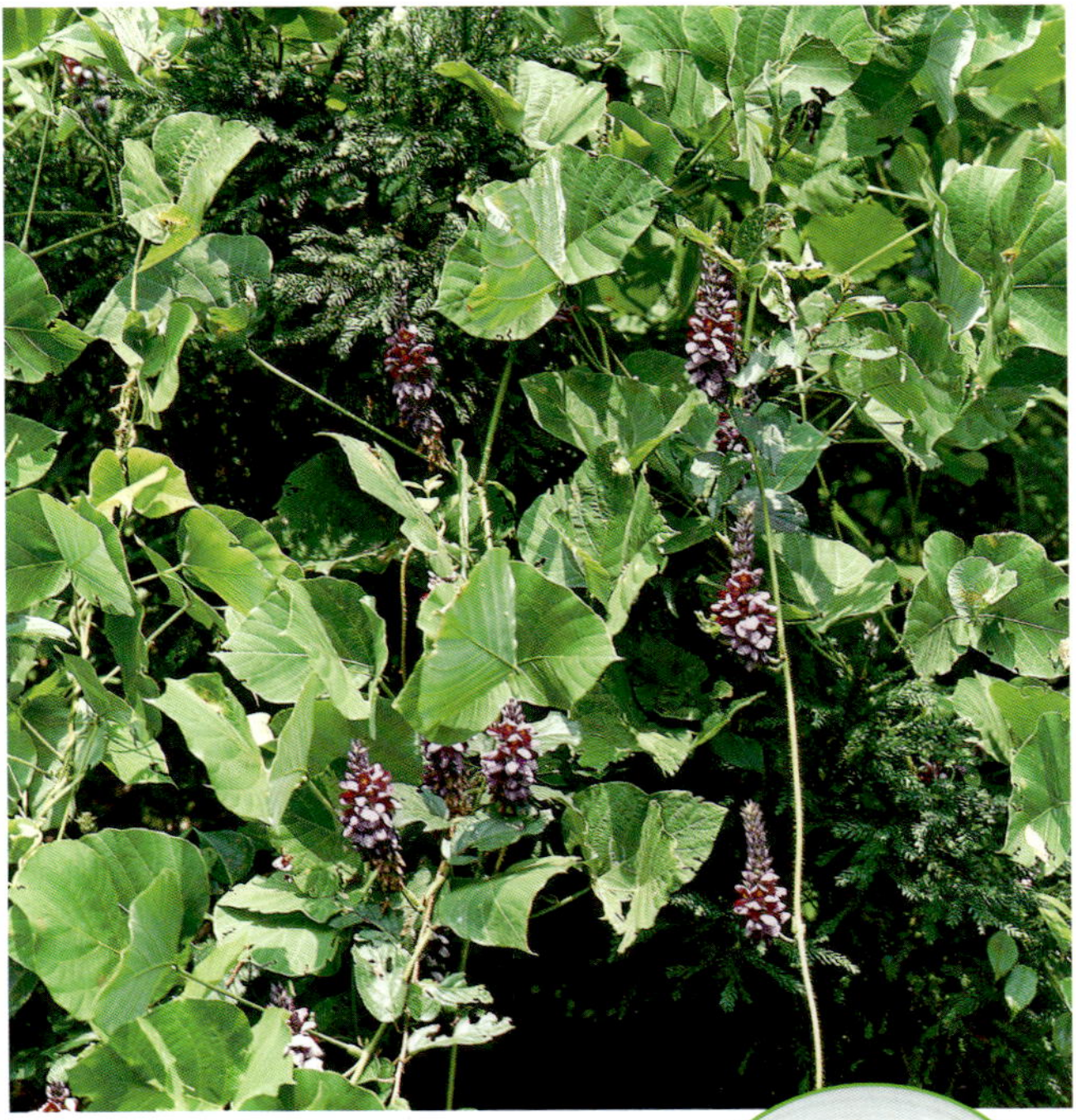

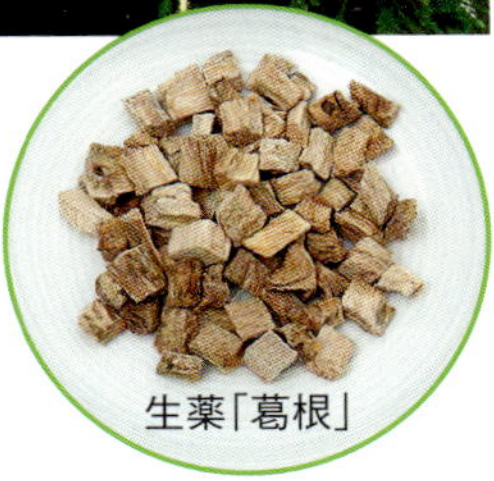
生薬「葛根」

●別名／ウマノボタモチ、ウマノオコワ
●生育場所／日当たりのよい林のへり、土手
●薬用／〈部分〉花、根
〈採取時期〉花は夏、根は夏か秋
●食用／〈部分〉根、新芽、若葉、花
〈採取時期〉春から夏、
花は夏から秋

特徴　全国各地の日当たりのよい林のへりや土手に大群生する、つる性多年草で秋の七草の一つ。夏に赤紫色の蝶形花を総状につけ、下のほうから咲きだす。根は肥大し、1m以上にもなる。繁殖力旺盛で、植林地に侵入し樹木にからみつき枯死させるのできらわれがちだが、根は葛根湯《かっこんとう》の原料として大事な生薬。葛切《くずきり》は、クズの根から作ったクズデンプンを水でといて煮、冷まして細く切ったもの。奈良県吉野地方の吉野葛もクズデンプンで、くず粉とも言い、和菓子の材料やくず湯にする。現在はジャガイモデンプンが安いくず粉に化けている。昔はクズのつるで葛布を織って着物にしたり、葉を家畜の飼料にしていた。馬が葉を好んで食べるので、ウマノボタモチ（千葉）、ウマノオコワ（群馬）の別名がある。

成分　多量のデンプンを含む。葛根のイソフラボンは軽い鎮痙、発汗、解熱の作用があると見られている。

薬用

採取法　根は夏から秋に掘る（葛根《かっこん》）。花は開花時の8月ごろにつみとり、風通しのよいところで日干し（葛《かっ》花《か》）。

健康飲料に　水洗いした生の根約100gを刻み、水を加えてミキサーで砕き、繊維質を沈殿させ、上澄み液を別の容器に移す（1週間分）。冷蔵庫で保存し、朝夕2回食前に飲用。

二日酔いに　乾燥した葛花3～5gを水300㎖で煎じ、冷ましてから飲む。

かぜのひき始めや病後に　くず湯を飲む。

みかん入り葛餅

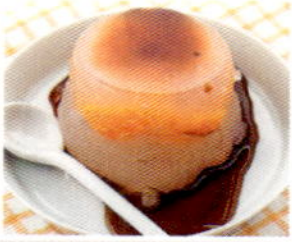

材料（プリン型2個分）

くず粉…30g
砂糖…15g
みかん（缶詰）…60g
黒蜜…20g

作り方

1. 鍋にくず粉、砂糖、水200㎖を入れて火にかけてくず粉をとかし、弱火にしてとろみがつくまでまぜ、粘りが出てきたらそこから1分程度しっかりまぜる。
2. 水に濡らしたプリン型に①とみかんを入れ、冷やして固める。
3. 型から出し、黒蜜をかける。

クリ

ブナ科

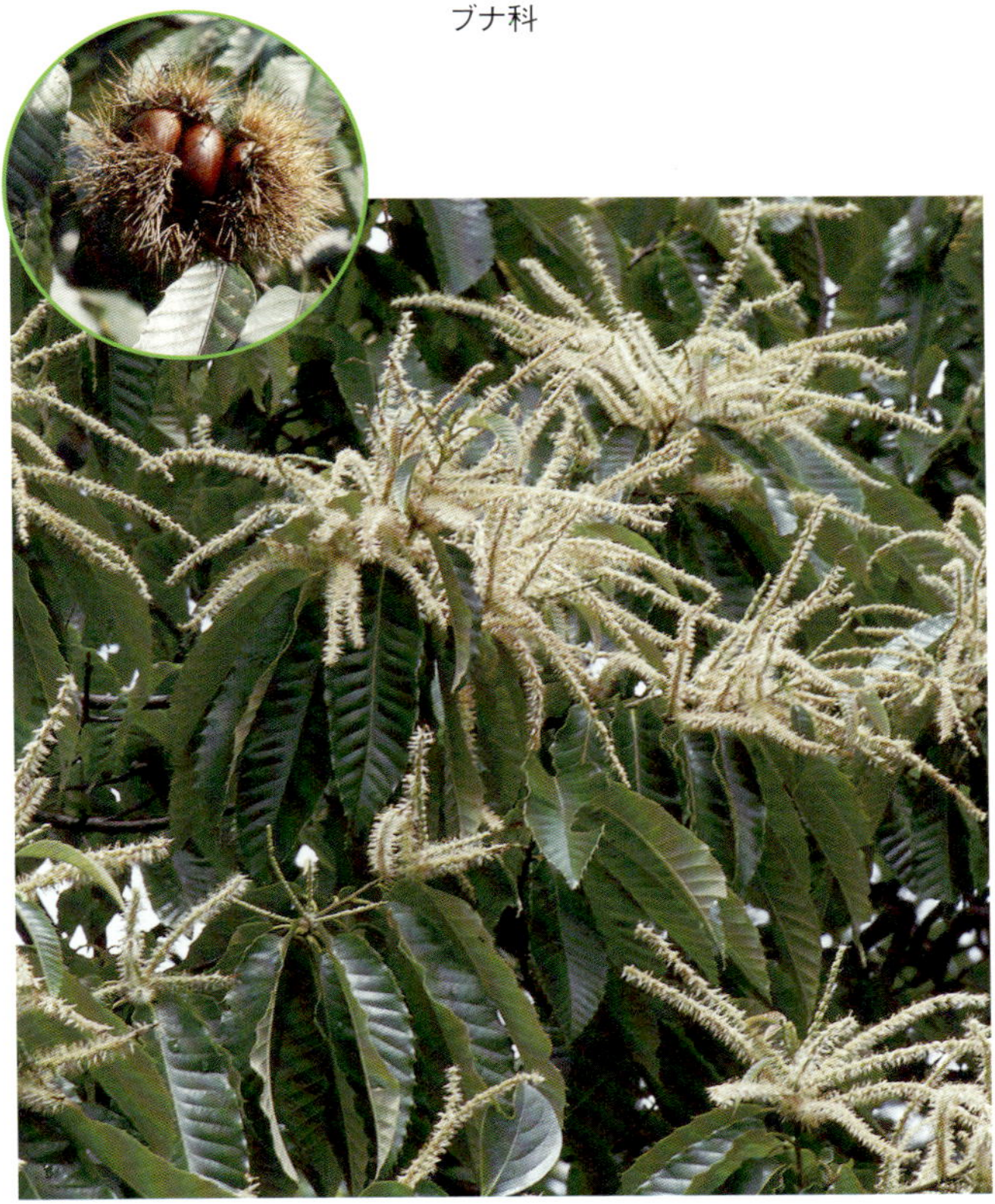

●薬用／〈部分〉葉
〈採取時期〉葉のあるときなら、
いつでも
●食用／〈部分〉実
〈採取時期〉秋

特徴　クリは朝鮮半島と日本に野生している。中国には別種の、甘栗にするシナグリがある。野生のものは堅果（ナッツ）が小さく、シバグリなどと呼ぶが、この野生のクリを改良して、さまざまな栽培品種が作り出された。クリのいがは雌花の総苞《そうほう》の発達したもので、熟すると四つに裂けて、1～3個のクリが出てくる。外側はクリ色をして厚く、かたい丈夫な果皮でおおわれており、これを破ると、種皮である渋皮にくるまった1個の種子があらわれる。

名前の由来　平安時代の『和名抄《わみょうしょう》』（932）には、「久利」の和名に「栗子」の漢字をあてている。しかし、栗子とか栗は、中国の甘栗の漢名であって、中国にもともとなかった日本のクリには、漢名がないのが当然である。クリの語源は、黒《くろ》い実《み》、黒実《くろみ》。これがクリになったと言われている。栗の中国音はリである。

採取時期と調整法　樹皮といがは、秋に採取し、風通しのよいところで日干しにする。葉は成分の充実している真夏にとって、日干しにする。

成分　葉、いが、樹皮ともに多量のタンニンを含む。

◆薬効と用い方

うるしかぶれに　よく乾燥した葉を一握りとり、水500mℓで煮て、汁が冷めてから患部を洗う。樹皮でも、いがを用いてもよい。いがなら2個分ぐらい。また樹皮なら、いがの1/2量ぐらいでよい。

やけどに　右と同じ方法で煎じた汁を脱脂綿に含ませ、患部にその汁をしぼり落とすように塗る。

栗の渋皮煮

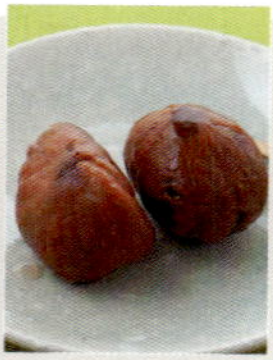

材料（作りやすい分量）

栗…1kg
重曹…大さじ3
砂糖…500g

作り方

1. 栗はゆでて皮をやわらかくし、鬼皮をむく。
2. 鍋に栗と浸る程度の水、重曹大さじ1を入れて火にかけ、弱火で10分煮たらゆで汁を捨て、栗を流水でやさしく洗う。
3. ②を3回繰り返し、太い筋や余分な渋皮をとる。次に重曹を入れず同様に2回繰り返す。
4. 鍋に栗と浸る程度の水を入れて火にかけ、砂糖を数回に分けて加えながら落とし蓋をして弱火で20分ほど煮て、そのまま冷ます。

コケモモ

ツツジ科

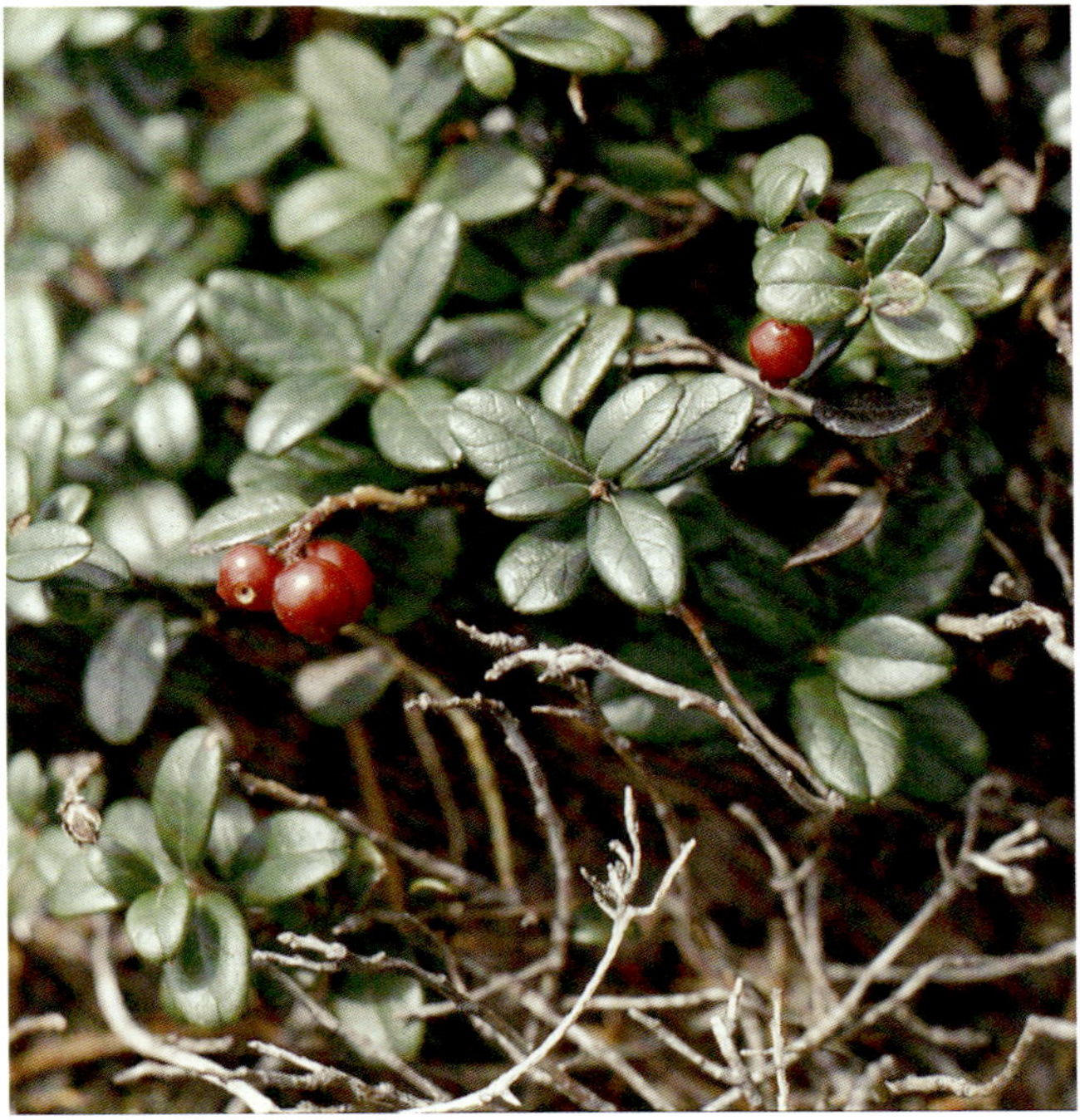

●別名／アカモモ、フレップ、ハマナシ
●生育場所／高山地帯
●食用／〈部分〉果実
〈採取時期〉秋

食用

特徴　北極を中心にして、ヨーロッパ、シベリア、北米など、北半球の寒地高山に分布する。
　わが国では、北海道から九州にわたる全国の高山地帯でみられる、常緑の草状低木。場所によっては、大群落を作っている。高さ10～15㎝くらいで、地下茎をひき、茎は細く直立する。
　葉は互生して密につき、形はツゲの葉に似ていて長楕円形状で先が丸く、葉質は厚い。
　初夏、枝の先に、淡紅色を帯びた白色の鐘状のかれんな花を下向きにつける。花のあと、アズキを半分にしたくらいの大きさの、真っ赤な果実が実る。

名前の由来　地面をはうように育つ様子をコケにたとえ、秋に熟す赤い実をモモに結びつけたところから、「苔桃《こけもも》」という名となった。
　昔、樺太《からふと》（サハリン）に多く、フレップと呼ばれていたという。

採取法　熟した果実をとる。同じ仲間のウスノキ、イワツツジ、ツルコケモモも、同じく利用できる。

果実酒に　3倍量のホワイトリカーに漬けると、3カ月前後で飲めるようになる。美しいピンク色のソフトタッチなお酒で、ストレートやオンザロックはもとより、カクテルや他の飲物に落とすのもおいしい。

その他　甘ずっぱい実は、生食してもよく、そのほか、ジャムにしたり、塩漬けにしてもおいしい。
　昔はよく、山小屋などで、コケモモの塩漬けをお茶うけに出してくれたという。

メモ　疲労回復、補精（精気を増進させる）、強壮や、鎮静、不眠、整腸、病後の保健、利尿などに、効果があるといわれている。

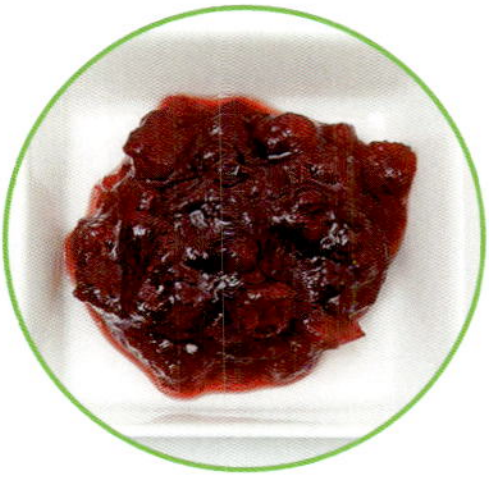

コケモモジャム

サフラン

アヤメ科
生薬名　サフラン

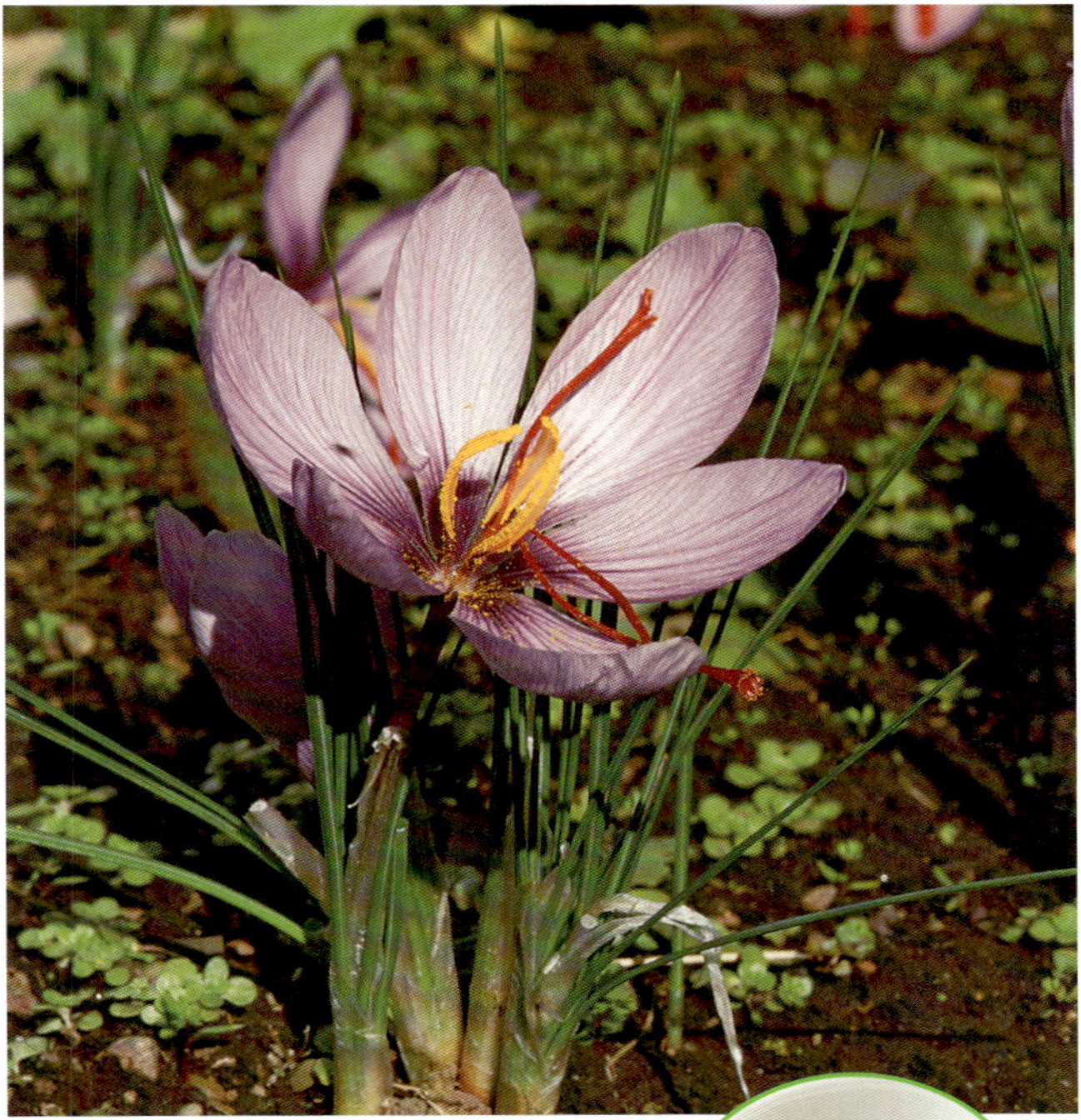

●薬用／〈部分〉雌しべ
〈採取時期〉10～11月

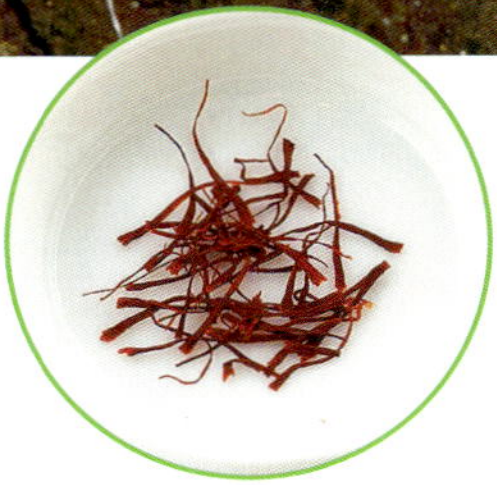

特徴　サフランの雌しべは濃い紅色で、香りが強く、味が苦い。この雌しべの花柱を乾燥したものを、ヨーロッパでは古くから料理や薬用に使用。ヨーロッパ南部から小アジア（西アジア）が原産。古代エジプトの歴史を記したパピルスに、サフランの薬用効果が紹介され、薬草としての歴史も古い。日本では生薬として、この植物の雌しべの乾燥品を手にするのは、江戸時代も半ば過ぎたころである。

栽培法　大きめの球根を求めて、8月下旬〜9月上旬に、株間10cmぐらいあけて植え、球根の高さの約3倍の土をかける。秋には雌しべが採取できる。翌年4〜5月に球根を掘り上げ、乾燥して貯蔵し、その年の8月下旬に植えつける。

採取時期と調整法　花が盛りの10〜11月ごろ、当日開花したものの雌しべの真っ赤に色づいた部分を手でとって、日陰か室内の風通しのよい所で乾燥させる。

成分　乾燥した雌しべにある配糖体クロシンという黄色の色素は化粧品や食品の着色料に応用。鎮痛、鎮静、通経の作用のあるサフラナールも含まれている。

◆薬効と用い方

生理痛・生理不順などに　乾燥したサフラン1回量0.5gをコーヒーカップに入れ、熱湯を注ぎ飲む。サフラン酒は、サフラン10gにグラニュー糖200gを加え、ホワイトリカー720mℓに2〜4カ月漬けてから、1日2回、10〜20mℓずつ飲む。ただし、サフランは通経作用が強いので、妊婦は使用しないように。

かぜに　乾燥した雌しべ10本に、熱い湯を注いで飲む。

シーフードサフランライス

材料（2人分）

サフラン…0.2g
米…1合
冷凍シーフードミックス…50g
コンソメ…小さじ2
塩…小さじ¼

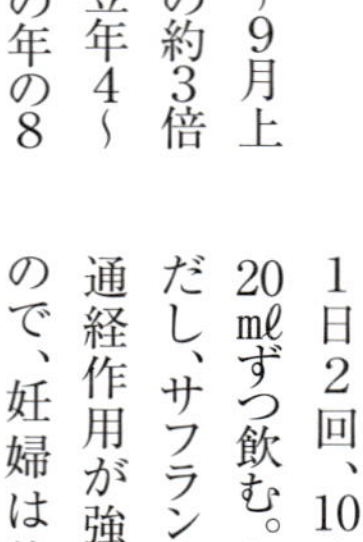

作り方

1. 米はといでざるにあげておく。サフランは湯小さじ2に入れて色を出す。
2. 炊飯器にすべての材料と水140mℓを入れて炊飯する。

サルトリイバラ

ユリ科
生薬名　菝葜（ばっかつ）

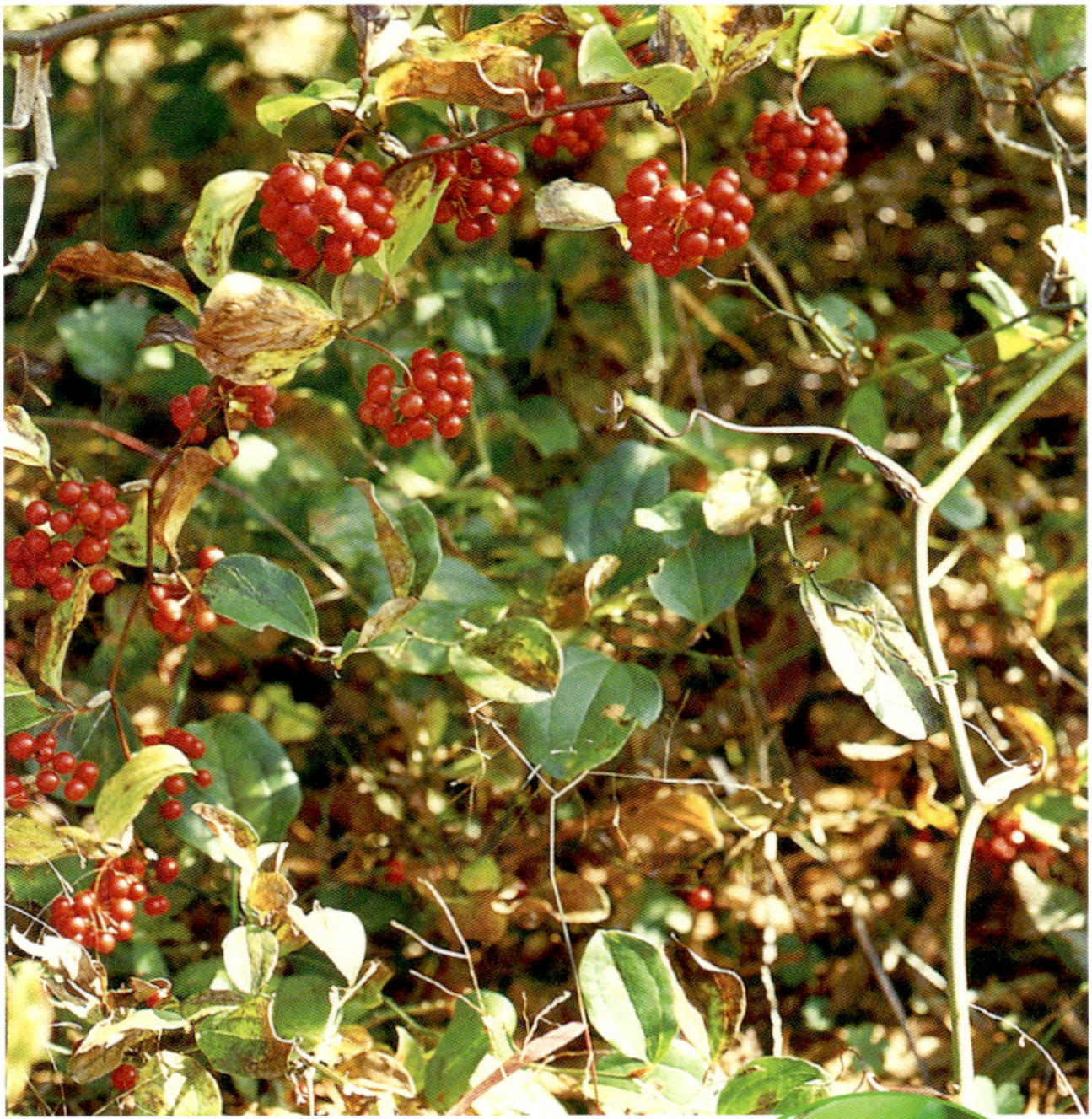

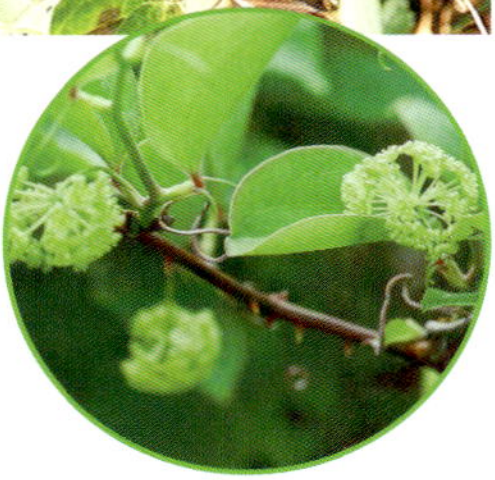

●別名／ガシワ、マンジュッパ、ボタモチバラ
●生育場所／路傍、土手、野原、山林、丘陵
●薬用／〈部分〉根茎
〈採取時期〉秋
●食用／〈部分〉若葉、若芽
〈採取時期〉4～8月

特徴　わが国全土に普通に見られるつる性の落葉低木。根茎は地中で太く横に伸び、特異な形をした木質で、多くの節を持っている。地上のつるはかたく、節ごとに曲がり、2m以上にも伸びて、ところどころにとげがある。托葉の先が巻きひげになってほかのものにからみ、茎が上に伸びてゆく。葉は円形または広楕円形で、光沢があり、互生している。雌雄異株で、初夏に緑色の小花（前ページの円内の写真）を多数つけ、秋になって雌株に紅色の丸い果実を結ぶ。

名前の由来　この名は、とげのある茎を伸ばし、つるを利用して枝から枝へとからみつき、やぶのようになったところに猿が追い込まれると、つかまってしまう、という意味で、〝猿捕りイバラ〟となった。

生薬土《ど》茯苓《ぶくりょう》の代用品　中国から輸入する生薬に「土茯苓」があり、サルトリイバラの根茎からの生薬菝《ばっ》葜《かつ》は、これの代用品。

成分　根茎にはサポニン、タンニンなどが含まれている。

薬用

採取法　秋に根茎を掘りとって水洗いし、こまかく切ってから日干しに。

おでき・にきびなどのはれものに　乾燥した根茎（菝葜）10～15gを1日量にして、水200㎖で半量に煎じて、3回に分けて空腹時に服用する。

むくみのときの利尿に　右と同じ分量で、1日3回、空腹時に服用するとよい。

食用

採取法　茎にとげがあるので、十分に注意しながら、つめで軽くちぎりとる。

料理　一つまみの塩を入れた熱湯でゆで、水にとってアクを抜き、おひたし、ごまあえ、からしあえ、油いため、汁の実などにする。少しかたくなった葉は湯にくぐらせ、もみながら干してお茶にする。大きくなった葉は、お節句にもちを包んだりする。西日本には昔から、この葉を使ってもちを包む風習がある。

サンショウ

ミカン科
生薬名　山椒（さんしょう）

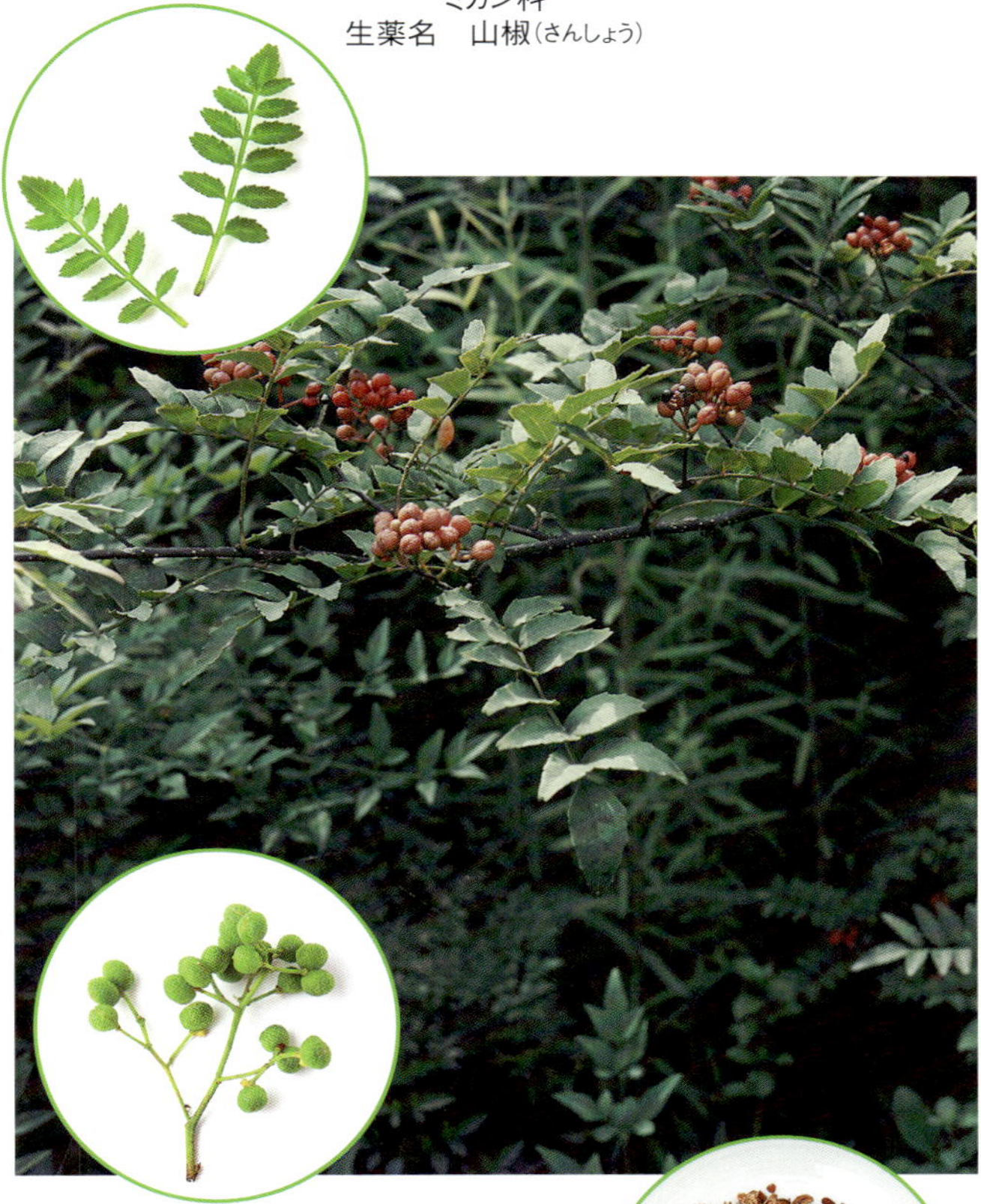

●別名／キノメ
●生育場所／山野の林の中
●薬用／〈部分〉果皮、種子
〈採取時期〉秋
●食用／〈部分〉若芽、若葉、花、果実
〈採取時期〉春から夏、果実は夏から秋

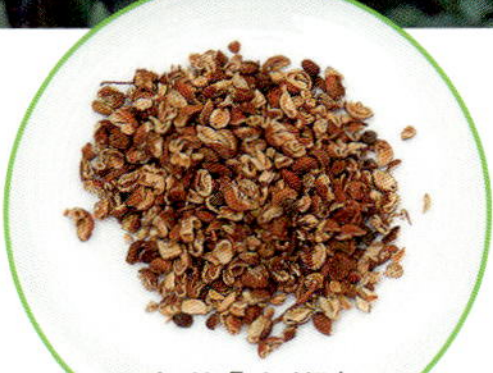

生薬「山椒」

特徴　全国各地の山野に自生。枝には鋭いとげがあり、春先に若芽（木の芽）を出し、初夏に黄緑色の小花をつける。雌雄異株。雌株には直径5㎜ほどの丸い実がなり、はじけて黒い種子をあらわす。

成分　ジペンテンやシトロネラールなどの香りと、サンショオールやサンショウアミドの辛さには、大脳を刺激して内臓の働きを活発にする作用がある。

薬用

採取法　夏から秋にかけて、果皮と種子を採取し、日干しにする。

健胃・胃腸カタル・胃拡張・胃下垂に　小指の先ほどの量（約2g）の果皮の粉末を飲む。

食欲不振・消化不良・胃炎などに　サンショウの果皮50gとグラニュー糖100gをびんに入れ、ホワイトリカー720㎖を注ぎ、密閉して冷暗所におく。2～3カ月おいたのち、ふきんでこし、別びんに移しかえる（サンショウ酒）。これを、1日に15～30㎖を限度に食前に飲む。

食用

採取法　やわらかい新芽をつみとる。花がついたら、半開きのうちに花柄ごととる。実はまだ色づき始めない前につむ。

料理　若芽や若葉は、煮物や汁、すしに飾る。また、みそ、砂糖、みりんを加えてすり鉢ですって木の芽みそを作り、野菜や魚貝をあえたり、若葉、花、果実をしょうゆやみそで煮込んで、つくだ煮に。

ちりめん山椒

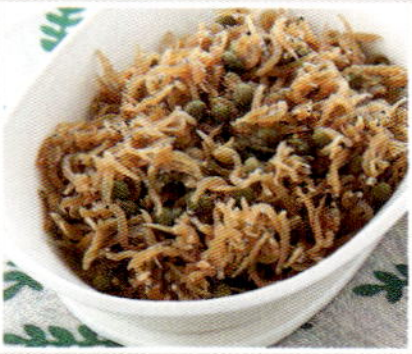

材料（2人分）

ちりめんじゃこ…40g
山椒の実（下処理済み）…10g
Ⓐ
- 酒…40㎖
- しょうゆ…大さじ1
- みりん、砂糖…各小さじ1

作り方

鍋にⒶを入れて火にかけ、沸いてきたら火を弱めてちりめんじゃこを加え、なべ底にこびりつかないように煮て、山椒の実を加えて水分がなくなるまでさらに煮る。★山椒の実の下処理法:山椒の実はよく洗い、たっぷりの湯でゆで、水にさらしてアクを抜く。

シソ

生薬名　蘇葉（そよう）　紫蘇葉（しそよう）
紫蘇子（しそし）

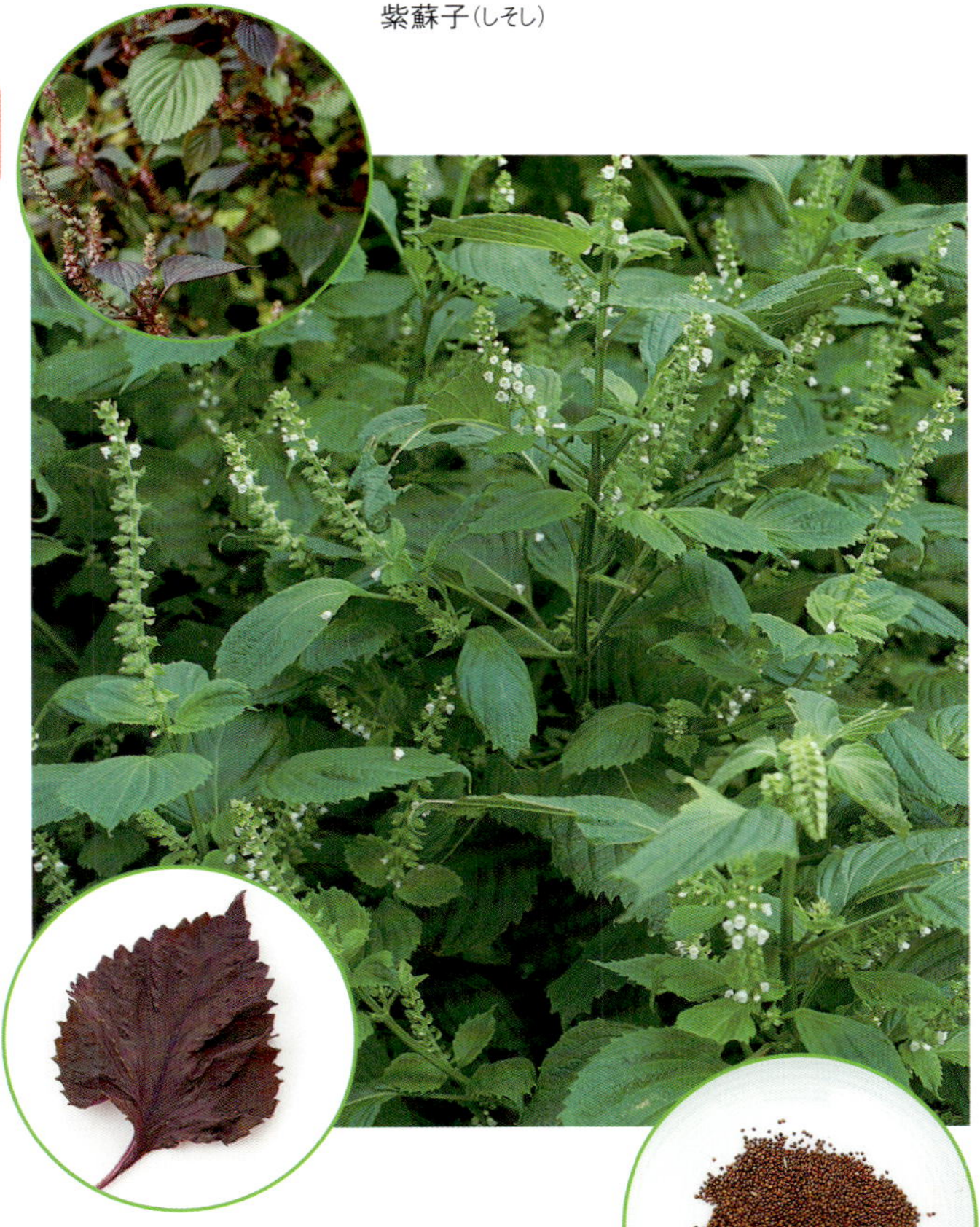

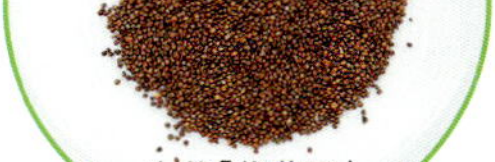

生薬「紫蘇子」

●別名／チソ、キソ、キソッパ、スソ、スソッパ

●生育場所／日当たりのよい野原、畑

●薬用／〈部分〉葉、種子
〈採取時期〉葉は7～9月、種子は10月

●食用／〈部分〉葉、花穂、種子
〈採取時期〉葉は春～秋、花穂は夏～初秋、種子は秋

特徴　全国各地に分布しているおなじみの植物。草丈は30～80㎝くらい。茎は四角で長さ7～12㎝、幅5～8㎝の鋸歯のある濃紫色の葉を向かい合ってつけ、夏から秋に枝先に花穂を出し、白または薄紫色の唇形の小花をつける。花後、褐色の小さな種子ができる。葉の両面が緑色で、花が白色で特に香りのよいのがアオジソ。葉が赤紫色でちりめん状に縮んだのがチリメンジソ。梅漬けにはチリメンジソ、料理にはアオジソが使われる。

初めはシソ油から　シソはエゴマよりおくれて日本に入ってきたが、当初は食用より灯火用のほうが関心が高く、「荏《え》油《あぶら》」にかわって盛んに使われた。

薬用

採取法　葉は7～9月ごろ採取し、半日ほど日干しにし、風通しのよい場所で陰干しに(紫《し》蘇《そ》葉《よう》)。種子は実をもんで落とし、陰干しに(紫《し》蘇《そ》子《し》)。

かぜに　1日量で刻んだ乾燥葉と種子6～10gを水200㎖で半量に煎じ、2～3回に分服。

魚による中毒に　種子3～6gを水で服用。または、こまかく刻んだ乾燥葉茶さじ1杯に熱湯を注いで服用する。

食用

採取法　葉、花穂は手でつみとる。種子はしごいてとる。

料理　葉は生のまま衣をつけて天ぷら、薬味などに。実はつくだ煮、漬け物に。

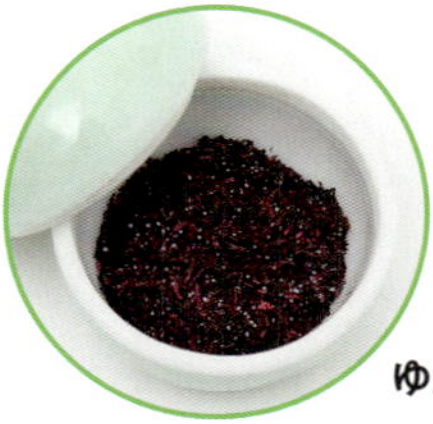

ゆかり

シソとキウイのジュース

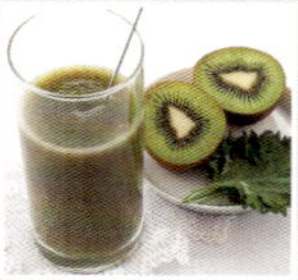

材料(2人分)
シソ…5枚
キウイ…2個
きゅうり…½本
はちみつ…大さじ1

作り方
1. キウイは皮をむき、適当な大きさに切る。きゅうりは乱切りにする。
2. すべての材料と水100㎖をミキサーに入れて撹拌する。

ショウガ

ショウガ科
生薬名　生姜(しょうきょう)
乾姜(かんきょう)

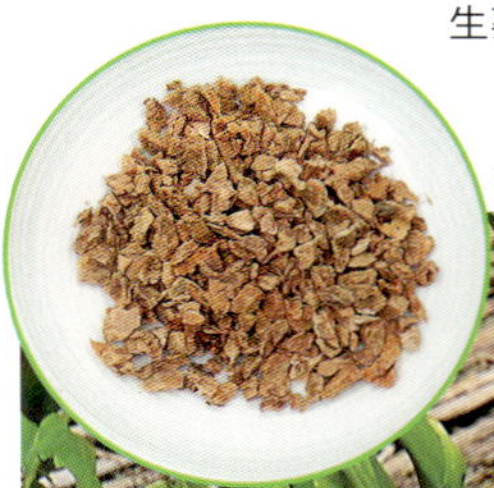

◀生薬「乾姜」(蒸してから乾燥させたもの)

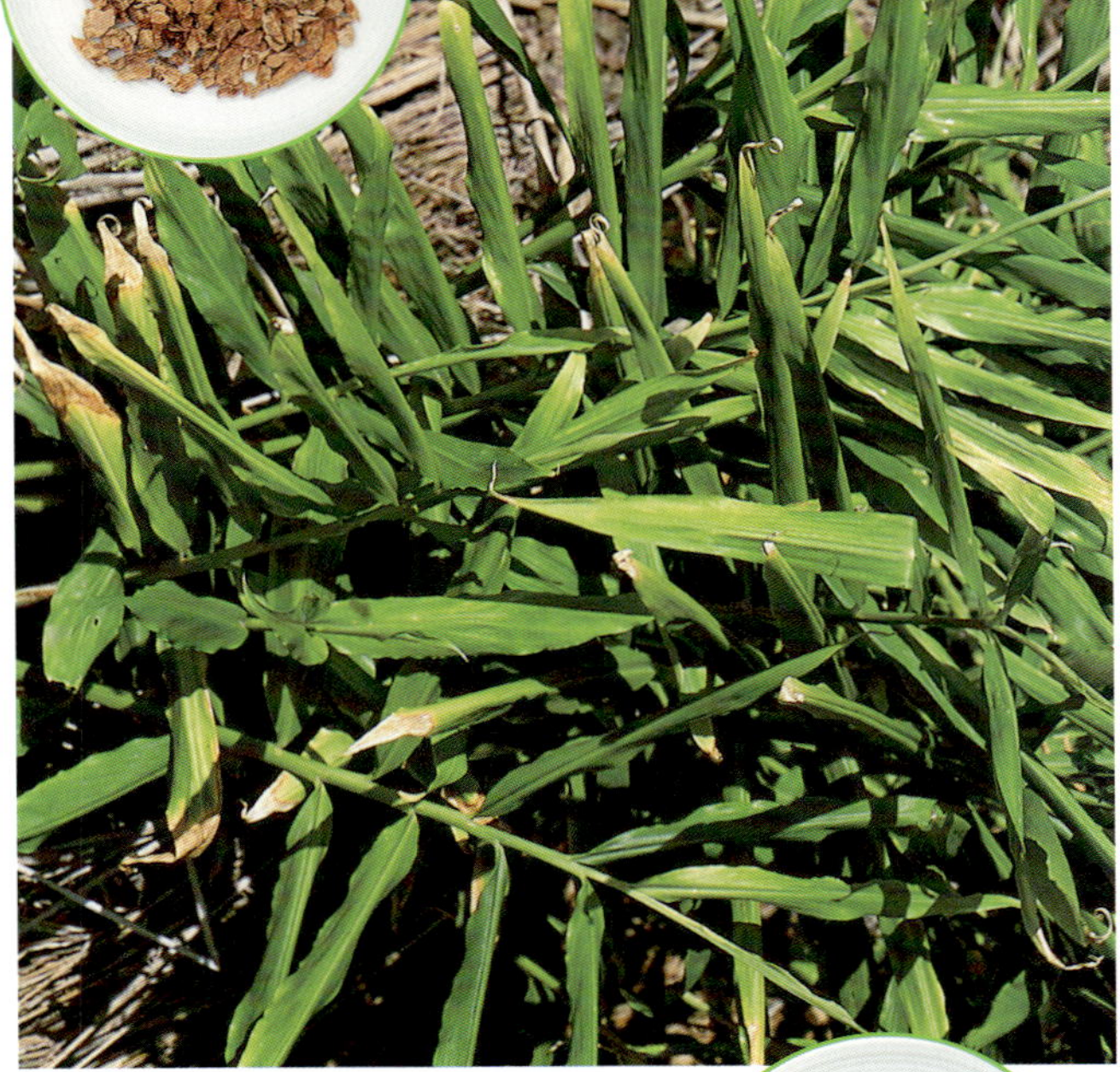

●薬用／〈部分〉根茎
〈採取時期〉秋
●食用／〈部分〉 根茎
〈採取時期〉秋

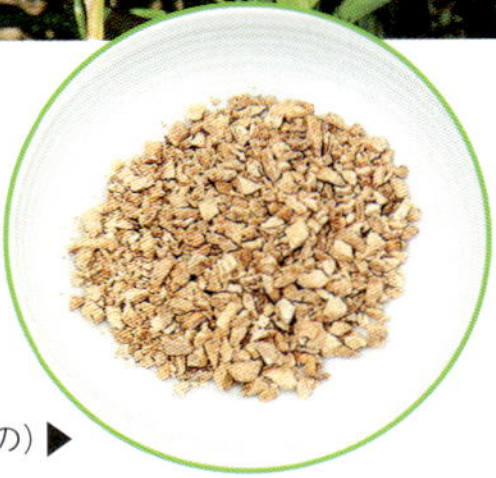

生薬「生姜」(生の状態から乾燥させたもの)▶

特徴　もともと熱帯原産の植物で、日本では、暖地でまれに花を見ることができるという程度。種用《たねよう》根茎を4月中に植え付けると、秋の彼岸前後には「葉つき新ショウガ」が出てくる。みそなどをつけて生のまま食べるのがこの新ショウガ。また、梅酢につけて赤く染め、漬け物、香辛料とするなど用途が広い。新ショウガをとったあとには種用根茎が残るが、これが「ひねショウガ」。こまかく切ったり、すりおろしたりして使うショウガである。霜がおりる直前の11～12月まで畑においてから掘りとると、根茎は充実し、香気、辛みは最高になる。これは、霜に当てずに掘りとるのがコツで、薬用にするのは、このときに採取したものが使われる。食用、香辛料に使うショウガも、この時期に収穫する。

調整法　生薬にするには、特別な方法があるが、一般家庭では、スーパーなどで売っているショウガをそのまま使用する。

成分　辛み成分はジンゲロール、芳香はジンギベロールやセスキテルペンなど。

◆薬効と用い方

せきに　陳皮《ちんぴ》5g、ひねショウガを切ったもの5g、砂糖少々を、水200mℓで煎じて、1日3回に分けて服用する。

つわりの鎮吐に　半夏《はんげ》、ひねショウガ各6g、茯苓《ぶくりょう》5gを水200mℓで煎じて、1日3回に分けて食前か食後に服用。

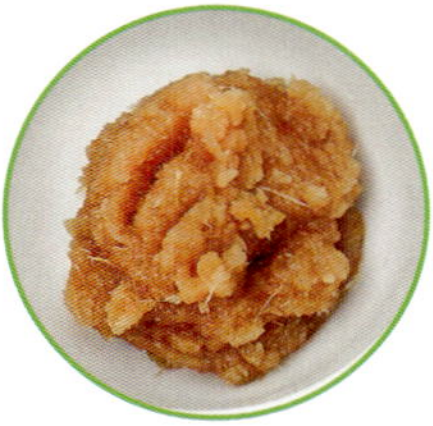

しょうがジャム
（高知県）

しょうがの甘酢漬け

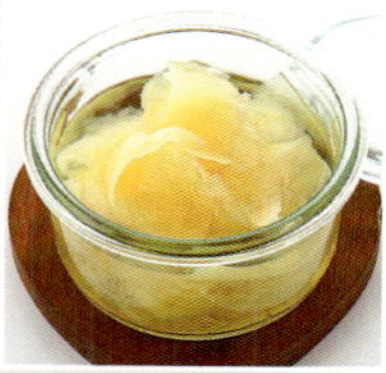

材料（1人分）
しょうが…1個
Ⓐ 酢…80mℓ／砂糖…12g／塩…少々

作り方
1. ボウルにⒶを入れてよくまぜておく。
2. しょうがは皮をむいてピーラーなどで薄切りにし、さっとゆでて水けをしっかりととり、①に漬ける。

食用ギク

キク科
生薬名　菊花（きくか）

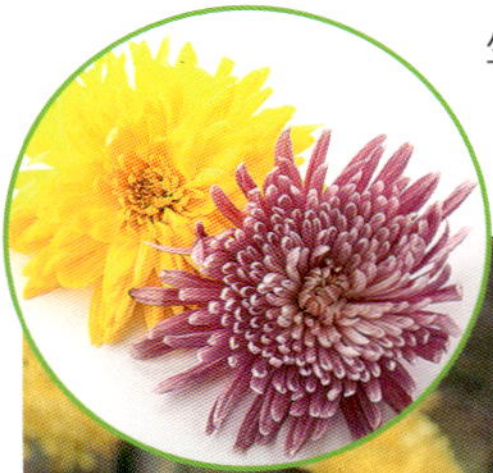

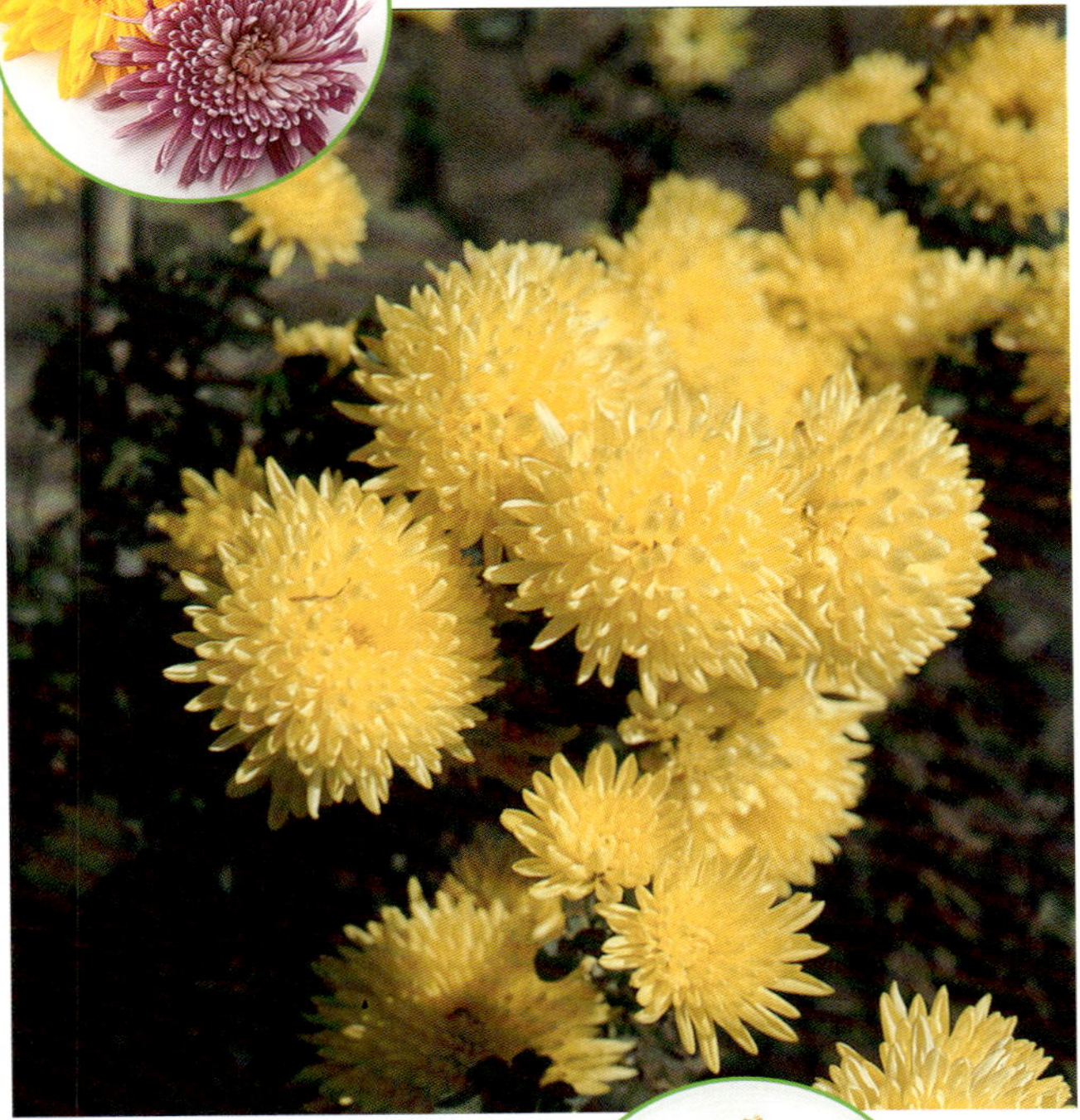

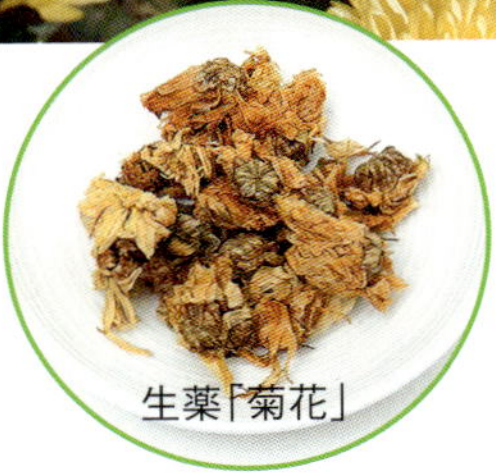

生薬「菊花」

●薬用／〈部分〉花
〈採取時期〉秋
●食用／〈部分〉花
〈採取時期〉秋

特徴　平安時代の中ごろに出た『延喜式』（927）の典薬寮の中に、黄菊花《おうぎくか》の名が見えるので、このころすでに薬として用いられていたようだ。薬用ギクという名のキクはなくて、食用になるキクを薬用に使う。食用ギクは生《なま》のままでは保存ができないので、花弁を蒸して乾燥した菊海苔《きくのり》にして生産している。

長寿の薬に　中国本草の古典『神農本草経《しんのうほんぞうきょう》』には、長寿の薬として紹介され、また『名医別録《めいいべつろく》』には、キクが薬として腰の痛み（ここでは関節炎やリウマチのような痛み）を除き、胃腸の働きをよくして、からだ全体の調子をととのえるという効能を述べている。

調整法　秋に花をつみとり、緑の総苞を除いた花弁のみを日干しにして保存する。

成分　アデニン、コリン、アピゲニンの配糖体などを含んでいる。

◆薬効と用い方

せき止めに　乾燥した菊花5〜10gを水200㎖で煎じて、煮立ったら火を止め、2〜3回に分けて空腹時に服用する。砂糖少々を加えて飲んでもよい。

菊のみそマヨあえ

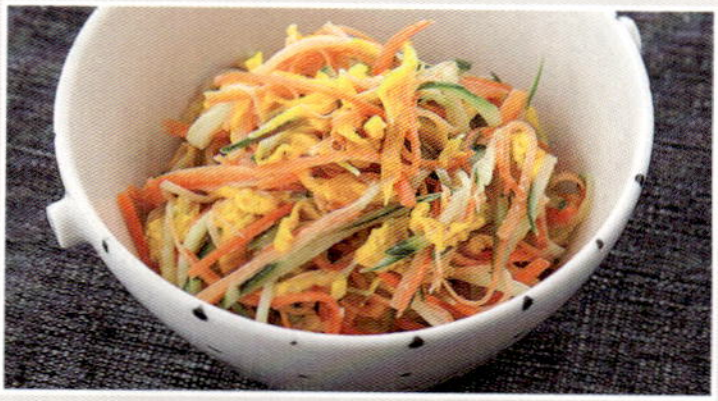

材料（2人分）

食用菊…40g
酢…小さじ1
きゅうり…½本
にんじん…⅓本
Ⓐ マヨネーズ…大さじ1
　 みそ…小さじ1

作り方

❶きゅうり、にんじんはせん切りにし、にんじんはさっとゆでる。
❷鍋に酢と水200㎖を入れて火にかけ、ほぐした菊をさっとゆでる。
❸ボウルにⒶをまぜ、①と②を加えてあえる。

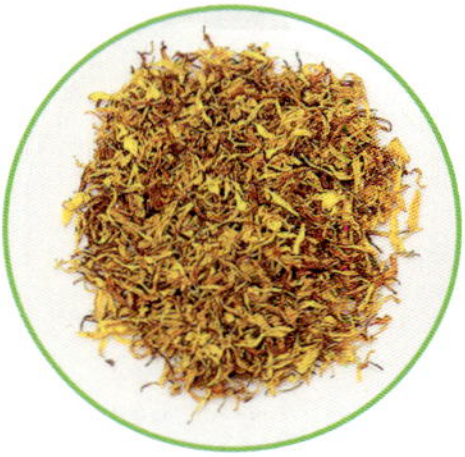

『もってのほか』（山形県）菊の花茶

センブリ

リンドウ科
生薬名　当薬（とうやく）

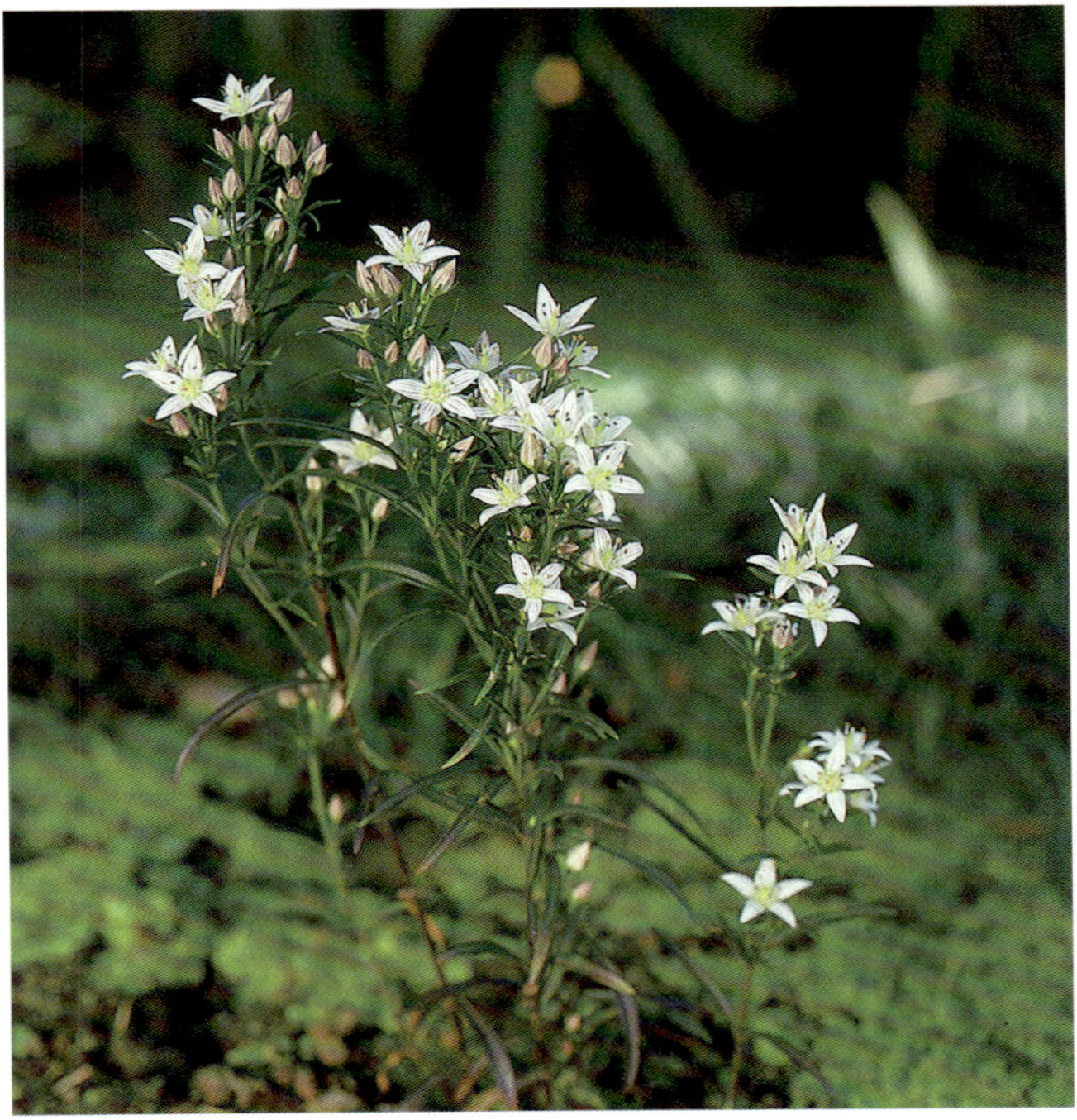

●別名／センフリ、トウヤクソウ、ニガトウソウ
●生育場所／雑木林、丘陵、野原、土手
●薬用／〈部分〉全草
〈採取時期〉秋

特徴　全国の雑木林に野生する二年草。日本の民間薬の代表格。草丈は10～20㎝くらい。秋に出た芽が根出葉のまま冬を越し、翌年に花をつける。茎は紅紫色の四角形で細長い針状の葉を対生。秋に白色5弁花をつけ、11月ごろ果実が熟し、褐色の種子を散らす。

名前の由来　千度もお湯で振り出しても、まだ苦みが残るという意味から由来する。生薬名の当薬は、昔、この薬をなめた人が、その苦さに「当《まさ》に薬である」と言ったことから名づけられたという。ちなみに、この苦みが舌を刺激して胃の働きを活発にしてくれる。

初めは殺虫剤に　ドクダミ、ゲンノショウコと並び、日本特産の民間薬のトップスターだが、昔は医薬品ではなく、ノミやシラミを殺す殺虫剤に使われていた。

江戸時代から健胃薬に　現在のように腹痛に使い始めたのは江戸時代初期からで、遠藤元理著の『本草弁疑』（1681）に、「腹痛の和方に合するには、此当薬を用べきなり」の記事があるのが初めてである。そして、日本に西洋医学が入る江戸時代の終わりごろから、センブリが苦み健胃薬として認められた。

成分　スエルチアマリン、スエロサイド、ゲンチオピクロサイドなどの苦味配糖体、エリスロセンタウリン、オレアノール酸など。

薬用

採取法　秋、開花した全草を採取し、日干しに。

健胃・胃や腸の痛みに　1回量として当薬の粉末0・03～0・05gを、食欲のないときは食前30分ぐらいに、その他のときは食後すぐに、オブラートなどに包まず、服用。煎じて用いるときは、1日量として当薬0・3～1・5gを水400㎖で煎じ、3回に分けて服用。

円形脱毛症・若年性脱毛症に　粉末か、こまかく刻んだ当薬15gをホワイトリカー200㎖に漬け、密栓して冷暗所に1～3カ月くらいおき、この液を1日1回手のひらに少量とり、はげた部分にすり込むようにしてマッサージ。これを毎日、気長につづけるとよい。

ゼンマイ

ゼンマイ科
漢名　紫萁(しき)　薇(び)

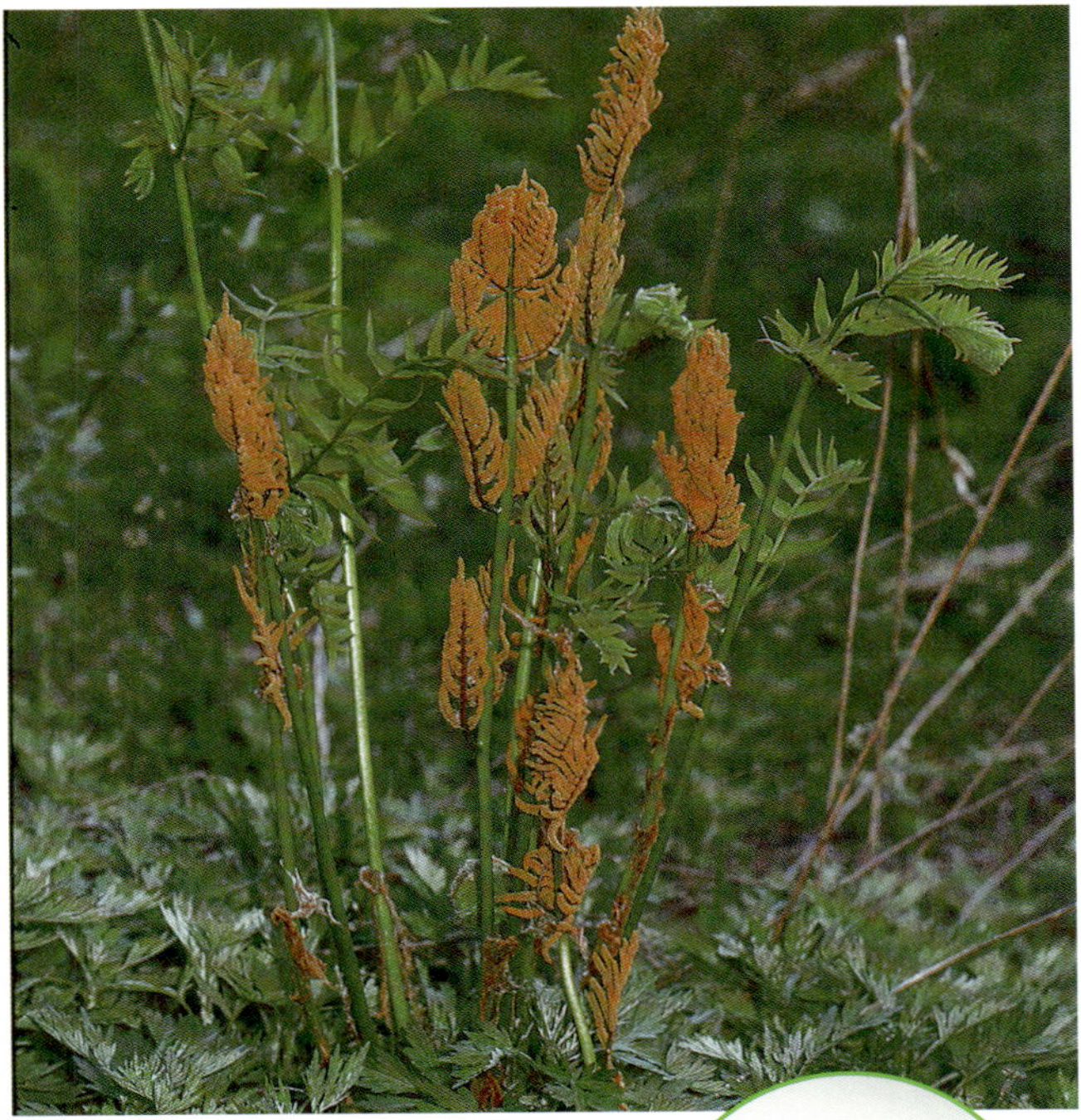

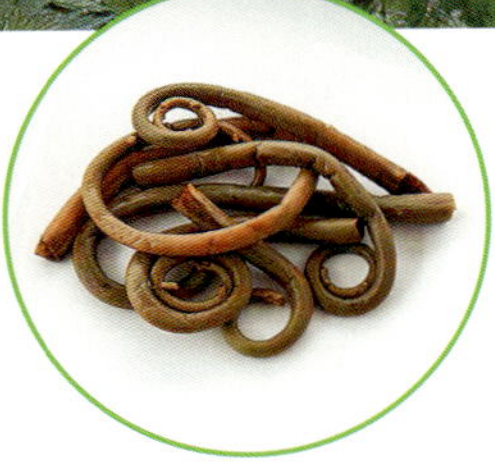

●別名／ゼンゴ、ゼンノキ、ゼンメッコ
●生育場所／土手、野原、湿った林の中
●薬用／〈部分〉若苗、全草
〈採取時期〉春、全草は夏
●食用／〈部分〉若葉の先の巻いているもの
〈採取時期〉春から初夏

特徴　わが国全土に自生するほか、中国、朝鮮半島、台湾、アジアの東部に広く分布するシダの多年草。

名前の由来　『和訓栞《わくんのしおり》』（谷川士清《たにがわことすが》著）によると、銭《ぜに》がくるくる回転しているように見えるので、銭舞《ぜにまい》からとしている。のち、時計のゼンマイは、このシダ植物の名より由来した。

成分　一般成分として、タンパク質やペントザン、そのほか、ビタミンAとしてのカロチン400μg、ビタミンB_2 0・08mg、Cは10mgを含んでいる。

薬用

採取法　春に若い葉をとり、湯通ししてから乾燥。地上部は夏にとって日干しに。

催乳に　信州の山間地では、干しゼンマイのみそ汁を食べる民間療法がある。

貧血・利尿に　1回量として、地上部の乾燥したもの5～10gを、水300mℓで半量に煎じて服用する。

食用

採取法　綿毛をかぶってこぶし状に巻いた幼葉のころ採取するが、食用にするのは栄養葉であるので、繁殖用の胞子葉をとらないように注意する。

料理　アクが強いのでまずアク抜きを。干しゼンマイも市販されているので、もどして使えば、手軽に山菜の味を楽しめる。

ゼンマイの煮物

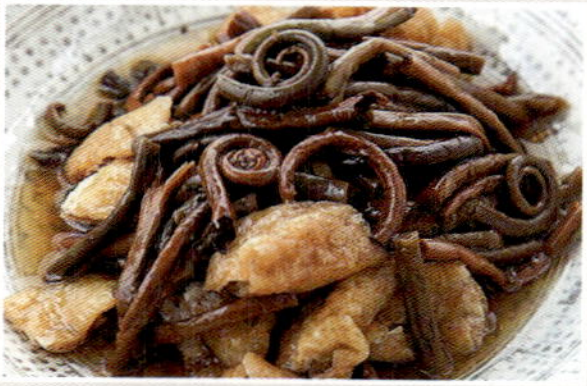

材料（2人分）

- ゼンマイ（水煮）…70g
- 油揚げ…1枚
- サラダ油…小さじ1
- Ⓐ しょうゆ、砂糖、酒…各大さじ2
- Ⓐ うまみ調味料（顆粒）…小さじ1
- Ⓐ 水…200mℓ

作り方

1. ゼンマイは食べやすい長さに切る。油揚げは油抜きをして一口大に切る。
2. 鍋に油を入れて①を軽く炒め、Ⓐを加えて炒め煮に。

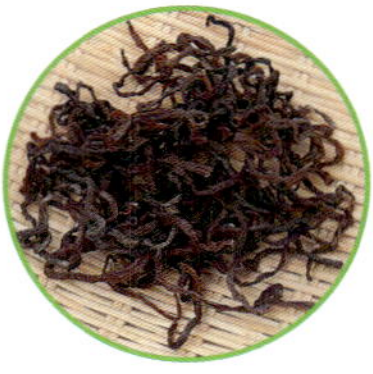

干しゼンマイ（秋田県）

ツルドクダミ

タデ科
生薬名　何首烏（かしゅう）

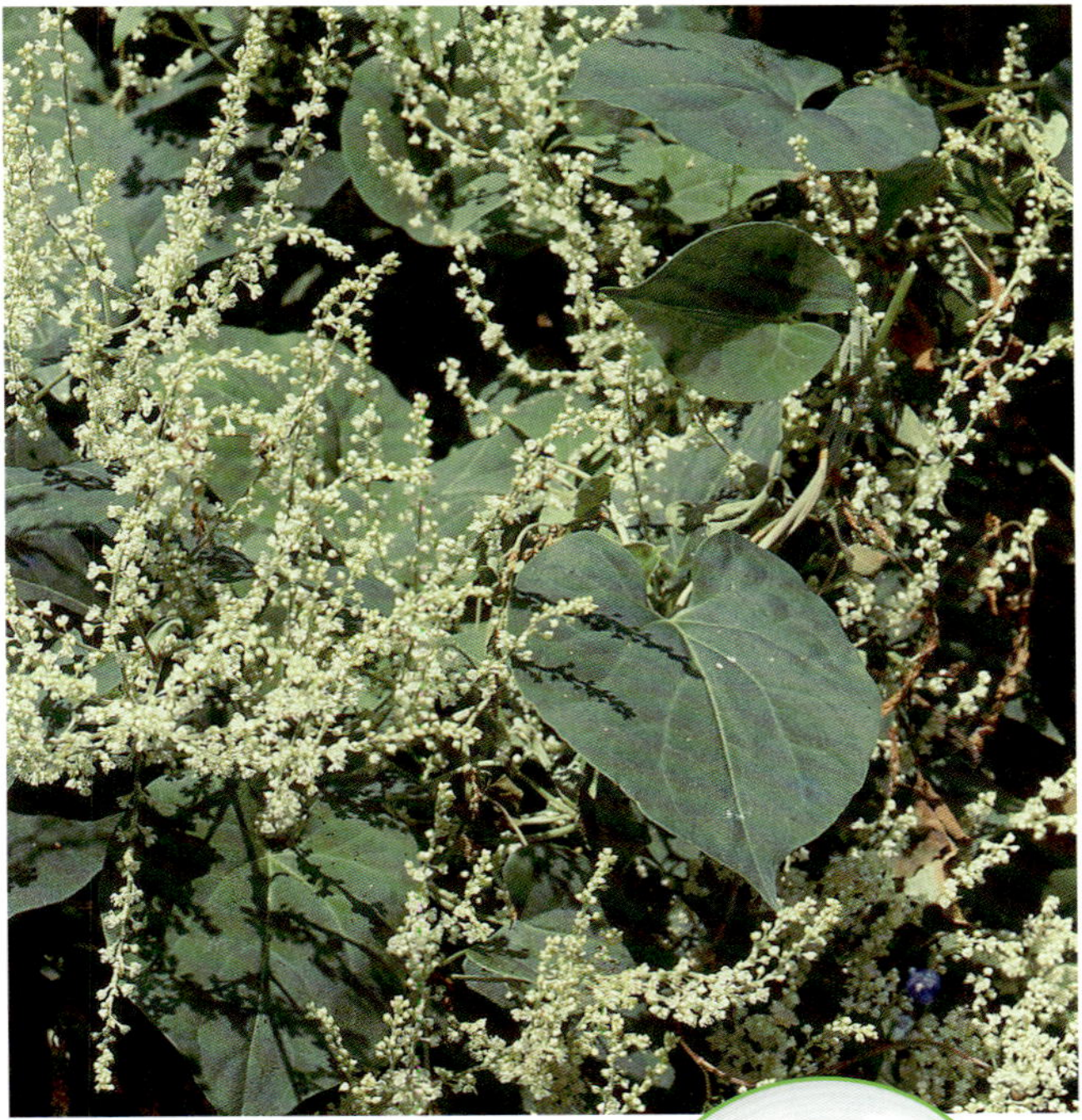

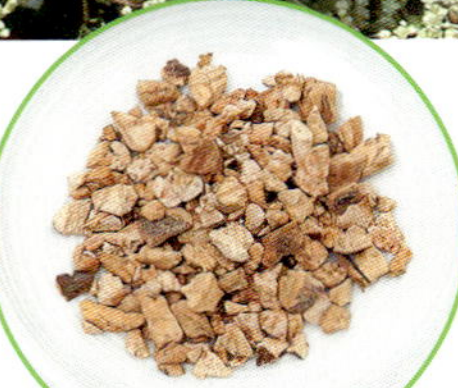
生薬「何首烏」

●別名／カシュウ、ナベコロゲ
●生育場所／路傍、土手、野原
●薬用／〈部分〉塊根
〈採取時期〉秋
●食用／〈部分〉葉、つる
〈採取時期〉晩春から夏

特徴　中国産の多年草で、全国各地に自生している。地下にサツマイモのような塊根を持ち、繁殖力が旺盛。茎は長いつるになり、他の木にからみついて伸びていく。茎はハート形で柄があり互生する。秋になると、葉のつけ根から長い花穂を出して、小さな白い花を多数円錐花序につける。

不老長寿の薬として　唐の時代、中国でツルドクダミの生薬「何首烏《かしゅう》」が不老長寿の薬と考えられていたため、八代将軍吉宗《よしむね》は、中国から苗をとり寄せ、当時幕府の目黒御薬園に試作した。

当時、何首烏の効能書きは、強精薬で、しらがを黒く変え、容貌を若返らせて100才以上の長寿を保つとうたってあった。しかし、いっこうに効きめがあらわれなかったので、いつの間にか栽培する者はなくなり、長寿薬から転落し野生化してしまった。その後、大正末期になってこんどは大衆の間から忽然として何首烏ブームがわき起こった。しかし、もともと強精・強壮の効果はないので、線香花火の火が消えるようにブームは去っていった。とはいえ、ツルドクダミには下剤としての効果はあるから、整腸薬として利用するとよい。

成分　アントラキノン類のエモジン、クリソファノールなど下剤作用のあるものを含む。

薬用

採取法　秋に肥大した塊根を掘り、輪切りにして洗い日干しに。

便秘・整腸に　よく乾燥した塊根5～7gを1回量として煎じ、服用する。

食用

採取法　やわらかいつる先と若葉を、軽くつめでつみとる。

料理　生の葉に衣をつけて天ぷらに。熱湯でよくゆで水にとってしぼり、おひたし、あえ物に。煮びたしや、油いため、また汁の実にしてもよい。

ヤナギタデ

タデ科

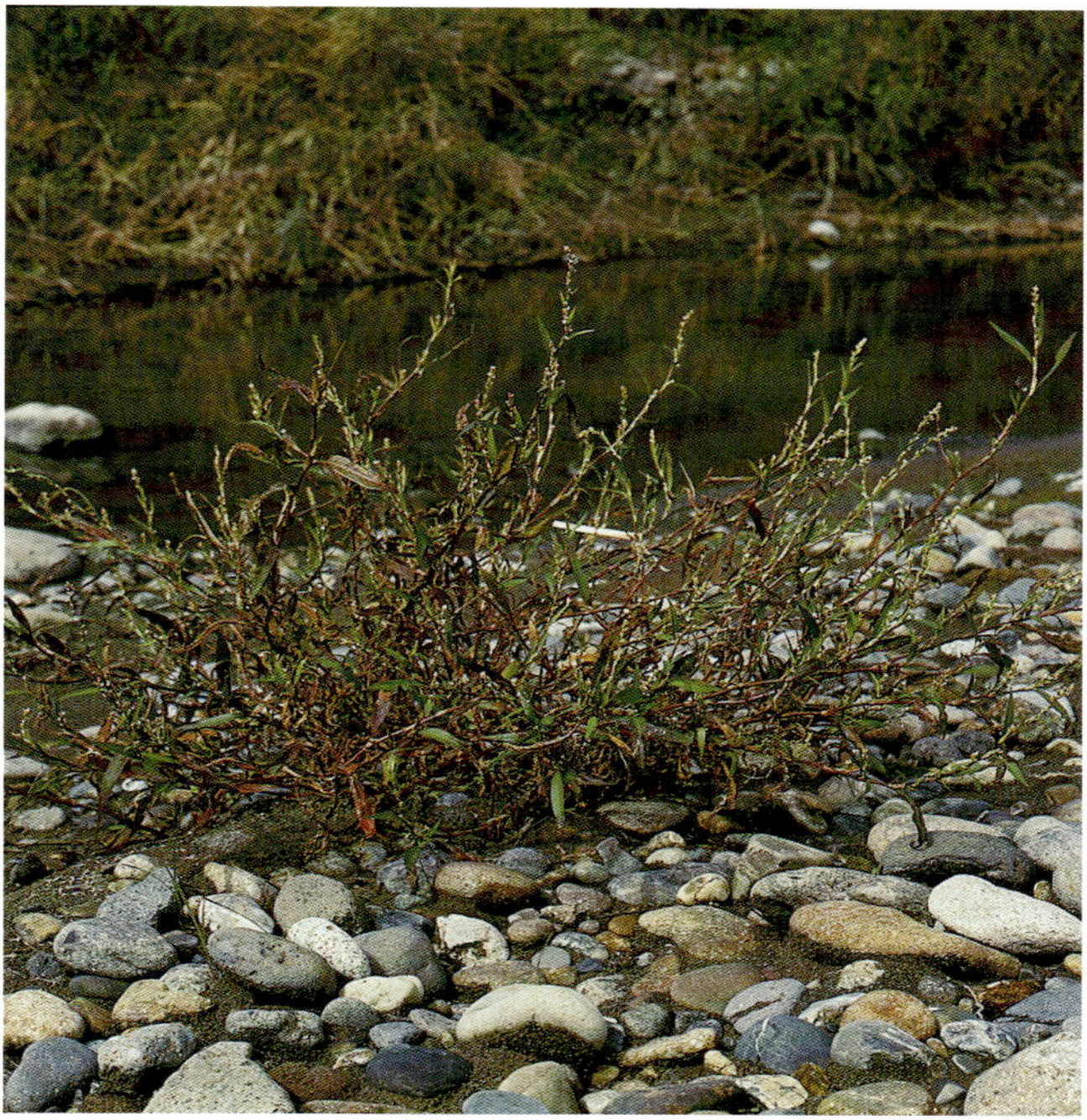

●別名／タデ、ホンタデ、カクラングサ、ウマノコショウ
●生育場所／水辺、水湿地
●薬用／〈部分〉葉
〈採取時期〉生薬は必要時、乾燥用は花のあるとき
●食用／〈部分〉若苗、葉、花茎
〈採取時期〉若苗と葉は春から秋、花茎は秋

特徴　全国の水辺や水湿地に自生する一年草。春に芽を出し秋に花をつけ、霜がおりるころに枯れる。茎は直立し枝分かれし、高さ40～80㎝で無毛。葉は長さ3～12㎝の披針形か長卵形で、両端は細まり、短い柄によって互生。葉の両面に腺点があり、葉鞘は縁に毛が。花は8～10月に穂状花序にまばらに、たれ下がり咲く。花被に花弁はなく、がくのみで4～5裂、黄緑色で透明な腺点が。果実は3稜形の暗褐色の痩果《そうか》で光沢はない。葉をかむと、強い辛みがしばらく消えない。口の中がこの辛みで「ただれる」という意味でタデの名ができ、葉がヤナギの葉に似ているのでヤナギタデとなった。

香辛料　平安時代の『本草和名《ほんぞうわみょう》』（９１８）、『和名抄《わみょうしょう》』（９３２）は青蓼、紫蓼をあげ、「人家常にこれを食す」とあることから、古くから香辛料としていたことがわかる。

辛みの本体　葉に含まれるタデオナールがその本体で、これはセスキテルペンアルデヒド。その他、精油分も含まれる。

薬用

採取法　葉は生のまま。葉茎を洗って日干しに。

毒虫に刺されたときに　生の葉を水洗いし、少量の塩でよくもみ、患部にすり込むように塗る。

暑気あたりに　乾燥した茎葉を煎じ、この煎汁に両足を浸して洗うようにする。

食用

採取法　若苗と花茎はつめで軽くちぎれるかたさのところからつみとる。葉は柄のつけ根からちぎりとる。

料理　生のまま酢みそあえなどに香辛料として。

タデみそディップ

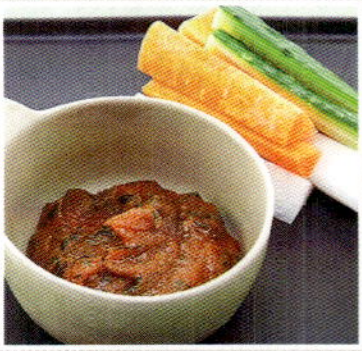

材料（2人分）

ヤナギタデ…2枚

Ⓐ
- みそ…大さじ2
- 砂糖…大さじ1.5
- 酢…大さじ1/3

作り方

❶ヤナギタデはゆでて水にさらし、こまかく切る。

❷①とⒶをよくまぜる。お好みの野菜をつけて食べる。

ヤマノイモ

ヤマノイモ科
生薬名　山薬（さんやく）

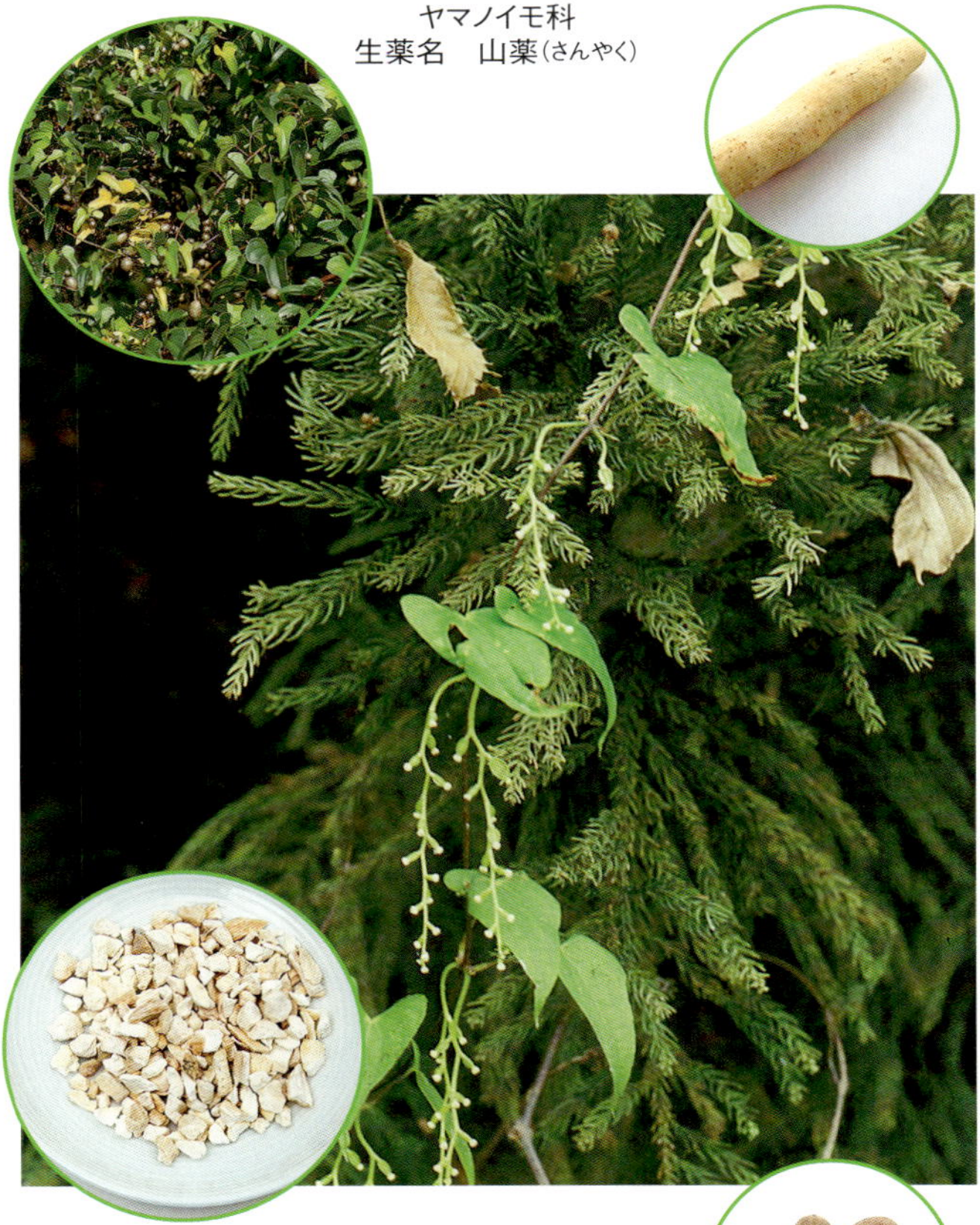

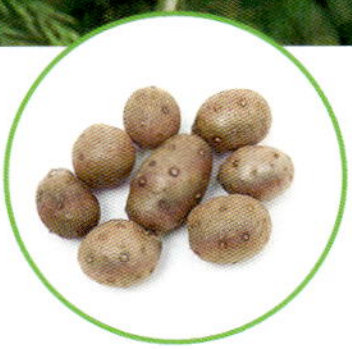

●別名／ヤマイモ、トロロイモ、ジネンジョ、ナガイモ
●生育場所／雑木林、やぶ、荒れ地
●薬用／〈部分〉根
〈採取時期〉秋
●食用／〈部分〉地下の根、若葉、ムカゴ
〈採取時期〉根は秋から冬、若葉は春から夏、ムカゴは秋

特徴　本州、四国、九州の山野に生えるつる性の多年草。自然薯《じねんじょ》とも呼ばれる。わが国には、中世のころ中国から渡来した。雌雄異株。地中に伸びる多肉性の太い根を持ち、毎年新しいものが60cm〜1mにもなる。茎はつるとなって長く伸び、左巻きに他のものに巻きつく。葉は先のとがった細長い卵形で、6〜10cmの長い柄があり、茎に対生する。7〜8月ごろ、葉のつけ根から花穂を数本出し、小さな白い花を密につける。雄花の穂は立ち上がり、雌花の穂はたれ下がっている。葉のつけ根には、直径1cmくらいのムカゴを多数つける。

生薬の山薬　古くから強精強壮剤として知られ、八《はち》味丸《みがん》には山薬《さんやく》が入っている。

成分　ジアスターゼ、マンニット、コリン、デンプン、アミノ酸など。

薬用

採取法　10〜11月ごろ、葉が落ちてから掘りとり、外皮を除き適当な長さに切って日干しに。十分に乾燥したら紙袋に入れて湿けのない場所に保存。虫やカビが発生しやすいのでときどき日に当てる。

滋養・強壮・鎮静に　山薬酒がよい。乾燥した根（山薬）200gをこまかく砕き、グラニュー糖150gとともにホワイトリカー1.8ℓに漬け2〜3カ月後にこす。1日1回30mℓを就寝前に飲む。

食用

採取法　根は秋から冬にかけてスコップや根掘りで掘りとる。若葉は春から夏、指でちぎりとる。ムカゴは秋に。

料理　とろろ汁や山かけに。煮物、いもがゆ、三杯酢、汁の実などにも。

揚げ出し山いも

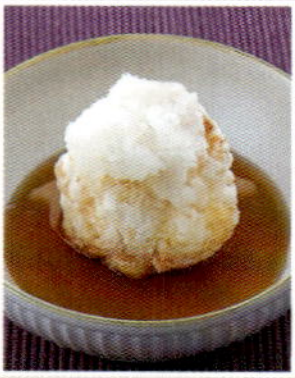

材料（1人分）

山いも…200g
かたくり粉、揚げ油…各適量
Ⓐ 白だし、湯…各大さじ2
　 しょうゆ…小さじ1
　 大根おろし…60g

作り方

1. 山いもはすりおろし、かたくり粉をつけて揚げる。
2. ①を器に盛り、大根おろしをのせてよくまぜたⒶをかける。

ユズ

ミカン科
生薬名　柚（ゆ）

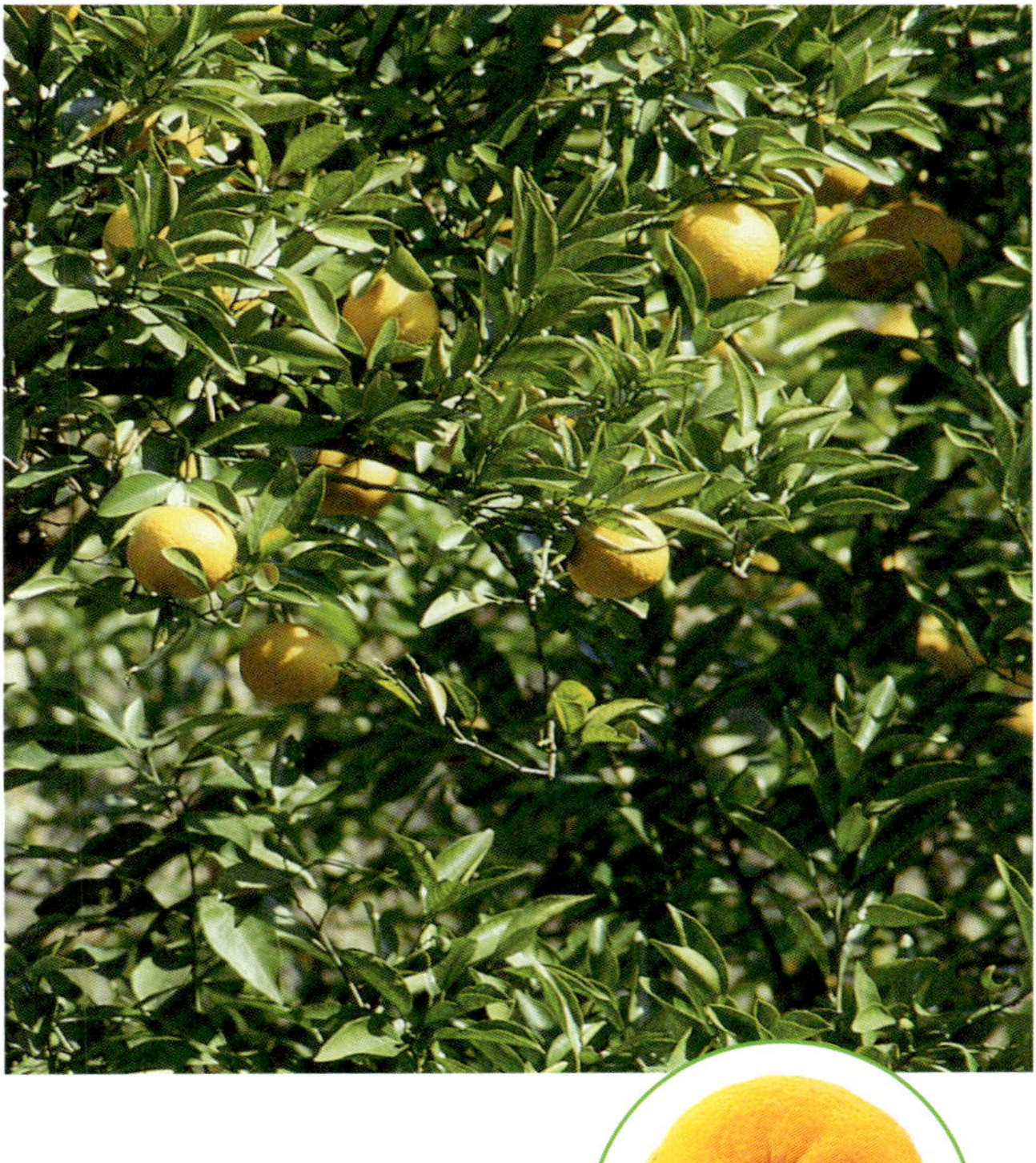

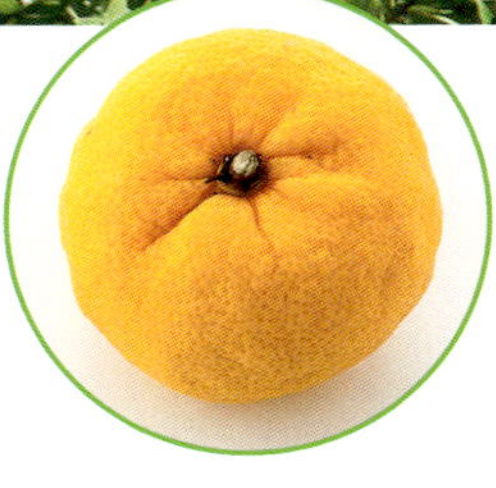

●薬用／〈部分〉果実
〈採取時期〉11～12月
●食用／〈部分〉果実
〈採取時期〉11～12月

特徴　ユズは鋭いとげがあり、樹高4mぐらいに伸びる常緑樹。葉柄には幅広い翼があり、春おそく白色5弁の花を開く。果実は扁平形で、径6㎝ぐらい。表面の果皮は厚く、凹凸が多くて香気が強い。初めは緑色、11月を過ぎると鮮黄色になる。未熟な果実は、皮をはいで汁物や日本料理の香味料に用いる。黄色に熟したものは、皮を砂糖漬けや砂糖煮にしたり、香味料にする。果汁は果実酢として調味料に用いられるが、ユズの名は、この酢からきており、柚酢《ゆす》がユズになった。

ユズの仲間　スダチ（徳島）は酢橘、カボス（大分）は芳酢、キズ（九州各地）は木酢の意で、いずれもユズより小型で香味料に用いる。

調整法　ゆず湯には熟したもの、ゆず酒には熟す手前で緑の残っているものを。

成分　果肉にはクエン酸、酒石酸。果皮はヘスペリジン、精油（ピネン、シトラール、リモーネンなど）を含む。

◆薬効と用い方

疲労回復・神経痛・リウマチなどにゆず湯を　12月の冬至にゆず湯に入るが、これはユズの精油ピネン、シトラールなどの皮膚からの刺激により、血行を盛んにし、寒くて停滞しがちな体をふるい起こす役目を持つもの。特に神経痛、リウマチには効果があるので、冬至に限らず、ユズのある限りゆず湯を利用するとよい。

疲労回復・中風予防にゆず酒を　ユズ4個（縦八つ割り）、グラニュー糖300g、ホワイトリカー1.8ℓでゆず酒を作り、3カ月後にこして1回量15～20㎖で1日3回飲む。

ゆずのフルーツポンチ

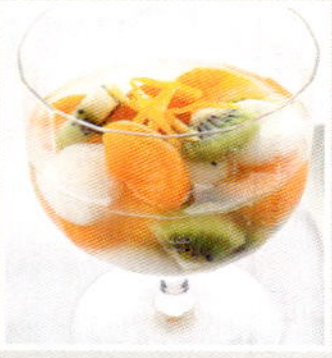

材料（1人分）
ゆず…½個
白玉粉…25g
お好みのフルーツ、
　サイダー…各適量

作り方
❶白玉粉に水大さじ1.5とゆずのしぼり汁を加えてまぜ、耳たぶくらいのかたさにする。
❷①を一口大に丸めて真ん中をくぼませ、ゆでる。
❸器に②とフルーツを盛り、サイダーを注いでゆずの皮のせん切りを飾る。

リンドウ

リンドウ科
生薬名　竜胆(りゅうたん)

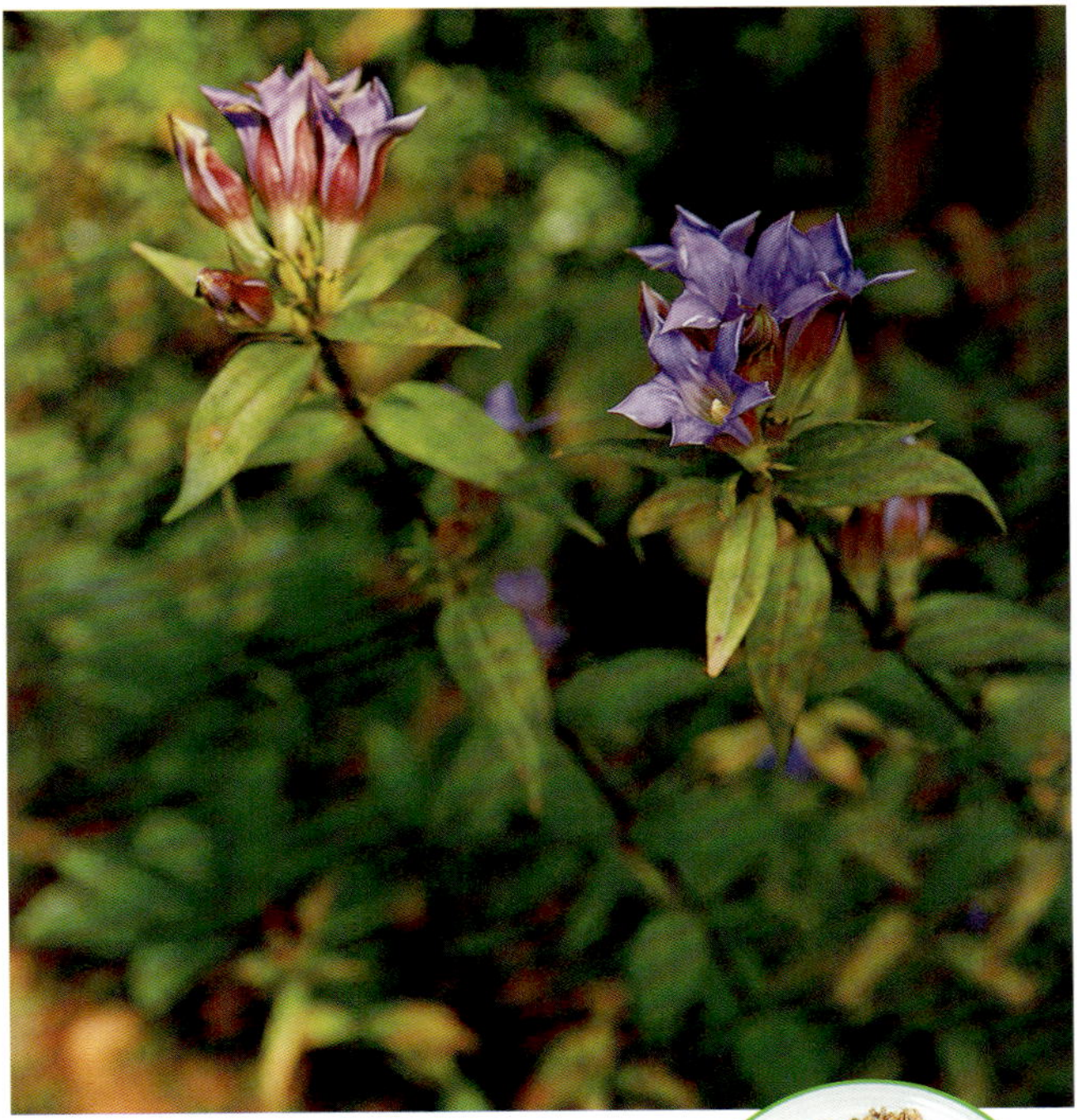

●別名／エヤミグサ、アゼギキョウ、ケロリグサ
●生育場所／土手、野原、山林、丘陵
●薬用／〈部分〉根
〈採取時期〉秋
●食用／〈部分〉根
〈採取時期〉晩秋

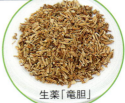

生薬「竜胆」

特徴　関東以西の野山に自生。秋に咲く青紫の花は美しく、葉はササの葉に似ている。草丈20～40㎝。切り花として花屋に並ぶのは大型のエゾリンドウである。

名前の由来　リンドウ＝竜胆は、竜の胆のように根が苦いことから名づけられたもの。

古くから健胃薬として使用　日本に西洋医学をもたらしたオランダ人は、さまざまな医療行為を行ったが、胃の内服薬として与えたのはゲンチアナという生薬だった。

　ゲンチアナは、アルプスの山々に自生するリンドウ科の多年草で、生薬はこの根を乾燥して粉末にしたもの。なめると非常に苦いので、ヨーロッパではこの苦みを古くから健胃薬として使っていた。日本でも使い始めたが、日本に少ないので、これにかわるものとしてリンドウに白羽の矢が立った。そもそも、竜の胆のように苦い根だから、ゲンチアナの代用としても申し分ない。そのうえ、どこにでも生えていて入手しやすい。

　こうして、漢方では古くから消炎剤として用いられてきたリンドウに、新しく胃薬としてのレパートリーが加わることになった。

成分　苦味質ゲンチアニンが舌先を刺激し、大脳反射により胃液の分泌を盛んにする。

薬用

採取法　根が直径2㎜と細いが、掘りとり、水洗いして日干しに。

健胃に　根を粉末にし、オブラートに包まずに、食後すぐ0.5gほどを服用する。漢方処方では、下腹部筋肉が緊張する人で、排尿痛、残尿感、尿のにごり、子宮内膜炎の場合に、竜胆瀉肝湯《りゅうたんしゃかんとう》が使われる。

食用

健康酒　生の根であれば3倍量、生薬竜胆であれば5倍量のホワイトリカーに漬ける。ともに3カ月くらいで飲める。

薬草・山野草の採取法

この本の各項に記載の特徴などを事前によく読み、頭に入れて採取してください。初めての人は、できれば山野草について知識の豊富な人と同行するのがなによりです。この本では、できるだけ山菜は食べごろ、薬草は採取適期の写真を掲げましたが、写真と実物では大きさなどの感じが違うものもあります。ベテランの指導で、実地に即して一つずつ確実な知識をふやしていければ、それに越したことはありません。

自分一人でなく他人も楽しめるような配慮を

山野草は、自然の営みの中で自生している植物ですから、ある程度は採取しても絶滅することはありませんが、営みを乱すような行為は慎みたいものです。また、万人に与えられた自然の贈り物なので、自分一人でなく他人も楽しめるような配慮がたいせつです。

疑わしくはとるべからず

最も重要なことは、採取したい薬草を誤りなくとるということ。有毒植物などをまちがってとると、取りかえしのつかないことになるので、はっきりとわかるまでは採取しないことです。

採取禁止区域に気をつける

自然保護上、国立公園、国定公園、都道府県立の公園、名勝地、自然保護区域などでは採取できません。また、個人の所有地などでないかも気をつけましょう。

採取時期をのがさぬこと

山菜をとる適期は、その種類、生育場所、利用する部位によって異なります。生長が早くて食用にできる期間が短いもの、新芽が次々に出て比較的長い間利用できるもの、根や実を採取するものなど、さまざまですから、一つずつ覚えて、最もおいしくいただける時期をはずさないようにしましょう。薬草も同様で、つぼみをとらないといけないもの、満開の最盛期がよいものなど、採取時期は薬草ごとに異なります。また、花ならいつでもとっていいというものでもありません。早朝にとるのが一般的ですが、夕方のほうがよいものもあります。根や根茎を掘るとき、たとえば採取が難しいクズのような場合には、傾斜地に生えているものを掘ると簡単に採取できる場合があります。

果実や種子の場合は、早すぎても遅すぎてもだめということがあり、取る時期が難しいものです。各項目を参考にして採取してください。

採取に必要な用具と服装

●用具

剪定ばさみ・ナイフ…はさみは生け花用でも植木ばさみでもよい。

鎌…小型のものでもよいが、まとめてとるとき、木ばさみより重宝。

根掘りか小型スコップ…根物を掘るのに便利。

ビニール袋かポリ袋…10枚くらいは持参します。採取したものを種類別に入れておくのに便利。

大型ビニール…敷物にしたり、レーンコートがわりに、1〜2枚は用意。

軍手…とげのあるものなどの採取に。

タオルか手ぬぐい…1〜2枚はぜひ。

輪ゴム・新聞紙…何かと便利。

丈夫な紙テープとフェルトペン…植物名を書くのに必要。

その他の必需品…図鑑、地図、磁石、ルーペ、傷薬、水筒など。

●服装

軽快で動きやすいものにします。虫刺されやけが、かぶれなどを防ぐために、夏でも肌を露出しないように、長袖、長ズボンスタイルに。スカート、ハイヒールでは絶対に行かないように。日中歩き回るので、帽子を忘れずに。くつは、すべり止めのあるゴム長ぐつか運動ぐつが歩きやすく、登山ぐつはかえって疲れます。両手はいつもあけておくとよいため、手さげやショルダーバッグより、ナップザックにしましょう。手ぬぐいかタオルも忘れずに。急な雨の用意に、軽いビニールのレーンコートか大判のビニール風呂敷を用意するとよいでしょう。

山野草の持ち帰り方

つみとった山野草は、ポリ袋に種類ごとに分けて入れ、忘れないようにフェルトペンで名前を書いておきます。花や実などくずれやすいものは、ポリ容器や採取箱で持ち帰ります。鮮度を保つため霧を吹きかけ、口を輪ゴムで縛っておきましょう。

薬草のじょうずな移植の仕方

薬草を採取したら、近くに生えている青々として水分をたっぷり含んだ雑草を一握りとって、根に巻きつけてひもで縛り、持ち帰ります。植えつける1～2時間前から根を水につけておき、浅植えや深植えにならないように移植します。移植したら灌水して、数日間は新聞紙でおおって日陰におき、根づいてから新聞紙をとって日に当てるようにします。

薬草の煎じ方・飲み方

●煎じる容器

土びんがいちばんよいのですが、瀬戸引き、アルミ製のものもよいでしょう。

●煎じ方

①指定の量を容器に入れ、400mℓの水を加え、蓋をして徐々にあたためて煮出します。湯がこぼれないように火かげんを調節し、原則として半量になるまで煮詰めます。

②これを別の容器にこしとります。

●飲み方

1日3回に分け、食前の空腹時または指定の時間にあたたかくして飲みます。

た行

な行

は行

さ行

索引

★本書は『食べて効く！ 飲んで効く！ 食べる薬草・山野草早わかり』（2016年刊）を再編集したものです。

◆薬草指導

伊沢一男（いざわ かずお）

明治43年、栃木県生まれ。昭和7年、明治薬学専門学校を卒業。昭和18年より昭和51年の退職まで、星薬科大学に勤務。その間、講師、助教授、教授として生物学、薬用植物学、生薬学、薬史学を担当。昭和57年、勲四等瑞宝章受章。星薬科大学名誉教授。平成10年逝去。若いころから牧野富太郎博士に師事して全国の山野を歩き、集めた植物標本は10万点を超す。著書に『効く効かない健康食』（廣済堂出版）、『最新生薬学総覧』（学文社）、『薬草カラー図鑑①～④』『薬草採取ポケット図鑑』『薬草カラー大図鑑』『薬になる野草・樹木』（主婦の友社）などがある。

◆料理指導

野口律奈（のぐち りつな）

昭和39年、福岡県生まれ。女子栄養大学大学院修了。博士（栄養学）、管理栄養士。現在は帝京平成大学健康メディカル学部健康栄養学科講師、（医）慈泉会ひもろぎ心のクリニック・管理栄養士。研究テーマは、「うつ病の食事療法」「うつ病休職者向けリワークプログラムとしての調理実習の活用方法」「調理実習を活用した業務遂行能力の改善」など。

ポケット判《ばん》 食《た》べる薬草《やくそう》・山野草《さんやそう》早《はや》わかり

2018年6月30日 第1刷発行
2020年2月29日 第2刷発行

編　者 主婦の友社
発行者 矢嶋謙三
発行所 株式会社主婦の友社
〒101-8911 東京都千代田区神田駿河台2-9
電話 03-5280-7537（編集）
03-5280-7551（販売）
印刷所 大日本印刷株式会社

ISBN978-4-07-432202-2

■本書の内容に関するお問い合わせ、また、印刷・製本など製造上の不良がございましたら、主婦の友社（電話03-5280-7537）にご連絡ください。
■主婦の友社が発行する書籍・ムックのご注文は、お近くの書店か、主婦の友社コールセンター（電話0120-916-892）まで。
＊お問い合わせ受付時間 月～金（祝日を除く）9:30～17:30
●主婦の友社ホームページ http://www.shufunotomo.co.jp/